utb 6098

utb.

Eine Arbeitsgemeinschaft der Verlage

Brill | Schöningh – Fink · Paderborn –
Vandenhoeck & Ruprecht · Göttingen – Böhlau · Wien · Köln
Verlag Barbara Budrich · Opladen · Toronto
facultas · Wien
Walter de Gruyter · Berlin · Boston
Haupt Verlag · Bern
Verlag Julius Klinkhardt · Bad Heilbrunn
Mohr Siebeck · Tübingen
Narr Francke Attempto Verlag – expert verlag · Tübingen
Psychiatrie Verlag · Köln
Psychosozial-Verlag · Gießen
Ernst Reinhardt Verlag · München
transcript Verlag · Bielefeld
Verlag Eugen Ulmer · Stuttgart
UVK Verlag · München
Waxmann · Münster · New York
wbv Publikation · Bielefeld
Wochenschau Verlag · Frankfurt am Main

#fragdocheinfach
Alle Bände der Reihe finden Sie am Ende des Buches.

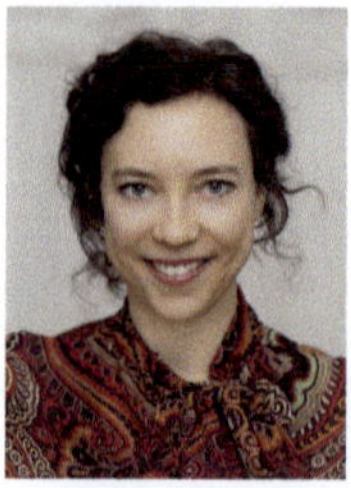

Simone Christina Jerke ist Notfallsanitäterin und studierte Politikwissenschaftlerin sowie Soziologin (M. A.). Sie arbeitet als freiberufliche Dozentin im Bereich Human- und Sozialwissenschaften für Bildungseinrichtungen im Gesundheitsbereich.

Simone Christina Jerke

Gesundheitssystem Deutschland? Frag doch einfach!

Klare Antworten aus erster Hand

UVK

Umschlagabbildung: © bgblue · iStock
Abbildungen im Innenteil (Figur, Lupe, Glühbirne): © Die Illustrationsagentur
Autorinnenbild: © privat · Fotografin: Sophie Valentin

Bibliografische Information der Deutschen Nationalbibliothek
Die Deutsche Nationalbibliothek verzeichnet diese Publikation in der Deutschen Nationalbibliografie; detaillierte bibliografische Daten sind im Internet über http://dnb.dnb.de abrufbar.

DOI: https://doi.org/10.36198/9783838560984

– Ein Unternehmen der Narr Francke Attempto Verlag GmbH + Co. KG
Dischingerweg 5 · D-72070 Tübingen

Haftungsausschluss und allgemeiner Hinweis zu medizinischen Themen: Die hier dargestellten Inhalte dienen ausschließlich der neutralen Information und allgemeinen Weiterbildung. Sie stellen keine Empfehlung oder Bewerbung der beschriebenen oder erwähnten diagnostischen Methoden, Behandlungen oder Arzneimittel dar. Der Text erhebt weder einen Anspruch auf Vollständigkeit noch kann die Aktualität, Richtigkeit und Ausgewogenheit der dargebotenen Information garantiert werden. Der Text ersetzt keinesfalls die fachliche Beratung durch eine:n Arzt:in oder Apotheker:in und er darf nicht als Grundlage zur eigenständigen Diagnose und Beginn, Änderung oder Beendigung einer Behandlung von Krankheiten verwendet werden. Konsultieren Sie bei gesundheitlichen Fragen oder Beschwerden immer den bzw. die Ärzt:in Ihres Vertrauens!

Alle Informationen in diesem Buch wurden mit großer Sorgfalt erstellt. Fehler können dennoch nicht völlig ausgeschlossen werden. Weder Verlag noch Autorin übernehmen deshalb eine Gewährleistung für die Korrektheit des Inhaltes und haften nicht für fehlerhafte Angaben und deren Folgen. Diese Publikation enthält Links zu externen Inhalten Dritter, auf die weder Verlag noch Autorin Einfluss haben. Für die Inhalte der verlinkten Seiten sind stets die jeweiligen Anbieter oder Betreibenden der Seiten verantwortlich.

Internet: www.narr.de
eMail: info@narr.de

Einbandgestaltung: siegel konzeption | gestaltung
Druck: Elanders Waiblingen GmbH

utb-Nr. 6098
ISBN 978-3-8252-6098-9 (Print)
ISBN 978-3-8385-6098-4 (ePDF)
ISBN 978-3-8463-6098-9 (ePub)

FSC www.fsc.org MIX Papier | Fördert gute Waldnutzung FSC® C016368

Alle Fragen im Überblick

Vorwort

Kaum ein Teilsystem erfährt in Deutschland so häufige Reformierungen wie das Gesundheitssystem. Im EU-Vergleich gilt es als eines der teuersten Versorgungssysteme, doch das spiegelt sich nicht in der Performanz wider: die durchschnittliche Lebenserwartung lag 2025 unterhalb des EU-weiten Durchschnitts, Wartezeiten auf Fachtermine sind lang, der Personalmangel in fast allen Bereichen eklatant, die Umsetzung von Digitalisierung nur langsam und die Kosten für Gesundheitsleistungen und damit die Versicherungssysteme seit Jahren steigend. Der Reformbedarf sowohl bei Klinik, Rettungsdienst, Pflege, Apotheken, ambulanter sowie psychiatrischer und psychosomatischer Versorgung ist drängender denn je. Hinzu kommt eine mangelhafte Gesundheitskompetenz der deutschen Bevölkerung in Bezug auf medizinische Grundkenntnisse sowie Zurechtfinden und korrektes Nutzen der Versorgungsstrukturen. Hier setzt der vorliegende Band an und möchte explizit nicht nur Wissen zu den Funktionslogiken der einzelnen Teilsysteme des deutschen Gesundheitssystems vermitteln, sondern auch praktische und interessante Querverweise sowie Erklärungen mit kleinen Aha-Effekten an die Hand geben. Damit soll es seinen kleinen Teil zur gesamtgesellschaftlich relevanten Förderung von Gesundheitskompetenz beitragen.

Danksagung | Seit ich 2015 meine ersten Schritte als Dozentin begann, war es immer auch die Soziologin in mir, die zu lehrendes Wissen und gesellschaftliche Zusammenhänge augenscheinlich und greifbar machen und die Seminarteilnehmenden zum Nachdenken, Reflektieren und Hinterfragen der uns beruflich und alltäglich umgebenden Strukturen anregen wollte. Dass ich diesen Weg überhaupt gehen konnte, verdanke ich meinem damaligen Impulsgeber, Unterstützer und Ausbilder Alexander Höfer, dem Fachbereich berufliche Weiterbildung der Carus Akademie des Universitätsklinikums Dresden unter Leitung von Carola Leibbrand und ihrem unfassbar engagierten Team sowie vielen weiteren Auftraggebenden, die mir ihre Kurse anvertraut und Gestaltungs- und Lehrfreiheit ermöglicht hatten. Dass dieses Buch, in das auch Inhalte meiner Lehre geflossen sind, entstehen konnte verdanke ich dem Vertrauen von Rainer Berger und dem UVK Verlag. Dass meine Seele aber all die Jahre des steten Wandels einen Anker hatte, verdanke ich zu guter Letzt meiner langjährigen Vertrauten Vera Jane Schwenk.

Aktualität | Das Gesundheitssystem Deutschland ist stets im Wandel und die Dynamik der Veränderung hoch. In diesem Buch sind Neuerungen daher bis Januar 2026 berücksichtigt. Themen, bei denen mögliche Änderungen zeitnah passieren könnten, sind mit dem Symbol ◆ gekennzeichnet.

Belege im Buch | Für dieses Buch wurde angesichts der Aktualität und des schnellen Wandels der besprochenen Themen auf eine Vielzahl von Onlinequellen zurückgegriffen. Auf diese Quellen wird in Fußnoten mit Kurzbeleg und ggf. Link hingewiesen. Die Links waren am 31. Januar 2026 aktiv und abrufbar.

Was die verwendeten Symbole bedeuten

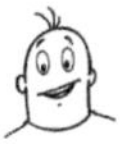

Toni gibt dir spannende Tipps. Er verrät dir Lesenswertes, Hörenswertes und Wissenswertes rund um das Thema.

Die Glühbirne zeigt eine Schlüsselfrage an. Das ist eine der Fragen zum Thema, deren Antwort du unbedingt lesen solltest.

Die Lupe weist dich auf eine Expert:innenfrage hin. Hier geht die Antwort ziemlich in die Tiefe. Sie richtet sich an alle, die es ganz genau wissen wollen.

Zahlen und Fakten zum Gesundheitssystem

Fähigkeit der Deutschen, sich im deutschen Gesundheitssystem zurechtzufinden [1]:

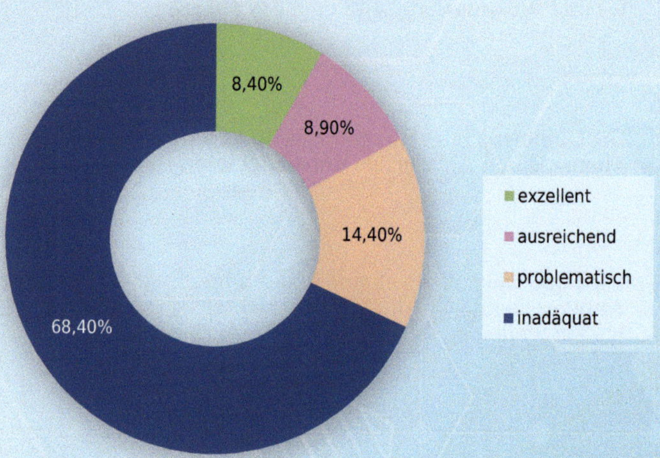

Anteile der wichtigsten Krankheitsarten an den Arbeitsunfähigkeitstagen in Deutschland im Jahr 2024 [2]:

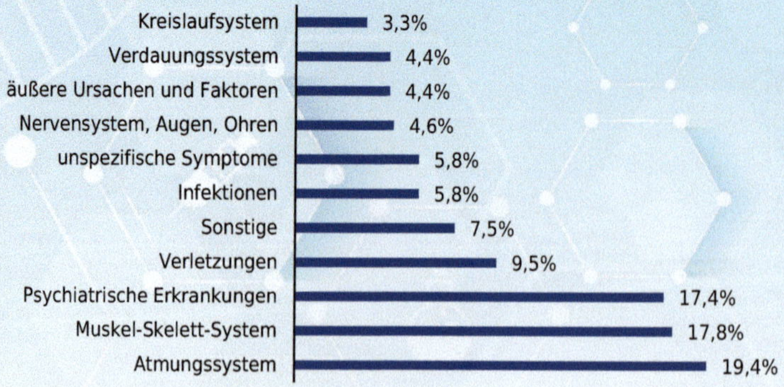

Kosten der Gesetzlichen Krankenversicherung nach Leistungsbereich 2024 [3]

Gesamtausgaben GKV: **327,4 Mrd. Euro**
davon reine Leistungsausgaben*: 312,3 Mrd. Euro. nur Verwaltungskosten: 3,9 %.

Kosten und prozentualer Anteil je Leistungsausgabenbereich der im Buch besprochenen Inhalte:

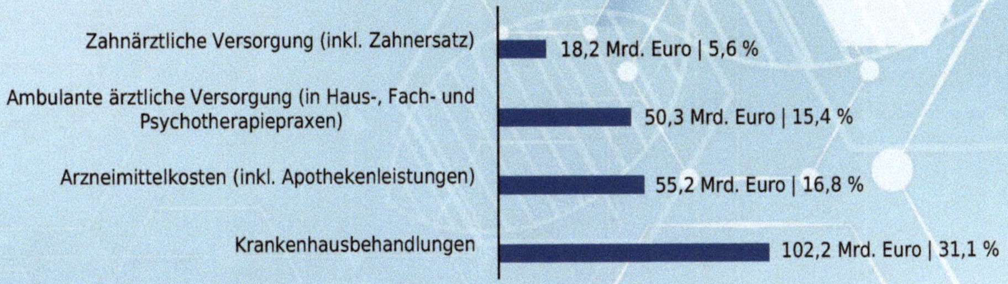

Aktuelle Zahlen
zu den medizinischen und Pflegeeinrichtungen in Deutschland [4]:

Krankenhäuser
1.844

Pflegeheime
11.600

Apotheken
16.600

Ambulante Pflegedienste
17.900

Pflegebedürftige
5,7 Millionen

Gesundheitskompetenz (engl. *Health Literacy*) [5] bezeichnet die Motivation und Fähigkeiten einer Person, sich über Fragen zur Gesundheit zu informieren und Entscheidungen treffen zu können, die ihre Gesundheit lebenslang fördert und erhält. Dazu gehört die Fähigkeit, sich Informationen zu verschaffen, diese zu verstehen, die Inhalte zu beurteilen und umsetzen zu können sowie sich im eigenen Gesundheitssystem zurechtzufinden (*Navigationale Gesundheitskompetenz*).

Die Quellen finden Sie am Ende des Buches

I. Aufbau und Grundlagen des Gesundheitssystems

Was ist das Bismarck-System und warum gilt es in Deutschland?

Startschuss für das junge Gesundheitssystem Deutschlands ist der Sommer 1883 des Deutschen Kaiserreichs. Erst 12 Jahre zuvor war es am 18. Januar 1871 gegründet worden und umfasste mit 25 Bundesstaaten fast schon jenes Staatsgebiet, das wir heutzutage als Bundesrepublik Deutschland kennen. Die Zeit davor war geprägt durch ein Nebeneinander und einen Flickenteppich verschiedener Kleinstaaten mit eigenen Verfassungen. Nicht nur diese neue Nationalstaatlichkeit, auch die Industrialisierung prägte schon seit den 1830er-Jahren ganz Europa und nun, da politische Stabilität einsetzte, konnte das Deutsche Kaiserreich zwischen 1871 bis 1910 in seine industrielle Hochphase eintreten. Weil die vielen neu entstandenen Fabriken Arbeit und Lohn versprachen, verließ ein Großteil der Bevölkerung im Zuge der sogenannten „Landflucht" ihre Dörfer und das Städtewachstum nahm rapide Fahrt auf. Fehlende Erfahrung mit den neuen Maschinen und mangelnde Sicherheitsvorkehrungen führten jedoch zu einem rasanten Anstieg Schwerstverletzter und Todesfälle in den Fabriken. Auch banale, kleinere Verletzungen, die zu Einschränkungen der Arbeitskraft führten, bedeuteten für die damalige Zeit schnell die Gefahr von Arbeitsplatzverlust und Verarmung, denn es gab keine Absicherungen im Falle von Krankheit, Behinderung oder Tod. Auch Frauen und Kinder arbeiteten in den Fabriken, wurden aber meist wesentlich schlechter bezahlt als Männer. Die Gefahr extremer Armut war daher jederzeit real, Elend und Not prägten den Alltag der arbeitenden Bevölkerung.

In diese Zeit fällt die „Geburt der Klinik" (Foucault). Meist nahe der Fabriken entstanden diese in vielen Städten, um Arbeitskraft schnell wiederherzustellen. Die Art der Verletzungen, die in solchen „Arbeiter-Krankenhäusern" behandelt wurde, hing dabei eng vom umliegenden Arbeitsumfeld ab. Das Medizinhistorische Museum des Hamburger Universitätsklinikums Eppendorf zeugt beispielsweise noch heute mit seiner sehenswerten Sammlung medizinischer Lehr-Wachsmoulagen der verschiedenen Erkrankungsstadien der Syphilis von dem Wechselspiel zwischen Prostitution und florierendem Seehandel der Hansestadt.

Kurz nach ihrem Entstehen waren Krankenhäuser aber nicht vergleichbar mit den heutigen Versorgungsinstitutionen. Die Behandlung alter Menschen, Schwangerer und Kinder war anfangs nicht vorgesehen und erfolgte erst weitaus später. Tatsächlich waren Krankenhäuser zur damaligen Zeit aber sowieso kein Ort, der freiwillig aufgesucht wurde: die frühen Krankenhäuser galten als „Tor zur Hölle", das alle mieden, die es sich leisten konnten, denn die Mortalitätsrate durch Behandlung im Krankenhaus war erschreckend hoch. Hilfe durch Hebammen, damals noch regelhafte Hausbesuche durch Ärzte oder pflanzliche Hausmedizin waren daher die Regel. Wer also im Krankenhaus behandelt wurde, hatte meist finanziell keine anderen Möglichkeiten und dies hing auch mit der gesellschaftlichen Verstädterung zusammen. Mit Verlassen des Dorfes ließen die meisten Menschen auch ihr Unterstützungsnetzwerk aus Familie und Freunden zurück, konnten im Krankheitsfall also weder auf deren menschliche noch finanzielle Reserven zurückgreifen.

Der schlechte Ruf der Krankenhäuser beruhte im Wesentlichen auf zwei Faktoren: katastrophale hygienische Zustände und fehlendes medizinisches Wissen. Kuratives Therapiewissen und Medikamente standen zu dieser Zeit noch nicht zur Verfügung, die ärztliche Profession war noch in den Kinderschuhen und entwickelte sich erst in enger Verbindung zu den genauso jungen Kliniken. Als Fels in der Brandung galt einzig die Pflege, die auf einen Erfahrungsschatz bis weit vor die Zeit des Mittelalters zurückgreifen konnte. Schon in der Antike existierten früheste Vorstufen krankenhausähnlicher Einrichtungen in den Klöstern, die sich um die Versorgung von Ordensschwestern und -brüdern aber auch Kranken, Pflegebedürftigen und Sterbenden kümmerten. Die Medizin konnte das nicht von sich behaupten: ein Großteil der „Versorgung" bestand im Beobachten und Kategorisieren von Krankheitsphasen wie beispielsweise bei der Tuberkulose oder Syphilis. Medikamente wurden im laufenden Betrieb an den Patient:innen erprobt, viele Daten experimentell gesammelt. Leider geriet die pflegerische Versorgung aufgrund der schieren Massen neu hinzukommender Erkrankter schnell in Verruf, denn man entschied sich um der Lage Herr zu werden, ungelerntes Personal, ohne jegliche Erfahrung und Ausbildung zu geringsten Löhnen in den Krankenhäusern arbeiten zu lassen. Auch das trug zu den katastrophalen Hygienezuständen bei, führte aber gleichzeitig zur Entstehung des gleichnamigen Berufsfeldes der *Krankenpflege.* Sehr zum Missfallen der kirchlichen *Schwesternorden,* die bis dahin das Monopol auf die Versorgung der Kranken innehatten. Deren pflegerische und unentgeltliche Versorgung galt als Teil der „Caritas“, der Nächstenliebe und damit als gottgefällige Tätigkeit. Die Idee, Pflege und profane finanzielle Entlohnung zu verbinden, galt als Affront. Entsprechend feindlich standen sich zu Beginn Schwestern und durch die Krankenhäuser angestellte Krankenpfleger:innen gegenüber. Nicht nur, dass nun auch Männer diese vorher rein weiblich geprägte Arbeit übernahmen, auch zwischengeschlechtliche Pflege wie Intimhygiene oder Massagen führte zu Konflikten. Während die Schwestern eine Intimpflege im Allgemeinen, speziell aber bei Männern ablehnten, führten Krankenpflegerinnen diese auf ärztliche Anordnung aus und zogen sich dadurch von Seiten der Schwestern zum Teil den Vorwurf der Prostitution zu. Erst langsam und gegen große Widerstände der Schwesternordnen entwickelte sich ausgehend von England unter großem Engagement von Florence Nightingale das Berufsbild der konfessionslosen, also Schwesternorden-unabhängigen Krankenpflege nach *Nightingaleschem System.* In Deutschland wurde diese Entwicklung 1903 durch die Gründung der *Berufsorganisation der Krankenpflegerinnen Deutschlands (B.O.K.D.)* unter Initiative von Agnes Karll vorangetrieben. Auch sie wollte Krankenpflege unabhängig von den konfessionellen Vorgaben durch die sogenannten *Mutterhäuser* als eigenständiges Berufsbild etablieren und handelte sich damit die damals verunglimpfende Bezeichnung „Wilde Schwester“ ein.[1] Heute, über 120 Jahre später, ist die professionelle Pflege kranker und alter Menschen ein etabliertes, aber weiterhin hauptsächlich weiblich geprägtes Berufsfeld.

Doch zurück zur Ausgangslage: ein neues, erstmalig vereintes deutsches Kaiserreich. Ungezügeltes Städtewachstum mit vielen Fabrikarbeitenden. Mangelhafte und gefährliche Arbeitszustände, die zu unzähligen Erkrankungen, Behinderungen und Tod führte und eine gesundheitliche Versorgung, die sich parallel dazu erst langsam entwickelte. Armut und Verelendung führten zu anti-kaiserliche Bestrebungen und Bildung politischer Gruppierungen, die bessere Bedingungen für die Arbeiter:innen forderten. 1875 schlossen diese sich zur *„Sozialistischen Arbeiterpartei Deutschlands“ (SAP)* zusammen und die **Soziale Frage** spaltete das Land. Die Sozialdemokraten wurden zum Sprachrohr der Arbeiterschaft – zum großen Unmut von *Reichskanzler Otto von Bismarck.* Um die Stabilität des Deutschen Kaiserreiches nicht zu gefährden und die Arbeiterschaft nicht dem Einfluss der Sozialdemokraten zu überlassen, hob Bismarck auch aus politischem

1 Rübenstahl, M. (2011): „Wilde Schwestern“ Krankenpflegereform um 1900. Online: https://www.socialnet.de/rezensionen/11998.php

Kalkül eine Reihe von *Sozialreformen* aus der Taufe, die das deutsche System bis heute maßgeblich prägen.

Und damit landen wir wieder im Sommer 1883 und der Geburt eines Meilensteins in der Geschichte der sozialen Versorgungsleistungen in Deutschland und darüber hinaus. Denn das am 15. Juni erlassene *Gesetz, betreffend die Krankenversicherung der Arbeiter* brachte eine Entwicklung in ganz Europa in Gang. Ausgehend von Deutschland, das als erster Nationalstaat eine Sozialversicherung erließ, folgten nach und nach andere europäische Länder dem Beispiel zur Absicherung ihrer Bevölkerungen – allerdings mit teilweise komplett anderen Grundkonzepten und -überzeugungen bezüglich Finanzierung, Versorgung und Regulierung. → *Wie sind Gesundheitssysteme im Ausland gestaltet?*

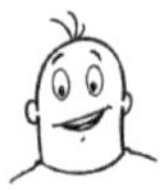

Wissen | Was sind Grundmerkmale der Bismarck'schen Krankenversicherung?

1. Der Staat erlässt die grundsätzlichen Rahmenbedingungen des Aufbaus und der Durchführung der Gesundheitsversorgung. **Bundeseinheitliche, gesetzliche Regulatorien** setzen dabei Normen, Anforderungen und Grenzen fest, an die sich die Akteure des Gesundheitssystems halten müssen. Beispiele dieser Regulatorien sind u. a. zu finden im Sozialgesetzbuch 5 (SGB V), dem Krankenhausfinanzierungsetz (KHG) und dem Artikelgesetz *Gesetz zur Verbesserung der Rechte von Patientinnen und Patienten* (verkürzt meist „Patientenrechtegesetz“).
2. Im **Prinzip der Selbstverwaltung** organisieren die Akteure des Gesundheitssystems, also Krankenkassen und -verbände, die Krankenhäuser, niedergelassenes ärztliches Personal in Praxen, den Rettungsdienst, Apotheken usw., Art und Durchführung der Gesundheitsleistungen eigenständig. Die rechtskonforme Umsetzung wird staatlich kontrolliert, z. B. durch das Bundesministerium für Gesundheit (BMG), das Robert Koch Institut (RKI) oder durch die Gesundheitsministerien der jeweiligen Bundesländer.
3. Die Finanzierung des Systems erfolgt nicht staatlich über Steuern, sondern über die verpflichtende Zugehörigkeit in einer Krankenkasse und darüber erhobene **Beitragszahlungen**. Deren Höhe hängt vom Bruttolohn ab und wird je zur Hälfte durch Arbeitge-

bende und Arbeitnehmende übernommen. Für Beamtete gelten andere Regeln. Diese erhalten meist *Beihilfe* und sichern sich zusätzlich über eine private Krankenversicherung ab. Auch Gutverdienende, Selbstständige und Studierende können sich privat versichern. Damit leistet sich Deutschland ein Doppelsystem aus gesetzlicher und privater Krankenversicherung.

Die ursprüngliche Bismarck'sche Krankenversicherung galt jedoch nur für jene 10 % der Bevölkerung, die als Industriearbeitende und Beschäftigte in Handwerks- und Gewerbebetrieben arbeiteten. Nur sie wurden in zugewiesenen, meist gewerbebezogen *Ortskrankenkassen* versichert. Heutzutage gilt diese Einschränkung nicht mehr und fast 90 % der Deutschen sind gesetzlich krankenversichert.[2] Auch ist die Wahl der Krankenkasse mit wenigen Ausnahmen inzwischen freigestellt und unabhängig von Wohnort oder Gewerbe. Dass Deutschland aktuell eine Zweiteilung in gesetzliche und private Krankenversicherung hat, beruht auf der unter Bismarck getroffenen Entscheidung Staatsbeamtete durch eine zweite, staatlich finanzierte Versorgung abzusichern.

Mit Etablierung der Krankenversicherung im Jahr 1883 fiel der Startschuss für den Aufbau des Sozialversicherungssystems, das wir heute kennen. So folgte 1884 die gesetzliche Unfallversicherung, 1898 die Invaliden- und Altersversicherung und seit 1911 erhalten auch nicht-staatlich Angestellte eine gesetzliche Rente. Sein ursprüngliches Ziel, den Einfluss der Sozialdemokraten einzuhegen, erreichte Bismarck jedoch nicht: Nachdem Kaiser Wilhelm II. sich mit den Sozialdemokraten über die Soziale – und Arbeiterfrage gemein machte, wurde Bismarck 1890 als Reichskanzler entlassen.

2 Bundesministerium für Gesundheit (2025): Geschichte der gesetzlichen Krankenversicherung. Online: https://www.bundesgesundheitsministerium.de/themen/krankenversicherung/grundprinzipien/geschichte

Linktipp

19. Jahrhundert – Die soziale Frage – Marx, Bismarck und die Anfänge unseres Sozialstaates.
https://s.narr.digital/q95mh
https://www.youtube.com/watch?v=hOWHzg3AkV8

Lesetipp

Leïla Slimani. 2022. „Eine freie Frau. Das außergewöhnliche Leben der Suzanne. Ärztin. Feministin. Hoffnungsträgerin".
In der Graphic Novel nimmt uns die Autorin mit in die Zeit des ersten Weltkriegs, als die medizinische Versorgung der auf den Schlachtfeldern schwerstverletzten *Gesichtsversehrten* genannten Soldaten zum Entstehen der Fachdisziplin der plastischen Chirurgie und damit auch der Schönheitschirurgie führte. Ein interessant aufgearbeitetes Stück Medizingeschichte über die Auswirkungen des Krieges auf den medizinischen Fortschritt und das Wirken der französische Ärztin Suzanne Noël, die sich als eine der Pionierinnen der plastischen Chirurgie in einem männlich dominierten Umfeld einen Namen machte.

Wie funktioniert die Krankenversicherung in Deutschland?

Was ist freie Heilfürsorge und Beihilfe?

Da das Deutsche Kaiserreich auf einen großen Stab Beamteter und Soldaten zurückgriff, war die Versorgung staatlich Bediensteter bereits lange vor der Einführung der Krankenversicherung 1883 sichergestellt. Das Novum der Krankenversicherung war also, Nicht-Beamtete abzusichern. Verkürzt gesagt hat sich dieses Konzept der Zweiteilung in staatlich und nicht-staatlich abgesicherte Personenkreise und damit das Doppelsystem aus gesetzlicher und privater Krankenversicherung bis heute gehalten.

Für Staatsbedienstete im öffentlichen Dienst, die beruflich regelmäßig in besonderen Gefahrenlagen arbeiten, also bei Bundeswehr, Berufsfeuerwehr, Polizei und Justizvollzug, existiert das Konzept der freien **Heilfürsorge**, deren Leistungen in etwa der gesetzlichen Krankenversicherung entsprechen und direkt durch den Dienstherrn, also staatlich und ohne Beitragszahlung durch die Versicherten finanziert werden. Weder gesetzlich noch privat ist die Heilfürsorge damit ein zusätzlicher, dritter Baustein. Je nach Bundesland unterscheiden sich die Bedingungen und Regelungen, die für diese Absicherung gelten jedoch teilweise erheblich und meist greift sie auch nur während der aktiven Dienstzeit. Wer danach in Pension geht oder wer im öffentlichen Dienst arbeitet, aber nicht unter freie Heilfürsorge fällt, ist durch die sogenannte **Beihilfe** abgesichert, die allerdings nur einen gewissen Anteil der anfallenden Gesundheitskosten übernimmt und nur etwa zur Hälfte staatlich und zur anderen Hälfte durch Beitragszahlung der Versicherten in eine private Krankenversicherung finanziert wird. Sowohl Heilfürsorge als auch Beihilfe decken dabei die Basics der medizinischen Versorgung ab, Zusatzversicherungen speziell in Bezug auf Sehhilfe und Zahnersatz können und müssen auf eigene Kosten bei einer privaten Krankenkasse zugebucht werden. Beamtete und Angestellte im öffentlichen Dienst sind nicht grundsätzlich verpflichtet, über freie Heilfürsorge oder Beihilfe abgesichert zu sein und können stattdessen auch die gesetzliche Krankenversicherung wählen. Dann besteht jedoch kein Anspruch auf Beihilfe, was in Hinblick auf den Ruhestand meist finanzielle Nachteile mit sich bringt. Auch Politiker:innen sind während ihrer Amtszeit *Beamtete auf Zeit,* erhalten also Beihilfe und sind zusätzlich häufig privat abgesichert.

Was ist die private Krankenversicherung?

Obwohl sie nicht verbeamtet sind, können auch Selbstständige, Freiberufliche und Studierende wählen, ob sie in die gesetzliche oder **private Krankenversicherung (PKV)** einzahlen wollen. Dafür müssen bestimmte Voraussetzungen erfüllt sein. Für Angestellte gilt z. B. eine Einkommensgrenze: Verdienen sie Stand 2026 jährlich mehr als 77.400 Euro brutto bzw. 6.450 Euro im Monat, steht ihnen der Zugang zur privaten Krankenversicherung offen. Die Grundidee der privaten Krankenversicherung ist, dass ein zuvor klar umrissenes Leistungsspektrum zwischen Versicherten und jeweiliger privater Kasse über einen bestimmten Beitrag vereinbart wird.

Kosten die dann im Rahmen einer ärztlichen Behandlung entstehen, werden nicht der Kasse, sondern den Versicherten durch die Praxis in Rechnung gestellt und bezahlt. Erst danach reichen die Versicherten die Rechnungen bei ihrer privaten Krankenkasse ein und bekommen die Kosten von dieser erstattet. Reine Privatpraxen arbeiten nicht mit den gesetzlichen Krankenkassen zusammen, können also die Behandlung gesetzlich Versicherter nicht abrechnen. Es steht gesetzlich Versicherten jedoch frei, eine Privatpraxis für ihre Behandlung auszuwählen. Dann jedoch auf Selbstzahlerbasis und meist ohne, dass die gesetzliche Krankenkasse nachträglich für die Kosten aufkommt.

Die Private Krankenversicherung lockt anfangs mit teils wesentlich niedrigeren Beitragszahlungen als bei der gesetzlichen Krankenversicherung, einem vermeintlich umfangreicheren Leistungskatalog und dem Vorteil, schnellere (fach)ärztliche Termine zu erhalten. Obwohl gesetzlich das Gleichbehandlungsgebot gilt, ist eine gesonderte Behandlung der privat zahlenden Versicherten in Praxen z. B. durch eine eigene Sprechstunde für Privatversicherte grundsätzlich nicht verboten, wenn die Versorgung der gesetzlich Versicherten gewährleistet ist. Dass Privatversicherte schneller Termine erhalten, liegt an der direkten Vergütung: dadurch, dass Privatversicherte direkt einen Vertrag über ihre Behandlung mit Ärzt:in abschließen und bezahlen, minimieren sich für die Praxen Aufwand und Einschränkungen, die bei der Versorgung gesetzlich Versicherter mit Bindung an bestimmte Vorgaben, Budgets und Abrechnungsmodalitäten zusammenhängen. Mit anderen Worten: Die Versorgung Privatversicherter ist weniger aufwändig und finanziell lukrativer als die Versorgung gesetzlich Versicherter. Das bestehende Ungleichgewicht zwischen gesetzlich und Privatversicherten liegt damit zum Teil auch in den aktuellen Versorgungs- und Abrechnungsstrukturen der gesetzlichen Krankenversicherung begründet, in deren Rahmen vertragsärztliche, also für gesetzlich Versicherte offenstehende Praxen arbeiten müssen. → *Was ist die Entbudgetierung der hausärztlichen Versorgung?*

Obige Vorteile hatten lange Zeit dafür gesorgt, dass junge Gutverdienende sich für eine PKV entschieden und mit fortgeschrittenem Lebensalter in die Gesetzliche Krankenversicherung (GKV) zurückkehrten, wo die Solidargemeinschaft dann für nachfolgend entstehende Kosten aufkommen musste. Daher wurde die Rückkehr aus privater in gesetzliche Krankenversicherung immer weiter eingeschränkt. Gerade für Selbstständige kann sich dadurch der Vorteil der anfänglich günstigen, aber über Jahre ansteigenden

PKV-Beiträge zur Schuldengrube entwickeln: meist ist es ab 55 Jahren nicht mehr möglich, die private Krankenkasse zu verlassen und in die gesetzliche zurückzukehren. Das trifft besonders all jene hart, die ihre ansteigenden gestaffelten Beitragszahlungen aus finanziellen Gründen nicht mehr bedienen können. Die Beitragszahlung der Privaten Krankenversicherung ist nämlich nicht wie bei der gesetzlichen Krankenversicherung an Einkommen, sondern an Alter und Gesundheitszustand gekoppelt. Je älter Privatversicherte werden, desto höher werden auch ihre monatlichen Beiträge. Können sie nicht mehr bedient werden, bauen sich Beitragsschulden auf, die bis zum Verlust der Versicherung führen können.[3] Die Höhe der Beiträge und medizinische Leistungen hängen ebenfalls vom gewählten Tarif der jeweiligen Kasse ab. Die günstigeren Tarife bilden dabei meist nur eine medizinische Grundversorgung einhergehend mit höheren finanziellen Selbstbeteiligungen als in teureren Tarifen ab. Obwohl die meisten privaten Krankenkassen verschiedene Möglichkeiten bieten, hohen Kosten im Alter sowie finanzschwächeren Mitgliedern entgegenzukommen, indem z. B. frühzeitig eine sogenannte *Altersrückstellung* durch die Beiträge aufgebaut oder auf eine eingeschränktere Basisversicherung hinabgestuft werden kann, bleiben meist nur zwei Auswege aus der Privaten Krankenversicherung: über den Bezug des sogenannten Arbeitslosengeld 1 (ALG 1) oder über eine sozialversicherungspflichtige Festanstellung.

Wer Bezüge bei Arbeitslosigkeit erhält wird gesetzlich krankenversichert, oder erhält durch das Amt Zuschüsse zu den Krankenkassenbeiträgen, wenn eine PKV-Mitgliedschaft über fünf Jahre nachgewiesen werden kann.[4] Die Rückkehr in eine sozialversicherungspflichte Festanstellung und Aufnahme in die gesetzlichen Krankenkassen ist aber erst nach einer gewissen Zeit möglich, nicht komplikationslos und an Sonderbedingungen verknüpft. Vor Eintritt in eine Private Krankenversicherung sollten daher Vor- aber auch Nachteile kritisch gegeneinander abgewogen werden. Wer beispielsweise Familienangehörige und eigene Kinder wie bei der GKV mitversichern möchten, kann dies bei der PKV meist nur über zusätzliche Einzeltarife.

---

3 Verbraucherzentrale Hamburg (o. J.): Keine Krankenversicherung – was tun? Online: https://www.vzhh.de/themen/gesundheit-patientenschutz/krankenversicherung/keine-krankenversicherung-was-tun

4 Weber, B. (2025): Private Krankenversicherung (PKV) für Arbeitslose. Privat versichert und arbeitslos: Das musst Du beachten. In: Finanztip. Online: https://www.finanztip.de/pkv/pkv-arbeitslosigkeit/

Was ist die gesetzliche Krankenversicherung? ◆

Die gesetzliche Krankenversicherung (GKV) finanziert sich über Beiträge ihrer Versicherten und hängt direkt mit ihrem Einkommen zusammen. Zur Berechnung existiert seit 2015 ein in §249 SGB V festgelegter bundesweit einheitlicher Beitragssatz von 14,6 %, sowie ein unterschiedlich hoher und variabler kassenindividueller Zusatzbeitrag.

Die 14,6 % des einheitlichen Beitragssatzes werden dabei jeweils zur Hälfte durch die Arbeitgebenden und durch die Arbeitnehmenden auf Grundlage deren Bruttolohns eingezahlt, also jeweils 7,3 %. Da die Arbeitgebenden zur Berechnung und Abführung der entsprechenden Beiträge verpflichtet sind, läuft für die Arbeitnehmenden meist alles automatisch über ihre Lohnabrechnung. Dabei steigt die Abgabelast mit zunehmendem Einkommen, hat aber eine Obergrenze, die sogenannte Beitragsbemessungsgrenze. Diese wird jährlich durch das Bundesministerium für Arbeit und Soziales und dem Bundesrat im Rahmen der *Sozialversicherungsrechengrößen-Verordnung*[5] neu festgelegt und liegt 2026 bei 5.812,50 Euro monatlich bzw. 69.750 Euro jährlich. Die Beitragsberechnung erfolgt nur bis zu dieser Grenze, darüberhinausgehendes Einkommen wird nicht zur Berechnung herangezogen. Analog zur Krankenversicherung gilt die Beitragsbemessungsgrenze auch für die Pflegeversicherung. → *Wie wird das Deutsche Pflegesystem finanziert?*

Die Beiträge aller gesetzlichen Krankenkassen, der Sozialversicherungsträger sowie ein steuerlicher Zuschuss fließen dann in den seit 2009 bestehenden **Gesundheitsfonds**. Aus diesem Finanztopf erhalten alle Krankenkassen nach verschiedenen Modalitäten entsprechend der Struktur ihrer Mitglieder finanzielle Mittel, um ihre Kosten zu decken. Da freie Kassenwahl besteht und gesetzliche Kassen im Rahmen des **Kontrahierungszwangs** niemanden abweisen dürfen, erhalten jene Kassen mit besonders vielen, chronisch Kranken und/oder finanzschwachen Mitgliedern im Rahmen des sogenannten **Risikoausgleichs** mehr Geld aus dem Gesundheitsfonds, um im direkten Wettbewerb mit anderen Kassen nicht benachteiligt zu sein. Kassen, die ihre Kosten nicht aus den Zuweisungen durch den Gesundheitsfonds begleichen können, dürfen einen **kassenindividuellen Zusatzbeitrag** erheben. Auch dieser wird hälftig von Arbeitnehmenden und Arbeitgeben-

---

5 Bundesministerium für Arbeit und Soziales (2025): Sozialversicherungsrechengrößen-Verordnung 2025. Online: https://www.bmas.de/DE/Service/Gesetze-und-Gesetzesvorhaben/sozialversicherungs-rechengroessenverordnung-2025.html

den getragen. Wie hoch er ausfällt, hängt von der Wirtschaftlichkeit der jeweiligen Kasse ab, daher unterscheidet sich der Zusatzbeitrag von Kasse zu Kasse, allerding legt das Bundesgesundheitsministerium regelmäßig einen zur Orientierung gedachten, aber nicht verbindlichen Richtwert fest. Dieser wird jährlich vom sogenannten GKV-Schätzerkreis anhand der Einnahmen/Ausgaben-Struktur des Gesundheitsfonds neu bewertet, lag 2024 noch bei 1,7 %, 2025 bereits bei 2,5 % und wurde 2026 erneut auf 2,9 % angehoben. Über die tatsächliche Höhe des individuellen Zusatzbeitrags entscheidet aber die jeweilige Kasse selbst und liegt 2026 zwischen 2,18 % und 4,39 %. Der individuelle Zusatzbeitrag ist also ein variabler Faktor bei der endgültigen Berechnung der Beitragskosten für die GKV, daher haben Mitglieder ein Sonderkündigungsrecht wenn Kassen dessen Änderung ankündigen.

Die meisten Mitglieder der gesetzlichen Krankenkassen sind *Pflichtmitglieder*. Es gibt jedoch auch sogenannte *freiwillige Mitglieder*. Das sind Studierende oder auch jene, die sich aufgrund ihres höheren Einkommens über die PKV versichern könnten, darauf aber verzichten und sich freiwillig in der GKV versichern. Im Unterschied zur PKV können Familienmitglieder bei Vorliegen bestimmter Voraussetzungen ohne zusätzliche einzelne Verträge in der GKV beitragsfrei mitversichert werden. Auch Beziehende von Sozialhilfe oder Grundsicherung (Bürgergeld) sind meist gesetzlich versichert, hier übernehmen die jeweiligen Ämter die Beitragszahlungen.

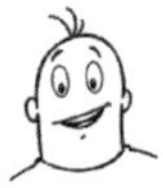

Wissen | Keine Krankenversicherung – geht das?

Pro forma nein, denn seit 2009 gibt es eine allgemeine Versicherungspflicht. Dennoch gibt es laut Statistischem Bundesamt offiziell etwa 61.000 Menschen in Deutschland, die nicht versichert sind, zumeist Erwerbslose, (ehemalige) Selbstständige oder solche, die ihren Versicherungsanspruch vor Einführung der Versicherungspflicht verloren haben, aber auch Menschen ohne Aufenthaltstitel und Obdachlose. Einige Schätzungen gehen jedoch von einer wesentlich höheren Dunkelziffer an Nicht-Versicherten, besonders unter den Wohn- und Obdachlosen sowie Menschen ohne Aufenthaltstitel aus, die gar nicht erfasst werden und vermuten zwischen 250.000 bis sogar eine Millionen Betroffenen.[6] Zwar besteht grundsätzlich eine Notversorgung, sodass medizinische

6 Verbraucherzentrale Hamburg (2025): Keine Krankenversicherung – was tun. Online: https://www.vzhh.de/themen/gesundheit-patientenschutz/krankenversicherung/

Hilfe nicht verwehrt wird, allerdings sammeln sich für die gesamte Zeit der Nicht-Versicherung Schulden an – auch rückwirkend, denn die Kosten durch medizinische Behandlungen werden privat in Rechnung gestellt und bei Wiedereintritt in eine Krankenkasse nur unter gewissen Umständen erstattet. Nur bei Hilfebedürftigkeit und wenn Sozialleistungen bezogen werden, übernimmt der Sozialhilfeträger, also das jeweils zuständige Sozialamt die Kosten für die medizinische Behandlung. Neben den Behandlungskosten müssen auch die säumigen Krankenkassenbeiträge an die jeweilige Krankenkasse zurückbezahlt werden, worauf diese teilweise bis zu 30 Jahre Anspruch haben.
Selbst mit einer gesetzlichen oder privaten Krankenversicherung kann man plötzlich unversichert sein, wenn man keine **Auslandskrankenversicherung** abgeschlossen hat und medizinische Hilfe benötigt. Außerhalb der EU wird die deutsche Krankenversicherung nicht anerkannt, sodass medizinische Behandlungen oder technische Rettungen mit dem Helikopter oder ähnlichem schnell mehrere hundert bis zehntausend Euro kosten können, die häufig noch vor Start jeglicher Behandlung im Voraus bezahlt werden müssen. Die eigene deutsche Krankenversicherung springt in diesen Fällen nicht ein. Daher sollte rechtzeitig vor Abreise eine der vielen günstigen Auslandreisekrankenversicherungen abgeschlossen werden, die für Krankheit, Bergung und Rücktransport bei Tod die Kosten übernimmt.
Für das innereuropäische Ausland gilt die *europäische Krankenversicherungskarte (EHIC)* als Nachweis, die in blau auf die Rückseite der meisten deutschen GKV-Karten abgedruckt ist. Sie ermöglicht die Nutzung des öffentlichen Gesundheitssystems des jeweiligen europäischen Landes und die direkte Abrechnung mit der deutschen Krankenkasse, deckt jedoch nur eine Notversorgung ab und das zu denselben Bedingungen wie für die lokale Bevölkerung. Etwaige dadurch anfallende Kosten sind also nicht abgedeckt, sodass auch hier eine Reiseversicherung abgeschlossen werden sollte.

keine-krankenversicherung-was-tun#:~:text=Noch%20immer%20sind%20Menschen%20in,gesetzlich%20oder%20privat%20versichert%20war.

Nach welchen Prinzipien arbeiten PKV und GKV?

Die Akteure des deutschen Gesundheitssystems organisieren ihre Struktur, Organisation und die Umsetzung von Leistungen analog zu gesetzlichen Vorgaben und Regularien nach dem **Prinzip der Selbstorganisation**. Dies gilt auch für gesetzliche und private Krankenkassen.

Private Krankenversicherungen können individuelle Absicherungstarife für ihre Versicherten konzipieren und sind auch frei in der Wahl, welche Leistungen sie grundsätzlich anbieten bzw. im Nachgang erstatten. Wenn eine notwendige medizinische Leistung nicht vom vorab vereinbarten Tarif abgedeckt wird, kann die Kostenübernahme verweigert werden. Tarife können auch unterschiedlich hohe finanzielle Selbstbehalte beinhalten oder es müssen Wartezeiten zwischen Tarifabschluss und Kostenübernahme von Leistungen abgewartet werden. PKV sind in ihrer Kosten- und Beitragsgestaltung zwar frei, gleichzeitig aber durch den Gesetzgeber dazu angehalten, sowohl aktuelle als auch zukünftige Gesundheitskosten langfristig abzusichern. Zu diesem Zweck müssen sie eine jährliche Kosten- und Beitragsüberprüfung durchführen, bei der Aktuare, unabhängige Treuhänder und die Bundesanstalt für Finanzdienstleistungsaufsicht (BaFin) überprüfen, ob die jeweiligen Beitragsberechnungen korrekt und rechtmäßig sind.

Auch die gesetzlichen Krankenkassen müssen als *Körperschaften des öffentlichen Rechts* die staatlichen Vorgaben umsetzen. Dabei agieren die Kassen finanziell und organisatorisch ebenfalls unabhängig, sind aber dem **Solidaritäts- und Sachleistungsprinzip** verpflichtet. Das bedeutet, dass eine notwendige medizinische Behandlung nicht von den finanziellen Ressourcen des Einzelnen abhängt, sondern alle einzahlenden Mitglieder sich gegenseitig solidarisch die Behandlung ermöglichen, die notwendig ist. Dabei spielt es keine Rolle, ob man selbst jemals eine ähnlich kostenintensive Behandlung benötigen wird, oder nicht. Auch die Dauer der bisherigen Mitgliedschaft in der gesetzlichen Krankenkasse ist unerheblich für die Übernahme von notwendigen Kosten. Dahinter steckt die Idee, dass Krankheitsrisiken durch eine möglichst ausgewogene Zahl an Gesunden und Kranken Beitragszahlenden ausgeglichen werden.

Dass im Gegensatz zu manch anderen Ländern dieser Welt eine Behandlung auch ohne finanzielle Vorleistung durchgeführt wird, liegt am **Sachleistungsprinzip**. Die medizinische Versorgung der Versicherten wird also durch die notwendige Leistung selbst sichergestellt. Im Unterschied zum Ausland wird so sichergestellt, dass beispielsweise bei einem schweren

Verkehrsunfall auch dann eine Behandlung eingeleitet wird, wenn keine Versichertenkarte vorliegt. Die gesetzliche Krankenversicherung berechtigt ihre Versicherten direkt zum Erhalt einer (notwendigen) medizinischen Leistung. Bei Privaten Krankenversicherungen hingegen gilt das **Kostenerstattungsprinzip**. Natürlich decken die meisten Tarife im Rahmen der Basisversicherung eine Notfallversorgung z. B. über den Rettungsdienst ab. Die Rechnung über den Notfalleinsatz wird dann jedoch an die Versicherten selbst geschickt und die Einsatzkosten je nach Tarif der privaten Krankenversicherung voll erstattet, oder es ist ein Eigenanteil zu leisten. Private Krankenversicherungen sorgen daher nicht für eine Umsetzung der benötigten Leistung an sich, sondern erstatten den privat Versicherten die Kosten dafür nachträglich. Manche Gesetzliche Krankenversicherungen bieten ihren Versicherten ebenfalls *Wahltarife* an, zum Beispiel wenn Versicherte besonders selten krank sind, sportliche Betätigung im Verein oder mit ihrer Sportuhr nachweisen können oder kaum ärztliche Überweisungen und Arzneimittelrezepte benötigten. Über solche Sonderprogramme können Versicherte gewisse Summen ihrer jährlichen Beiträge zurückerhalten. Ein ähnlich funktionierendes Bonusprogramm kennen viele aus ihrer Kindheit: das zahnärztliche Bonusheft. Erfolgen die Einträge regelmäßig und lückenlos, können Versicherte einen etwas höheren Zuschuss beim eventuell nötigen Zahnersatz erhalten. Seit 2022 ist das kleine Papierheft als Nachweis nicht mehr zwingend nötig und kann stattdessen als digitales Zahnbonusheft auf der elektronischen Patientenakte (ePA) hinterlegt werden.

Über den *GKV-Spitzenverband* legen die gesetzlichen Krankenkassen in Verträgen und regelmäßigen Absprachen mit den verschiedenen Leistungserbringern des Gesundheitssystems fest, für welche Leistungen und unter welchen Bedingungen die Leistungserbringenden für bestimmte Behandlungen bei gesetzlich Versicherten vergütet werden. Auf dieser Grundlage legen die GKV, die Deutsche Krankenhausgesellschaft (DKG), die Kassenärztliche Bundesvereinigung (KBV) und die Kassenzahnärztliche Bundesvereinigung (KZBV) im wichtigsten Entscheidungsgremium des Deutschen Gesundheitswesens, dem **Gemeinsamen Bundesausschuss (G-BA)** fest, welche Leistungen bundesweit durch gesetzliche Versicherte wahrgenommen werden können, wenn sie in Einrichtungen behandelt werden, die für gesetzlich Versicherte freigegeben sind. Durch die Prüfungs- und Entscheidungsprozesse des G-BA dauert es im Vergleich zu den privaten Krankenkassen länger, bis neue Behandlungsmethoden oder spezielle Versorgungsleistungen in den **Leistungskatalog** der gesetzlichen Krankenkassen aufgenommen und für Versicherte verfügbar werden. Denn für eine solche Aufnahme muss jede neue Leistung verkürzt gesagt einer Kosten-Nutzen-Analyse unterzogen werden, bevor der G-BA der Aufnahme der Leistung zustimmt. Privatversicherte haben bei der Wahl ihrer Behandlung keine Einschränkung und dadurch auch auf solche Leistungen Zugriff, die für gesetzlich Versicherte (noch) nicht über den G-BA freigegeben wurden. Leistungen, die nicht durch die Kassen übernommen werden, können gesetzlich Versicherten dennoch angeboten werden. Entweder weil gesetzliche Kassen diese aus Wettbewerbsgründen als **freiwillige Zusatzleistung** anbieten und beispielsweise homöopathische Behandlung übernehmen oder Versicherte zahlen die gewünschte Behandlung als sogenannte *Individuelle Gesundheitsleistung (IGeL)* selbst.

Versicherte von GKV und PKV haben gleichermaßen das Recht der **freien Arztwahl**, können also frei wählen, wer bzw. in welcher Praxis sie behandelt werden. Gesetzlich Versicherte können jedoch nur in *Vertragspraxen* behandelt werden, die über einen **Kassensitz** und damit die Zulassung zur Behandlung und Abrechnung von gesetzlich Versicherten verfügen. Diese Sitze werden durch die *Kassenärztliche Vereinigung (KV)* erteilt. Wählen Versicherte eine Privatpraxis kommt die gesetzliche Versicherung mit wenigen Ausnahmen nicht für die Kosten auf. → *Was sind Kassensitze?*

Für Privatversicherte ist die Kassenzulassung ihrer gewählten Praxis unerheblich. Sie gehen direkt mit dem bzw. der Ärzt:in einen Behandlungsvertag ein, erhalten also über die erbrachten Leistungen eine Kostenaufstellung und müssen diese begleichen. PKV und Praxis haben nichts miteinander zu tun, alles läuft über die Versicherten selbst. Dieses direkte Verhältnis führt dazu, dass bestimmte Beschränkungen bei der Behandlung von gesetzlich Versicherten bei Privatversicherten keine Rolle spielen und Leistungen ohne Beschränkungen durchgeführt und in Rechnung gestellt werden können. Für Privatversicherte ist es daher auch unerheblich, ob die Leistung durch den G-BA freigegeben wurde. In Vertragspraxen der GKV ist das nicht möglich, da hier für die Kostenübernahme neben der Freigabe durch G-BA stets eine medizinische Indikation vorliegen muss. Zudem bestanden bis 2025 sogenannte *Budgetierungen* bei denen beispielsweise in der hausärztlichen Versorgung quartalsweise nur eine bestimmte Anzahl an Behandlungen eines Typs auf Grundlage des online einsehbaren, sogenannten *Einheitlichen Bewertungsmaßstab (EBM)* von den gesetzlichen Krankenkassen übernommen wurden. War das pro Patient:in geltende Budget erschöpft, wurden alle darüberhinausgehenden Behandlungen nicht vergütet oder teilweise finanziell bestraft. Mit diesem Mechanismus sollten ursprünglich steigende Kosten für die Krankenkassen begrenzt und ein Anreiz zu wirtschaftlichem Handeln bei den Leistungserbringern geschaffen werden sorgte aber u. a. auch für die angespannte ambulante Versorgungslage in hausärztlichen Praxen. → *Was ist die Entbudgetierung der hausärztlichen Versorgung?*

Fördert das Nebeneinander von PKV und GKV eine Zweiklassenmedizin?

Selbst wenn gesetzlich Versicherte grundsätzlich auf einen guten Standard der Versorgung zurückgreifen können, existieren zwischen PKV und GKV einige offenkundige Unterschiede, die regelmäßig den Vorwurf einer Zweiklassenmedizin aufkommen lassen. Ob schnellere fachärztliche (und psychotherapeutische) Termine, freie Therapie- und Behandlungswahl und alleine schon die Hürden zum Eintritt in eine private Krankenversicherung: Der Vorwurf, dass größere individuelle Finanzkraft einen entscheidenden Vorteil bei der eigenen medizinischen Behandlung haben könnte, ist nicht von der Hand zu weisen. Ein Hinweis darauf sind die über die GKV abschließbaren Zusatzversicherungen, die eine bessere Behandlung ähnlich von Privatversicherten versprechen und laut *Verband der Privaten Krankenversicherung (PKV)* 2024 von 31,2 Millionen Menschen abgeschlossen wurden.[7] Diese Tarife sind dabei Kooperationsvereinbarungen zwischen der eigenen gesetzlichen Krankenversicherung und privaten Versicherern. Durch diese können bei entsprechender Kaufkraft manche Privatversicherten-Vorteile vereinbart werden, etwa Einzelzimmer bei stationären Krankenhausaufenthalten, chefärztliche Behandlung, die Übernahme spezieller, heilkundlicher Maßnahmen oder Ergänzungsversicherungen für Zahnersatz oder Sehhilfen. Schließt man über die eigene gesetzliche Krankenkasse ab, kann laut Verbraucherzentrale bis zu 10 % gespart werden, allerdings findet eine Gesundheitsprüfung statt. Private Versicherungen sind im Gegensatz zu gesetzlichen nämlich nicht verpflichtet, alle Anfragenden aufzu-

---

7 PKV (2025): Private Krankenversicherung auf Wachstumskurs: Fast jeder zweite Deutsche privatversichert. Pressemitteilung 04. Juni 2025. Online: https://www.pkv.de/verband/presse/pressemitteilungen/private-krankenversicherung-auf-wachstumskurs-fast-jeder-zweite-deutsche-privatversichert/

nehmen und können die Aufnahme verweigern oder etwa bei bestimmten Vorerkrankungen Risikozuschläge verlangen.[8]

Neben den direkt spürbaren Unterschieden in der Versorgung spielt auch die Frage der Solidarität eine Rolle. Während Pflichtversicherte, zu denen der größte Teil der deutschen Bevölkerung gehören, den Großteil der Kosten durch die solidarische Absicherung von Risikogruppen mittragen, kann die wesentlich kleinere, aber umso finanzstärkere Solidargemeinschaft der PKV sich dieser gesamtgesellschaftlichen Verantwortung entziehen. Man kann sicherlich die Frage stellen, weshalb Beamtete, die für den Deutschen Staat arbeiten nicht Teil eines gemeinsamen Absicherungssystems eben jenes Staates sind und sich bereits wohlhabende Bevölkerungsschichten in der medizinischen Absicherung finanziell abgrenzen können, z. B. auch über die Beitragsmessungsgrenze.

Unabhängig von moralischen Fragen einer gemeinsamen Solidargemeinschaftlichkeit: Das deutsche Doppelkonzept der GKV und PKV ist kostspielig – besonders für die gesetzlich Versicherten. Denn während die etwa 40 Kassen der PKV ihre Stand 2024 38,3 Millionen[9] Mitglieder vorab auswählen und aufgrund von Vorerkrankungen ablehnen können, ist dies der GKV mit ihren 93 Kassen (Stand: Januar 2026) und etwa 75 Millionen Mitgliedern nicht gestattet. Gekoppelt mit den weiter oben schon besprochenen Sonderbedingungen, um Mitglied in der PKV zu werden, steht hier also eine Gruppe meist finanzstärkerer und weniger kranker Menschen einer wesentlich größeren Masse gesetzlich Versicherter gegenüber, die für ihre chronischen, teilweise schwer erkrankten Mitglieder aufkommen müssen, aber über weniger Finanzkraft verfügen. Befürworter der *Bürgerversicherung* argumentieren daher, dass es einen Widerspruch zum Prinzip der Solidarität, einem Grundpfeiler des Deutschen Sozialstaates darstellt, wenn eine stärkere Gruppe um Beamtete und Finanzstarke sich dieser Solidargemeinschaft entziehen können. Statt des Doppelsystems solle eine gemeinsame Versicherung geschaffen werden, in die alle Menschen einzah-

8 Verbraucherzentrale (2025): Zusatzversicherungen zur gesetzlichen Krankenversicherung: Sinnvoll oder nicht? Online: https://www.verbraucherzentrale.de/wissen/gesundheit-pflege/krankenversicherung/zusatzversicherungen-zur-gesetzlichen-krankenversicherung-sinnvoll-oder-nicht-10425

9 PKV (2024): PKV-Verband legt Jahresbericht 2024 vor. Online: https://www.pkv.de/verband/presse/meldungen/private-krankenversicherung-legt-jahresbericht-2024-vor/. Das PDF des „Rechenschaftsberichts 2024“ ist hier einzusehen: https://www.pkv.de/fileadmin/user_upload/PKV/3_PDFs/Publikationen/Rechenschaftsbericht_2024_final.pdf

len und individuelle Zusatzleistungen zubuchen können – so sie dies wollen. Argumentiert wird, dass durch das Zusammenfließen der Beiträge und dem Systemabbau des umfangreichen Kassensystems aus 40 privaten und über 90 gesetzlichen Kassen die Gesamtbeitragslast für alle sinken würde. Kritiker einer Bürgerversicherung bemängeln hingegen, dass der Kassenabbau zu Arbeitsplatzverlusten führen und der Wettbewerb zwischen PKV und GKV ein zentraler Faktor für bessere Qualität und Fortschritt auf dem deutschen Gesundheitsmarkt sei. Auch ärztlicherseits werden finanzielle Einbußen bei Verlust der höheren Honorarspielräume bei Privatversicherten,[10] Schließungen von Privatpraxen und die dadurch unklare Finanzierung entstehender Versorgungslücken vorgebracht. Beide Seiten haben teilweise starke Argumente, eine einheitliche Krankenversicherung scheint in weiter Ferne.[11]

Linktipp

Die gemeinnützige Stiftung Finanztip engagiert sich für den Ausbau von Finanzbildung in Deutschland. Dazu analysiert sie verschiedenste Finanzprodukte, darunter auch gesetzliche und private Kranken- sowie Zusatzversicherungen, warnt vor überflüssigen Versicherungsbausteinen, informiert und ordnet laienverständlich ein.
https://www.finanztip.de

---

10 Tagesschau (2025): Facharzttermine und Leistungen. Die Gründe für Deutschlands Zwei-Klassen-Medizin. Online: https://www.tagesschau.de/wirtschaft/verbraucher/zwei-klassen-medizin-privatpatienten-100.html

11 Apotheken Umschau (2025): Krankenversicherung. Statt gesetzlich oder privat – wie eine Bürgerversicherung funktionieren könnte. Online: https://www.apotheken-umschau.de/gesundheitspolitik/buergerversicherung-statt-gesetzlich-oder-privat-wie-das-funktionieren-koennte-1220383.html#:~:text=Die%20Beitr%C3%A4ge%20f%C3%BCr%20die%20Krankenversicherung sowie PKV (o. J.): Gesundheitssystem Vorsicht Einheitssystem: So würde Deutschland unter einer Bürgerversicherung leiden. Online: https://www.pkv.de/positionen/buergerversicherung/#:~:text=Was%20ist%20eine%20B%C3%BCrgerversicherung?

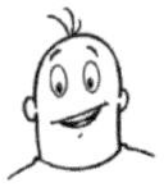

Wissen | Ersatzkassen

Ein historisches Überbleibsel aus der frühen Zeit der Gesundheitsversicherung sind die Ersatzkassen. Historisch gab es bereits unter Bismarck örtliche und berufsständische Vorgaben, die eine Mitgliedschaft bei einer bestimmten sogenannten *Primärkasse* festlegten. Allerdings existierten für bestimmte Berufszweige schon vor Einführung der Krankenversicherung 1883 freiwillige *Hilfskassen*, die statt der Primärkasse gewählt werden konnten und daher auch *Ersatzkassen* genannt wurden. Zu Bismarcks Zeiten gab es um 1900 etwa 1.500 von ihnen, heutzutage existieren nur noch sechs Ersatzkassen, die sich 2009 im *vdek*, dem Verband der Ersatzkassen zusammengeschlossen haben und eine Haftungs- und Kooperationsgemeinschaft füreinander bilden:

Techniker Krankenkasse (TK)
BARMER
DAK-Gesundheit (DAK)
Kaufmännische Krankenkasse (KKH)
Handelskrankenkasse (HKK)
Hanseatische Krankenkasse (HEK)

Ersatzkassen gehören damit zu den gesetzlichen Krankenkassen. Allerdings wurde eine Mitgliedschaft erst 1996 (!) im Rahmen der freien Kassenwahl für alle gesetzlich Versicherten möglich, die zuvor meist nur bei einer direkt zugewiesenen (Orts)Kasse versichert werden konnten. Die Leistungen und Organisation der Ersatzkassen unterscheiden sich heutzutage nicht von denen anderer gesetzlicher Krankenkassen. Alle sechs Jahre wählen deren Mitglieder in freier, geheimer Sozialwahl ehrenamtliche Vertreter:innen, die in der Mitgliederversammlung und dem Verwaltungsrat Einfluss auf die Entwicklung der jeweiligen Kasse nehmen. Wie alle gesetzlichen Krankenversicherungen organisieren auch die Ersatzkassen auf diese Weise Mitsprache, Kontrolle und Entscheidung über Bonusprogramme und etwaige Zusatzleistungen der Kasse für ihre Mitglieder. Neben den Ersatzkassen habe auch die sogenannten *Allgemeinen Ortskrankenkassen (AOK)* eine bis zu Bismarcks Zeiten reichende Tradition. Zusätzlich existieren *Betriebskrankenkassen, Innungskrankenkassen, Landwirtschaftliche Krankenkassen* und die *Knappschaft*. Über die Jahrzehnte schrumpften all diese durch Fusion zusehends: Existierten in den 1970er-Jahren noch 1.815 Kassen, schrumpfte deren Zahl bis zum Jahr 2000 auf 420 Kassen. Stand Januar 2026 sind fast 75 Millionen Menschen bei aktuell verbliebenen 93 gesetzlichen Krankenkassen versichert.[12]

Welche Rolle spielt Solidarität bei unseren Sozialversicherungen?

Mit der Krankenversicherung von 1883 wurde unter Bismarck der Grundstein für das heutige, deutsche Sozialversicherungssystem gelegt, das aus fünf Säulen von nacheinander entstandenen Versicherungen besteht:

1. Krankenversicherung (1883)
2. Unfallversicherung (1884)
3. Rentenversicherung[13] (1889 für Arbeitende, 1911 für Angestellte)
4. Arbeitslosenversicherung (1927)
5. Pflegeversicherung (1995)

Dank der gesetzlichen Unfallversicherung ist man im Rahmen von Ausbildung, Studium oder Beruf jederzeit vor den Folgen von Unfällen abgesichert. → *Was ist die gesetzliche Unfallversicherung?*

Die Pflegeversicherung befasst sich mit der Versorgung und Absicherung bei Pflegebedürftigkeit. Sie besteht als jüngste der fünf Versicherungen seit 1995, ist im SGB XI geregelt und jeweils hälftig durch Arbeitgebende und Arbeitnehmende beitragsfinanziert. Die Pflegekassen übernehmen in Selbstorganisation die Versorgung der Bevölkerung mit Pflegeleistungen, wobei die Höhe der Leistungen von sogenannten Pflegegraden abhängt. → *Wie wird das deutsche Pflegesystem finanziert?*

Alle Versicherungen unseres Sozialsystems eint, dass durch Beitragszahlungen die allgemeinen Risiken und Folgen aus Krankheit, berufliche Unfälle und Verletzungen, Alter, Arbeitslosigkeit sowie Behinderung und Pflegebedürftigkeit auf die Last vieler Schultern verteilt und dadurch unterschiedliche Risiken durch alle und damit querfinanziert werden. Dieses Kernelement

12 Statista (o.J.): Entwicklung der Anzahl gesetzlicher Krankenkassen in Deutschland von 1970 bis 2025. Online: https://de.statista.com/statistik/daten/studie/74834/umfrage/anzahl-gesetzliche-krankenkassen-seit-1970/

13 Da sie nicht direkt Teil des Gesundheitssystems ist, wird die komplexe und reformbedürftige Rentenversicherung hier nicht weiter erläutert.

der Deutschen Sozialpolitik ist das **Solidaritätsprinzip**. Daher werden auch jene Kosten durch die Allgemeinheit übernommen, die von vielen einzahlenden Individuen selbst nie persönlich benötigt bzw. genutzt werden. Oder die Kosten für Menschen mitgetragen, die bei geringem Einkommen auch nur geringe Beiträge einzahlen, besonders viele Leistungen in Anspruch nehmen oder auch aus verschiedenen Gründen nicht in das System einzahlen etwa Empfangende von Bürgergeld, Kinder und Familienmitglieder, die über die gesetzliche Krankenversicherung ohne eigene Beitragszahlung mitversichert sind.

Die Grundidee der Querfinanzierung liegt darin, dass durch eine ungleiche Verteilung von Gesundheit und Einkommen sowohl die Kosten als auch Risiken auf einer großen Grundlage von Menschen für einzelne Personen geringere Kosten bedeuten. Allerdings steigt nicht nur der Anteil von Rentner:innen immer weiter an, die vollkommen natürlich im Alter auch mehr Krankheits- und Pflegekosten verursachen, was eines der größten Probleme der aktuellen Pflegeversicherung ist. Gleichzeitig besteht auch ein gut beforschter Zusammenhang zwischen niedrigem sozioökonomischem Status und chronischen Krankheiten. Daraus resultieren nicht nur höhere Folgekosten für das Gesundheitssystem, sondern es zeigt sich auch, dass Armut für Betroffene mit einem höheren Krankheitsrisiko und früherem Tod einhergeht.[14] Solidarität bedeutet also die unterschiedlichen Lebensrisiken in einer Gesellschaft über ein **Umlageverfahren** mitzufinanzieren, selbst wenn man nicht betroffen ist oder keinen Vorteil davon hat.

Es ist also unerheblich, ob die einzahlende Person männlich ist, wenn die Kosten im Rahmen von Schwangerschaftsvorsorge oder Beatmung eines Frühchens durch seine Beiträge zu gesetzlichen Krankenkassen mitfinanziert werden. Ebenfalls spielt die tatsächliche Höhe der bisher eingezahlten Beiträge keine Rolle bei der Entscheidung, ob eine benötigte Therapie begonnen wird oder nicht. Daher steht sowohl der familienversicherten 7-jährigen Leukämiekranken als auch dem 75 Jahre alten Prostatakrebspatienten eine Chemotherapie zu. Man zahlt über die Beiträge zur Pflegeversicherung selbst dann die Versorgung der häuslichen Tagespflege einer 82-jährigen Rheumatikerin, wenn man selbst nie pflegebedürftig werden

---

14 Lampert, T.; Kroll, L. E.; von der Lippe, E.; Müters, S.; Stolzenberg, H. (2013): Sozioökonomischer Status und Gesundheit. Ergebnisse der Studie zur Gesundheit Erwachsener in Deutschland (DEGS1). In: Bundesgesundheitsblatt 2013, 56:814–821. DOI: 10.1007/s00103-013-1695-4

sollte. Und auch die Folgen schlechter Gesundheitsentscheidungen tragen alle zusammen, zum Beispiel für Rauchentwöhnungsprogramme. Die individuell eingezahlten Beiträge werden also nicht auf ein jeweils eigenes Gesundheitskonto gebucht, aus welchem eigene Behandlungen bezahlt werden, sondern man erhält bei gesundheitlicher Indikation einen universellen **Anspruch** auf diese Leistungen. Nicht alle gehen den deutschen Weg: die USA lehnen eine umlagefinanzierte Solidargemeinschaft beispielsweise zugunsten der Individualabsicherung ab. ⟶ *Wie sind Gesundheitssysteme im Ausland gestaltet?*

Natürlich gibt es auch Einzelfallentscheidungen, die den Anspruch auf eine Behandlung einschränken, etwa bei der Abwägung, ob ein extrem teures Medikament mit mehreren tausend bis zehntausend Euro durch eine Krankenkasse erworben werden soll, um einer Einzelperson zu helfen. Weil solche Entscheidungen unverhältnismäßig große Ausgaben für die Gemeinschaft der Versicherten bedeuten, werden sie sorgfältig abgewogen. Das trifft auch auf Behandlungen zu, die durch die Kassen als medizinisch nicht notwendig angesehen und daher nicht übernommen werden, wie etwa plastische Schönheits-OPs, außer diese Behandlung kann bestehenden Krankheitswert verbessern oder lindern. Leidet eine Frau aufgrund ihres sehr großen Busens chronisch an starken Rückenschmerzen, kann die operative Verkleinerung von den Kassen beispielsweise übernommen werden. Ähnlich bei der Liposuktion (Fettabsaugung): Grundsätzlich wird diese nicht übernommen, ist seit einer Entscheidung des G-BA im Juli 2025 jedoch nach bestimmten Kriterien Kassenleistung für Lipödem-Erkrankte jeglicher Stadien geworden. Das Lipödem ist eine chronische und schmerzhafte Störung der Fettverteilung sowie -vermehrung und war jahrelang nur in Einzelfallabwägung und bei stark ausgeprägtem Krankheitsbild mit bereits einschneidenden täglichen Belastungen der Betroffenen durch die GKV übernommen worden.[15]

15 Deutsches Ärzteblatt (2025): Liposuktion bei Lipödem wird für alle Stadien zur Regelleistung. Online: https://www.aerzteblatt.de/news/liposuktion-bei-lipodem-wird-fur-alle-stadien-zur-regelleistung-c0018f8b-a8b2-4bbd-a34d-763c1f44580a

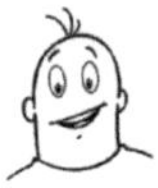

Wissen | Moral Hazard

Unter **Moral Hazard**, also *Moralisches Risiko* versteht man den Zusammenhang zwischen verantwortungslosem oder risikoreichem Verhalten von Individuen, die wissen, dass die Folgen ihres Handelns durch ein Solidarsystem abgesichert sind. Zum Beispiel, weil sie gegen Hausratsschäden ihrer Wohnung versichert sind und daher fahrlässiger mit ihrem Hab und Gut umgehen. Sie verlassen sich unbewusst darauf oder nehmen gezielt in Kauf, dass etwaige Schäden unabhängig von ihren tatsächlich eingezahlten Beiträgen vollumfänglich erstattet werden und die Gemeinschaft der Versicherten die Kosten des risikoreichen Verhaltens mittragen. In der Gesundheitsökonomie wird mit diesem Konzept also beforscht, wie rational oder selbstsüchtig Menschen handeln, wenn sie finanziell nicht für ihr Handeln aufkommen müssen. Dazu gibt es zwei analytische Grundperspektiven: ex ante Moral Hazard, was eigennütziges Verhalten mit Folgen auf die Zukunft beobachtet und ex post Moral Hazard, was eigennütziges Verhalten durch bestehende Absicherungsleistungen untersucht.

Werden individuelle Gesundheitsentscheidungen optimistischer und risikoreicher getroffen, handelt es sich um *ex ante Moral Hazard*. Risikoreiche Freizeitsportarten oder Alltagsentscheidungen wirken dann weniger bedrohlich, weil eine Erkrankung, Verletzung oder bleibende Einschränkung noch nicht eingetreten, nicht für möglich gehalten, oder nicht (mehr) als existenzbedrohend wahrgenommen werden, weil eine bestehende gesundheitliche Absicherung (wie durch gesetzliche Kranken- und Unfallversicherung, Arbeitsunfähigkeitsbescheinigung, etc.) dafür sorgt, dass gesundheitliche Probleme nicht mehr durch eigene finanzielle Ressourcen abgefangen werden müssten. Daher ist der eigene Lebenswandel in Bezug auf Ernährung, Sport oder Vorsorge weniger sorgsam, weil man jederzeit Zugriff auf notwendige medizinische Leistungen hätte. Weil man also nicht wissen kann, wie egoistisch andere Menschen mit den gemeinsamen, begrenzten Ressourcen der aus Versicherungsgeldern finanzierten Leistungen umgehen, könnte aus Argwohn angenommen werden, dass der eigene Lebenswandel sparsamer und daher den kostenintensiveren Lebenswandel weniger sorgsam lebender Mitglieder mitfinanzieren würde. Um deswegen keine (vermuteten) Nachteile zu erleiden, nutzt man das System bei sich bietender Gelegenheit also lieber selbst aus. Beispielsweise indem bestimmte Angebote mehr in Anspruch genommen werden als nötig. Etwa wenn die hausärztliche Praxis selbst wegen kleinen Bagatellen aufgesucht wird. Oder der Rettungswagen bei nicht lebensbedrohlicher Erkrankung nur deshalb gerufen wird, weil man selber kein Auto hat, um in die Notaufnahme zu fahren, obwohl man dazu in der Lage wäre. „Immerhin zahlt man ja Krankenkassenbeiträge". Solche bestehenden (Absicherungs-)Angebote zu seinem eigenen Nutzen unverhältnismäßig nachzufragen, wird als *ex post Moral Hazard* bezeichnet und findet sich auch bei den Leistungserbringenden, die zur Erhöhung ihrer Vergütung bestehende Möglichkeiten zur Gewinnmaximierung ihrer Behandlungen, etwa durch frühzeitigeres oder häufigeres operieren, gezielt ausbauen.[16]

Dreh- und Angelpunkt des Moral-Hazard-Konzepts ist also das Informationsdefizit zwischen den Versicherten innerhalb der Solidargemeinschaft, sowie zwischen den Versicherten und der jeweiligen Versicherungsinstitution wie beispielsweise den Krankenkassen. Die Institutionen wiederum versuchen durch gewisse Anpassungen, Anreiz- oder auch Strafsysteme möglichem eigennützigen Verhalten der Versicherten zuvorzukommen. Ein Versuch war etwa die *Praxisgebühr*, die von 2004 bis Dezember 2012 zu entrichten war und an die Krankenkassen floss. Für jeden Besuch einer Praxis mussten je Quartal 10 Euro gezahlt werden. Gab es keine hausärztliche Überweisung, wurden zusätzlich auch für fachärztliche Termine 10 Euro verlangt. Damit sollte die hohe Anzahl meist nicht notwendiger Besuche in fachärztlichen, aber auch hausärztlichen Praxen verringert werden. Da der erwünschte Effekt aber ausblieb, wurde die Gebühr wieder abgeschafft.

Was ist die gesetzliche Unfallversicherung?

Während die private Unfallversicherung für Folgen aus Verletzungen in der Freizeit, beim Sport oder im Urlaub aufkommt, sichert die **gesetzliche**

16 Bertelsmann Stiftung, Universität Bremen (2006): Anreize zur Verhaltenssteuerung im Gesundheitswesen Effekte bei Versicherten und Leistungsanbietern. Online: https ://www.bertelsmann-stiftung.de/fileadmin/files/BSt/Publikationen/GrauePublikatione n/GP_Anreize_zur_Verhaltenssteuerung_im_Gesundheitswesen.pdf

Unfallversicherung auf Grundlage von SGB VII alle Unfälle ab, die sich am Arbeitsplatz, auf dem Weg dorthin oder nach Hause ereignen. Darunter fallen klassischerweise Schulbesuch oder Kita, Tätigkeiten am Ausbildungs- oder Arbeitsplatz, sowie der Weg hin oder zurück, sogenannte **Wegeunfälle**. Ebenfalls versichert sind ehrenamtlich Tätige, Blutspendende, Praktikant:innen, Menschen, die eigene Angehörige pflegen und Ersthelfende bei Verkehrsunfällen.

Die Finanzierung der Unfallversicherung erfolgt dabei zu 100 % durch die Arbeitgebenden an die jeweils zuständige Berufsgenossenschaft (BG), bei der jeder Betrieb zur Anmeldung gesetzlich verpflichtet ist. Diese übernehmen auch die Kosten, die durch *Berufskrankheiten* entstehen oder entstanden sind und zu chronischer Erkrankung, Behinderung oder Arbeitsunfähigkeit geführt haben. Als Körperschaften des öffentlichen Rechts agieren diese wie auch die Krankenkassen in Selbstverwaltung und werden auf Einhaltung gesetzlicher Vorgaben kontrolliert. In Deutschland gibt es derzeit neun nach Branche gegliederte gewerbliche Berufsgenossenschaften mit 19 Unfallkassen und Gemeindeunfallversicherungsverbänden des öffentlichen Dienstes, vier Feuerwehr-Unfallkassen und die Unfallversicherung Bund und Bahn.[17]

Stürzt eine Handwerkerin während der Arbeit durch einen herabfallenden Balken vom Baugerüst, bricht sich beide Beine und benötigt daraufhin Rehabilitationsmaßnahmen, um das Laufen wieder zu erlernen, übernimmt beispielsweise die BG Bau als branchenbezogene Trägerin der gesetzlichen Unfallversicherung die Kosten ärztlicher Behandlung und Rehabilitation (umgangssprachlich verkürzt häufig nur „Reha" genannt). Diese zahlt während der Arbeitsunfähigkeit auch das *Verletztengeld* oder eine *Unfallrente* bei dauerhaften Gesundheitsschäden sowie *Hinterbliebenenrente* im Todesfall. Falls der alte Beruf nicht weitergeführt werden kann, übernimmt die BG ebenfalls die Kosten für eine Umschulung oder eine behindertengerechte Umgestaltung des Arbeitsplatzes. Neben der Versorgung im Unfall- bzw. Berufskrankheitsfall ist eine Hauptaufgabe der BG auch *Prävention* durch Weiterbildung und Kontrolle von Arbeitsplatzsicherheit. Wird gegen explizite BG-Vorgaben verstoßen, können Leistungen der gesetzlichen Unfallversicherung verweigert werden. Auch gilt nicht jeder Unfall als Arbeitsunfall nur weil er dort geschehen ist. Liegt der Grund für den Unfall bei einer Vorer-

17 DGUV (o. J.): Berufsgenossenschaften/Unfallskassen. Online: https://www.dguv.de/de/bg-uk-lv/index.jsp

krankung, liegt kein BG-Fall vor, die Kosten der medizinischen Behandlung werden dann von der jeweiligen Krankenkasse übernommen. Das träfe etwa auf eine Mitarbeiterin zu, die aufgrund ihres schlecht eingestellten Diabetes Typ 2 in die Hypoglykämie (Unterzuckerung) rutscht, deswegen bewusstlos vom Stuhl kippt und sich eine Kopfplatzwunde zuzieht. Ebenfalls auf den älteren Kollegen, der aufgrund seines unentdeckten Vorhofflimmerns einen Schlaganfall in der Frühschicht erleidet.

Ob ein Arbeits- oder Wegeunfall vorliegt, wird von der gesetzlichen Unfallversicherung daher in jedem Einzelfall geprüft. Besonders bei Wegeunfällen gibt es nicht selten Unstimmigkeiten weswegen es teilweise sehr explizite Vorgaben gibt was beispielsweise unter „direktem Weg" zur oder von Arbeit verstanden wird, ob etwa das Bringen der Kinder zur Kita auch Teil des Arbeitsweges ist (ja), ob das kurze Unterbrechen des direkten Heimwegs zum Einkaufen abgesichert ist (nein) oder dass ein Unfall auf dem Weg zur Büro-Toilette als Arbeitsunfall gilt, außer er findet direkt in der Toilettenkabine selbst statt. Dann ist der Aufenthalt auf Klo eine private Handlung und nicht mehr versichert.[18] Sind Dritte involviert, zum Beispiel bei einem Verkehrsunfall, prüfen die Krankenversicherungen, ob die Kosten über die Haftpflicht des Verursachenden eingefordert werden könnte und melden sich dazu mit Rückfragen zum Unfall bei den Versicherten.

An der medizinischen Versorgung ändert sich nichts: stürzt der junge Praktikant auf dem Weg zur Arbeit mit seinem Fahrrad, weil er durch einen PKW angefahren wurde, erhält er dieselbe medizinische Versorgung durch Rettungsdienst und Krankenhaus, als wäre ihm dies auf dem Weg zu einer privaten Veranstaltung passiert. Weil er aber auf dem direkten Weg zur Arbeit war, handelt es sich um einen Wegeunfall und im Krankenhaus muss ein spezieller Bogen zur Anzeige des Unfalls an die Berufsgenossenschaft ausgefüllt werden. Dabei muss die eigene Berufsgenossenschaft angegeben und der Hergang des Unfalls geschildert werden, falls möglich. Viele wissen dann nicht, in welcher BG sie unfallversichert sind. In diesem Fall gibt der eigene Betrieb Auskunft oder die Hotline der Gesetzlichen Unfallversicherung (0800/6050404). Wird der Wegeunfall durch die BG anerkannt, rechnet das Krankenhaus die Behandlungskosten dann mit der BG des Betriebes ab, in dem der Praktikant arbeitet, anstatt mit seiner Krankenkasse. Dies träfe auch auf etwaige Kosten einer anschließenden Reha-Behandlung zu. Für Fälle

18 DGUV (2023): Versichert in Mensa und auf Toilette? Online: https://www.pluspunkt.dguv.de/versichert-in-mensa-und-auf-toilette/

wie die gestürzte Handwerkerin hält die Berufsgenossenschaft dreizehn auf Unfallfolgen und Berufskrankheiten spezialisierten **BG-Kliniken** wie das *Bergmannstrost Halle*, das *Unfallkrankenhaus Berlin*, die *Nordsee Reha-Klinik St. Peter-Ording*, das *Bergmannsheil Bochum* und weitere vor, die durch die Berufsgenossenschaften und Unfallkassen zur Behandlung ihrer Mitglieder finanziert werden aber auch im Rahmen der Gesundheitsversorgung der allgemeinen Bevölkerung und kassenunabhängig offenstehen.

Die Unterschiede zwischen gesetzlicher Krankenversicherung und Unfallversicherung sind abrechnungsbezogen und passieren im Hintergrund. Für die betroffenen Patient:innen können sich Änderungen in Bezug auf die zugestandenen medizinischen Hilfsmittel, Art und Schnelligkeit der Vergabe eines Reha-Platzes, sowie eventuell nötige Medizinprodukte wie Prothesen bei Amputationen, aber auch Lauftraining oder Physiotherapie ergeben, da die durch BG finanzierte **berufliche Rehabilitation** im Unterschied zur durch Krankenkassen übernommene Reha ihren Fokus auf eine schnelle Wiedereingliederung in den alten oder neuen Arbeitsplatz fokussiert. Arbeitskraft soll trotz Krankheit erhalten, *Erwerbsminderungsrente* oder andere Sozialleistungen bestenfalls umgangen werden. Die Finanzierung der beruflichen Rehabilitation ist teilweise komplex, da hier Gelder aus gesetzlicher Unfall- und Rentenversicherung, aber auch der Agentur für Arbeit und teilweise privat abgeschlossener *Berufsunfähigkeitsversicherungen* zusammenfließen.

Linktipp

Auf ihrer Website bietet die gesetzliche Unfallversicherung nicht nur Informationen zur Unfallverhütung und zu Berufskrankheiten an. Im Rahmen ihres Auftrags der Prävention und Weiterbildung finden sich auch Inhalte für Info-Veranstaltungen zum Arbeitsschutz oder auf junge Auszubildende zugeschnittenes Unterrichtsmaterial für Betrieb oder Berufsschule.

https://www.dguv.de

Wissen | Kumpel – Kohle – Knappschaft: Wie die Not der Bergleute zu ersten Vorläufern einer Sozialversicherung führte

Die Zeit der Industrialisierung zwischen etwa 1840 bis 1914 galt als Umbruch für das bisherige Arbeitsleben der Menschen. Mit der Erfindung von Dampfmaschine und Buchdruck wurde eine Entwicklung in Gang gesetzt, die zu den modernen Industriestaaten führte, die wir heutzutage kennen. Gefährliche Arbeiten mit Maschinen, keine Absicherung, minderwertige Hygienebedingungen in den rasant wachsenden Städten – all dies führte zu elendigen Bedingungen für die Fabrik- und Industriearbeitenden, zu denen auch Frauen und Kinder gehörten. Die Soziale Frage war aus der Not geboren, bekam politische Schlagkraft und führte zur Einführung von Sozialversicherungen.
Doch schon seit dem Mittelalter gab es Arbeitsgemeinschaften, die sich gegenseitig absicherten, um die Risiken von Erkrankung, Behinderung und Tod für sich und die Familien abzufangen. Bergleute, auch Knappe oder *Kumpel* genannt, begaben sich mit ihrer Arbeit unter Tage regelmäßig in Lebensgefahr. Stürzte ein Stollen ein, kam es zu einem Brand oder bildeten sich tödliche Kohlenmonoxid-Seen, in denen der Erstickungstod lauerte: Grubenunglücke brachten regelmäßig großes Leid über die Bergleute und ihre verbliebenen Familien. Daher wurde in der sogenannten *Bruderlade* oder auch *Büchsenkasse* regelmäßig ein kleiner Anteil des Lohns zusammengelegt, der bei Krankheit, Unfall oder Todesfall ausgezahlt wurde.
Aus diesen berufsständigen frühen Formen der Sozialfürsorge bildeten sich die *Knappschaften*, die später auch eigene Knappschaftskrankenhäuser und die Forschung an klassischen Bergbau-Krankheiten wie der der Staublunge (Silikose) finanzierten. Heutzutage ist die Knappschaft eine der größten deutschen gesetzlichen Krankenkassen unter Trägerschaft der Deutsche Rentenversicherung Knappschaft-Bahn-See (KBS).

Wie ist die ambulante Versorgung finanziert? ◆

Im ambulanten Bereich, also der haus- und fachärztlichen Versorgung, regelt ein *Kollektivvertragssystem* der gesetzlichen Krankenkassen mit *Vertragsärztinnen und -ärzten* die medizinische Behandlung. Um mit den gesetzlichen

Krankenkassen abrechnen zu können, müssen Praxen einen sogenannten **Kassensitz** über die *Kassenärztliche Vereinigung (KV)* erworben haben. Nur dann können diese Praxen gesetzlich Versicherte behandeln. Über das obligatorische Einlesen der Chipkarte zu Beginn jedes Besuchs in einer Praxis können sich gesetzlich Versicherte dann über ihre Mitgliedschaft in einer gesetzlichen Krankenkasse und Anspruch auf die nachfolgende Behandlung ausweisen. Praxen, die keinen KV-Sitz und damit keine Kassenzulassung haben, können nur als Privatpraxis und auf Selbstzahlerbasis behandeln, zum Beispiel Privatversicherte.

Welche medizinische Behandlung man dann beim Pulmologen erhält, haben Krankenkassen und Kassenärztliche Vereinigung bereits zuvor über **Kollektivverträge** ausgehandelt. Diese legen fest, welche Leistungen mit welchem finanziellen Gegenwert vergütet werden und gelten bundesweit für alle kassenärztliche Vertrags-Praxen. Zentraler Pfeiler ist hierbei der *einheitliche Bewertungsmaßstab für ärztliche Leistungen (EBM),* der haus- und fachärztliche Leistungen mit einem Punktwert gegenrechnet. Um diese Leistungen erstattet zu bekommen, gilt für die Praxen das Prinzip der **Einzelleistungsvergütung**. Es kann also nicht pauschal „medizinische Behandlung bei Frau Grunewald" abgerechnet werden, sondern jede einzelne, erbrachte Leistung muss aufgelistet werden. Ähnlich wie bei den *Fallpauschalen* in Kliniken, liegt in der Masse einzelner Leistungen also geldwerter Vorteil und ein gewisser Anreiz viel zu therapieren läge auf der Hand. Um dies zu verhindern, gibt es mehrere Mechanismen, etwa die *Budgetierung*, die seit Ende 2025 schrittweise abgebaut wird und eine fixe quartalsweise Obergrenze der vergütbaren Leistungen je Patient:in vorsah. Um etwaige fehlerhafte oder sogar zusätzliche abgerechnete aber nicht erbrachte Leistungen entdecken zu können und um einen besseren Einblick in die eigene Behandlung zu erhalten, wurde im Zuge der Stärkung der *Patientenrechte* auch der Anspruch auf Einsicht in die eigene *Patientenakte* gestärkt, sodass allen gesetzlich Versicherten mit formlosem Antrag, also zum Beispiel via E-Mail an ihre Krankenkasse eine Kopie aller für sie durch Ärzt:innen an medizinischen Behandlungen und an die Kasse gemeldeten Diagnosen, verschriebenen Arzneimittel und Medizinprodukte einsehen können. Mit bundesweiter Einführung der *elektronischen Patientenakte (ePA)* 2025 soll eine Einsicht im Laufe der Etablierung dann vollkommen eigenständig und digital möglich werden. Denn im Gegensatz zu Privatversicherten, die über die Behandlung eine Rechnung mit Auflistung aller erbrachten Leistungen erhalten, ist es für gesetzlich Versicherte nicht ohne weiteres möglich nachzuprüfen, welche Leistungen ihr:e Ärzt:in in ihrem Namen an die Kassen gemeldet hat. Dies kann zum Tragen kommen, wenn eine Gesundheitsprüfung für bestimmte Versicherungsprodukte wie eine Berufsunfähigkeitsversicherung angefragt werden soll oder im Rahmen einer angestrebten Verbeamtung psychische Diagnosen eine Rolle spielen. → *Welche Folgen hat der Vermerk einer psychischen Erkrankung in der Patientenakte?*

Die *Kassenärztliche Vereinigung (KV)* nimmt eine zentrale Rolle in der ambulanten Versorgung ein und hat im Rahmen der ihr hoheitlich übertragenen Aufgabe des **Sicherstellungsauftrags** einiges zu erfüllen. So muss sie die ambulante Versorgung gesetzlich Versicherter steuern, überwachen und sicherstellen, dass Patient:innen die ihnen zustehenden Leistungen tatsächlich erhalten. Ebenso muss sie wie oben beschrieben die Vergütung der Praxen umsetzen und ist für eine komplexe **Bereichsplanung** verantwortlich, die den Versorgungsstand mit bestimmten Fachdisziplinen und entsprechender Fachpraxen in ländlichen und Ballungsgebieten abhängig von mehreren demografischen Faktoren reguliert. Das heißt, sie muss sicherstellen, dass das Verhältnis zwischen Bevölkerung und fach- bzw. hausärztlicher Versorgung ausgeglichen und weder über- noch unterversorgt ist, worüber sich auch eine für Abrechnungen relevante, sogenannte *morbiditätsbedingte Gesamtvergütung (MGV)* und die gesamte Anzahl an *Kassensitzen* zur Behandlung von gesetzlich Versicherten ermittelt. Genau diese Bereichsplanung führt besonders bei der psychischen Versorgung u. a. zu langen Wartezeiten auf einen Therapieplatz. → *Warum dauert es so lange, bis Hilfesuchende einen Therapieplatz bekommen?*

Während Privatversicherte ihre Behandlungen also direkt mit den Ärzt:innen abrechnen, gibt es für gesetzlich Versicherte kein direktes Vertragsverhältnis. Ausnahmen sind IGeL oder sonstige privatversicherte Zusatzleistungen wie in der zahnärztlichen Versorgung. Wie auch die Übernahme von Kosten für Sehhilfen, also Brillen oder Linsen, wurden auch in der zahnärztlichen Versorgung die Leistungen der gesetzlichen Krankenkassen über die Jahre stets geringer, sodass beispielsweise Biozement oder höherwertigerer Kunststoff- statt Amalgamfüllungen privat zu bezahlen sind. Dasselbe gilt für Zahnersatz, wenn statt einer Brücke die weitaus teureren Implantate gewünscht werden. Alles, was über die sogenannte *Standartversorgung* hinausgeht, gilt als Eigenleistung.

Die Kostenabrechnung der medizinischen Behandlungen senden Praxen quartalsweise an die für sie je nach Bundesland zuständige Kassenärztliche

Vereinigung, die ihrerseits die Abrechnung mit der jeweiligen Krankenkasse abwickelt und den Ärzt:innen dann ihr Honorar auszahlt. Dabei spielt die im Rahmen der Bereichsplanung errechnete *morbiditätsbedingte Gesamtvergütung (MGV)* eine zentrale Rolle. Das Geld, das den jeweiligen KV je Bundesland von den Krankenkassen ausgezahlt wird, hängt vom Alter und Gesundheitszustand, also der Krankheitslast der Bevölkerung ab. Je älter und kränker die gesetzlich versicherte Bevölkerung eines Bundeslandes ist, umso höher die ausgeschüttete Vergütung. Damit soll ein Ausgleich der Behandlungskosten zwischen Bundesländern mit mehr jungen und gesunden bzw. alten und kranken Menschen geschaffen werden.

Allein für die ambulante ärztliche Versorgung (ohne Heil-, Hilfs- und Arzneimittel) gaben die Gesetzlichen Krankenversicherungen 2024 50,3 Milliarden Euro aus, was 15,4 % der Gesamtausgaben der GKV entspricht.[19] Damit ist die haus- und fachärztliche Versorgung nach den Leistungsausgaben für Klinik (102,2 Milliarden Euro) und Arzneimittel (55,2 Milliarden Euro) der drittgrößte Kostenpunkt für die GKV, die 2024 reine Leistungsgesamtausgaben von 312,3 Milliarden Euro verzeichnete.[20] Laut GKV-Schätzerkreis ist mit weiterhin steigenden Kosten zu rechnen: für 2025 wird bereits eine weitere Steigerung der Gesamtkosten für die Gesetzliche Versicherung auf 341,4 Milliarden Euro angenommen.[21]

Wissen | Verschlüsselte Krankheiten – die ICD-10 ◆

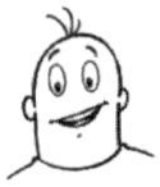

ICD steht für International Statistical Classification of Diseases and Related Health Problems, also *Internationale Klassifikation von Krankheiten* und wird in Deutschland genutzt, um Erkrankungen auf gesetzlicher Grundlage des SGB V verschlüsselt zu dokumentieren und abzurechnen. So steckt hinter dem Code J06.9, den man vor Einführung der digitalen Krankmeldungen noch auf vielen Krankenscheinen in den Wintermonaten lesen konnte beispielsweise die „Akute Infektion

19 vdek (2025): Daten zum Gesundheitswesen: Ärztliche Behandlung. Online: https://www.vdek.com/presse/daten/d_ausgaben_aerztliche_behandlung.html

20 vdek (2025): Daten zum Gesundheitswesen: Versorgung. Online: https://www.vdek.com/presse/daten/d_ausgaben.html

21 Statista (o. J.): Ausgaben der gesetzlichen Krankenversicherungen (GKV) und Einnahmen des Gesundheitsfonds in den Jahren 2009 bis 2025. Online: https://de.statista.com/statistik/daten/studie/73331/umfrage/einschaetzung-der-einnahmen-und-ausgaben-der-gkv/

der oberen Atemwege, nicht näher bezeichnet" – also eine klassische Erkältung.
Die **ICD** ist eine Klassifikationsliste, die durch die WHO als Basisvariante veröffentlicht, beständig aktualisiert und vorhergehende Varianten durch Neuauflagen ersetzt. Die Basisvariante gilt seit 1900 weltweit und kann durch jedes Land individuell angepasst werden. In Deutschland wird daher die **ICD-10-GM (German Modification)** genutzt. Zwar trat 2022 bereits eine grundlegend neue Ausgabe in Kraft, die als erste Revision auch vollständig digital erscheint und umfangreiche Neuerungen mit sich bringt. Aufgrund verschiedenster, nötiger Anpassungen ist diese **ICD-11** allerdings noch nicht in Deutschland nutzbar, weswegen aktuell noch nach ICD-10 verschlüsselt wird. Dass es dauert, bis die neue Variante übersetzt, in die täglichen Abläufe in Kliniken und Praxen integriert und Mitarbeitende darauf geschult wurden ist nicht unüblich, sodass die WHO den verschiedenen Ländern flexible Übergangszeiträume von mindestens bis zu fünf Jahren einräumt. Erst danach ist die Nutzung verpflichtend.[22]
Auch psychische Erkrankungen werden über die weltweit verbindliche ICD-10 erfasst, zusätzlich existiert noch das aus den USA stammende und durch die *Amerikanische Psychiatrische Gesellschaft (APA)* erstellte *DSM (Diagnostic and Statistical Manual of Mental Disorders).* Diese Klassifikation zeichnet sich durch eine genauere Beschreibung der Diagnosekriterien aus, hat aber auch viele Gemeinsamkeiten mit der ICD. Die aktuelle *DSM-5-TR* erschien ursprünglich 2013 und wurde 2022 überarbeitet, um neue Diagnosen erweitert und aktualisiert (daher das TR für „Text Revision"), ist für die Abrechnung in Deutschland aber nicht zugelassen und dient eher als Ergänzung.
Eine Übersicht der aktuell gültigen ICD-10-GM Codes für Deutschland findet sich hier:
https://gesund.bund.de/icd-code-suche

22 Bundesinstitut für Medizinprodukte und Arzneimittel (o. J.): ICD-11. Internationale statistische Klassifikation der Krankheiten und verwandter Gesundheitsprobleme, 11. Revision. Online: https://www.bfarm.de/DE/Kodiersysteme/Klassifikationen/ICD/ICD-11/_node.html

Die Finanzierung des Krankenhaussektors - was sind Fallpauschalen und warum wurden sie eingeführt? ◆

Kaum ein deutsches Teilsystem wurden in den letzten Jahrzehnten so oft reformiert wie jenes der Gesundheitsversorgung.[23] Viele Reformen sollten Qualität, Präventionsmaßnahmen und Steuerungsmöglichkeiten verbessern oder waren eine Reaktion auf die seit Jahrzehnten steigenden Kosten des Gesundheitssektors. Seit den letzten 30 Jahren stiegen diese laut Statistischem Bundesamt jährlich von etwa 160 Milliarden Euro Anfang der 1990er[24] auf etwa 500 Milliarden Euro im Jahr 2024,[25] wobei die Coronapandemie enorme Mehrkosten verursachte.[26] Hauptkostentreiber bleibt jedoch die Versorgung der stets älter werdenden Bevölkerung, die nur noch einer wesentlich kleineren Anzahl an jüngeren und Beiträge einzahlenden Bevölkerungsgruppe gegenübersteht. Der bereits seit langem eingesetzte demografische Wandel kann verkürzt so zusammengefasst werden: Ein sehr großer Anteil der deutschen Bevölkerung verlässt den Arbeitsmarkt und steht dem Sozialsystem damit nicht mehr als finanzkräftiges, einzahlendes Klientel zur Verfügung, benötigt aber durch Alter und Krankheit die meisten Gesundheits- und Pflegeleistungen. Die verbleibenden jüngeren Menschen sind zu wenige, um die größere Anzahl älterer Menschen mitzufinanzieren. Schon 2020 verursachte nur 1/5 der Bevölkerung, nämlich der Anteil der über 65-jährigen die Hälfte aller Krankheitskosten[27] und wird in den kommenden Jahren und Jahrzehnten zahlenmäßig noch steigen. Dahinter steckt kein Systemfehler, sondern die Ursprungsidee der umlagefinanzierten Absicherung des krankenkassenbasierten Gesundheitssystems. Nur fehlen

---

23 Deutscher Bundestag (2018): Zu den wesentlichen Gesundheitsreformen der letzten 20 Jahre (Dokumentation). Online: https://www.bundestag.de/resource/blob/576424/5f7087bead9121917467a1848fefbc4f/WD-9-069-18-pdf.pdf

24 Statista (o. J.): Jährliche Gesundheitsausgaben in Deutschland in den Jahren von 1992 bis 2023. Online: https://de.statista.com/statistik/daten/studie/5463/umfrage/gesundheitssystem-in-deutschland-ausgaben-seit-1992/

25 Destatis (2025): Gesundheitsausgaben 2023: Finanzierungsbeitrag des Staates um fast ein Drittel gesunken. Pressemittelung Nr. 268 vom 24. Juli 2025. Online: https://www.destatis.de/DE/Themen/Gesellschaft-Umwelt/Gesundheit/Gesundheitsausgaben/_inhalt.html

26 Destatis (2024): Gesundheitsausgaben im Jahr 2022 auf knapp 500 Milliarden Euro gestiegen. Pressemitteilung Nr. 167 vom 25. April 2024. Online: https://www.destatis.de/DE/Presse/Pressemitteilungen/2024/04/PD24_167_236.html

27 bpb (2022): Soziale Situation in Deutschland. Gesundheitsausgaben. Online: https://www.bpb.de/kurz-knapp/zahlen-und-fakten/soziale-situation-in-deutschland/61804/gesundheitsausgaben/

seit vielen Jahrzehnten genügend junge, gesunde und beitragszahlende Menschen, um die Kosten zu decken und dies wird nun spürbar. → *Wie funktioniert die Krankenversicherung in Deutschland?*

Bei gleichbleibenden Bedingungen könnte daher bis 2050 mit einer Kostensteigerung der Gesundheitsausgaben auf knapp 1.000 Milliarden gerechnet werden,[28] was ebenfalls deutlich höhere Beitragskosten für Kranken- und Pflegeversicherung bedeuten würde. Schon 2022 beliefen sich die 265,4 Milliarden Euro Ausgaben der gesetzlichen Krankenkasse auf 53 % der 498 Milliarden Euro Gesamtausgaben.[29] Damit sind die gesetzlichen Krankenkassen der größte Kostenfaktor des deutschen Gesundheitssystems. 2024 stiegen diese Gesamtausgaben auf 500 Milliarden Euro, von denen die Kosten der gesetzlichen Krankenkassen mit 326,9 Milliarden Euro zu Buche schlugen. Gleichzeitig konnten diese nur Einnahmen in Höhe von 320,6 Milliarden Euro verzeichnen, ein Defizit von 6,3 Milliarden Euro verursacht durch Anstieg der Versichertenzahlen sowie Mehrkosten bei den Leistungen.[30]

Bei diesen reinen Leistungsausgaben der Krankenkassen von 312,3 Milliarden Euro nahmen die Ausgaben für Klinikbehandlungen mit 102,2 Milliarden Euro den mit Abstand größten Posten ein.[31] Schon in den 1980er und 1990er-Jahren waren diese beständig steigenden Ausgaben der Grund für Reformierung und Einführung des DRG-Fallpauschalsystems.

Von 1972 bis 2003 galt für die Vergütung aller Kosten eines Krankenhauses das **Selbstkostendeckungsprinzip**. Das bedeutete, dass alle Ausgaben, die für die Versorgung von Patient:innen nötig wurden von den Krankenkassen auch erstattet wurden. Dafür wurden für jeden Tag der Behandlung und unabhängig der Fachabteilung pauschalierte Pflegesätze erstattet. Verblie-

28 Zeddies, G. (2023): Entwicklung der öffentlichen Gesundheitsausgaben. In: Wirtschaftsdienst 103. Jahrgang, 2023, Heft 6, S. 424–426, JEL: H11, H41, H51. Online: https://www.wirtschaftsdienst.eu/inhalt/jahr/2023/heft/6/beitrag/entwicklung-der-oeffentlichen-gesundheitsausgaben.html

29 Destatis (2024): Gesundheitsausgaben im Jahr 2022 auf knapp 500 Milliarden Euro gestiegen. Pressemitteilung Nr. 167 vom 25. April 2024. Online: https://www.destatis.de/DE/Presse/Pressemitteilungen/2024/04/PD24_167_236.html

30 Bundesministerium für Gesundheit (2025): Vorläufige Finanzergebnisse der GKV für das Jahr 2024. Online: https://www.bundesgesundheitsministerium.de/presse/pressemitteilungen/vorlaeufige-finanzergebnisse-der-gkv-fuer-das-jahr-2024-pm-07-03-2025.html

31 vdek (2025): Daten zum Gesundheitswesen: Versorgung. Stand 1. Juli 2025. Online: https://www.vdek.com/presse/daten/d_ausgaben.html

ben Patient:innen länger auf Station, belegten also längere Zeit einen Bettenplatz, stieg folglich die Vergütung. Diese jährlich neu festgelegten, pauschalen Tagesvergütungen waren daher eine Möglichkeit der Kostenmaximierung, indem Patient:innen länger als nötig auf Stationen behalten wurden, um so beispielsweise an anderer Stelle teurere Eingriffe oder Investitionen gegenzufinanzieren.[32] Neben allgemeinen Kostensteigerungen bei Technik, Personal und Unterhalt, stiegen so seit den 1980er-Jahren die Krankenhauskosten. Über mehrere Zwischenschritte und aufbauend auf dem bereits bestehenden System vorheriger Pauschalvergütung des 1996 in Kraft tretenden *Gesundheitsstrukturgesetz (GSG)* folgte deswegen 2003 die Einführung der heute *gültigen Diagnosed Related Groups* kurz: DRG-Fallpauschalen. Das Ziel: Verschlankung der Klinikkosten durch Effizienz und Wettbewerb, also durch marktwirtschaftliche Umgestaltung und Ökonomisierung der Krankenhäuser. Im Originalwortlaut sollte ein „durchgängiges, leistungsorientiertes und pauschalierendes Vergütungssystem" (§17b Abs. 1 Satz 1 KHG) geschaffen werden. Abgeschaut wurde sich das Konzept dabei von Australien, dort gab es die DRG schon länger und sollte die Vergleichbarkeit von stationären Behandlungen zwischen Krankenhäusern ermöglichen. Die deutsche Ausformung des DRG-Systems veränderte das bisherige Vergütungssystem jedoch vollkommen.

Krankenhausleistungen berechneten sich nun statt nach allgemeinen Tagespauschalen nach einer **Pauschale je versorgtem Krankheitsbild**. Sind die tatsächlichen Ausgaben der medizinischen Versorgung höher gewesen als über die Fallpauschalen abgedeckt, bleibt das Krankenhaus somit auf den Kosten sitzen. Ob eine Operation also wesentlich länger dauerte als vorgesehen und daher eine andere OP abgesagt werden musste oder sich die pflegerische Wund- und Nachsorge umfangreicher als gedacht gestaltete, war vereinfacht gesagt für die Vergütung unerheblich. Ebenfalls wurden **minimale und maximale Liegezeiten** festgelegt, also die Dauer, die ein:e Patient:in einen Bettenplatz auf Station belegen durfte. Die Begrenzung nach unten und oben war eine Lehre aus den Erfahrungen der Tagespauschalen und sollte missbräuchliche Bereicherung verhindern. Es sollte also weder ein finanzieller Vorteil daraus gezogen werden können, Patient:innen länger als nötig auf Station zu behalten, noch daraus, sie zu früh zu entlassen,

32 bpb (2017): Die Vergütung von Krankenhausleistungen. BPB. 22. September 2017. Online: https://www.bpb.de/themen/gesundheit/gesundheitspolitik/252951/die-verguetung-von-krankenhausleistungen/

um Kosten einzusparen. Letzteres wird als **blutige Entlassung** bezeichnet und meint im übertragenen Sinne, dass Patient:innen unzureichend kuriert und zu früh nach Hause geschickt werden, um etwaige Nachbehandlungen und damit Kosten aus der Klinik in den ambulanten Sektor der haus- und fachärztlichen Versorgung zu verschieben. Der Grund: Behalten Kliniken ihre Patient:innen länger stationär als vorgesehen, erhalten sie auf die Pauschalen Abschläge, erleiden also finanzielle Einbußen. Gleichzeitig müssen für das Unterschreiten der minimalen Liegedauer Aufschläge gezahlt werden, weshalb das Einhalten der je DRG vorgesehenen Liegedauer und fehlerfreie, korrekte Dokumentation jeder Behandlung Kernelement der neuen Abrechnungen wurde. Es galt, was in der Patientenakte als Abrechnungsgrundlage nicht vermerkt und nicht korrekt kodiert wurde, wurde auch nicht vergütet.

Das hob den Berufszweig der **Kodierfachkräfte** aus der Taufe, welche dem Controlling des Erlösmanagements angehörend dafür Sorge tragen, dass Kliniken kein Geld verlieren und so inzwischen die wichtigste Schnittstelle zwischen Krankenhäusern und Kassen darstellen. Ihre Hauptaufgabe liegt darin den korrekten Vermerk aller Haupt- und Nebendiagnosen sowie sämtlicher erbrachter Leistungen durch ärztliches und pflegerisches Personal zu überprüfen, sowie auf Einhalten der Liegezeiten und sonstige Anforderungen zu achten. Grundlage der Diagnosecodierung ist dabei das **ICD-10 System** sowie der *amtliche Operationen- und Prozedurenschlüssel (OPS-Katalog),* daher übernahmen noch zu Beginn der Einführung der DRGs das behandelnde ärztliche bzw. pflegerische Personal diese komplexe Dokumentation, weshalb man umgangssprachlich mitunter auch von Fall- oder DRG-Schwestern sprach. Da der bürokratische Aufwand und dahinterstehende finanzielle Druck mit den Jahren aber zunahmen, wurde die Aufgabe rasch an die Kodierfachkräfte ausgelagert.

Die rechtliche Grundlage des Fallpauschalensystems ist §17b des *Krankenhausfinanzierungsgesetzes (KHG),* das 2003 noch optional, dann 2004 verpflichtend für alle Krankenhäuser umgesetzt wurde. Als Grundlage der Vergütungskalkulation des Fallpauschalenkatalogs gelten die tatsächlich erbrachten Kosten aus einer Stichprobe von 238 Krankenhäusern und 3,5 Millionen Fällen. Aus diesen wurden die Stand 2024 etwa 1296 Fallpauschalen errechnet und um 233 Zusatzentgelte ergänzt, die zusätzlich zumeist für spezielle, teure Medizinprodukte oder Medikamente abgerechnet werden können.[33] Die verschiedenen nach ICD-10 verschlüsselten Diagnosen, Behandlungen und dergleichen mehr werden über eine bundesweit einheitliche Software, den **Grouper** eingepflegt. Der so entstehende Wert wird dann seit 2009 mit einem jährlich neu durch die **Landesverbände der Krankenkassen** und den **Landeskrankenhausgesellschaften** ausgehandeltem Landesbasisfallwert multipliziert und schließlich bundeslandbezogen an die Kliniken ausgezahlt.

Die Einführung des DRG-Systems seit 2003 blieb natürlich nicht ohne Folgen. Zweifelsohne beeinflusste der wirtschaftliche Zwang die Prozessabläufe der Krankenhäuser und führte nachweislich zu einer Verkürzung der Liegedauer von durchschnittlich 14 Tagen Anfang der 1990er-Jahre auf etwa sieben Tage im Jahr 2022.[34] Auch führte der erwünschte Wettbewerb zu Klinik-Fusionen und mehr Spezialkliniken, gleichzeitig aber auch zu dem als **Kliniksterben** bezeichneten Ausdünnen der gesamten Kliniklandschaft in Deutschland, meist kleiner Grundversorger in strukturschwachen Regionen: gab es in den 1990er-Jahren noch 2.411 Krankenhäuser, waren es 2022 nur noch 1.893[35] und im Jahr 2024 nur noch etwa 1.600 Kliniken,[36] welche die Versorgung der Menschen übernahmen. Der Rückgang lässt sich teilweise mit Fusionierungen aus strukturellen und finanziellen Gründen aber auch Insolvenzen erklären. Auch 2025 machten dreiviertel der deutschen Kliniken Verlust, darunter jedoch hauptsächlich Häuser in öffentlicher (89 %) und gemeinnütziger Trägerschaft (68 %), während 83 % der Kliniken in privater Trägerschaft Gewinn erwirtschaften konnten.[37]

So mussten immer weniger Krankenhäuser eine zunehmende Zahl an Menschen behandeln, obwohl aus Personalmangel und Kostengründen die Möglichkeiten dazu, also die Bettenauslastung der Kliniken, kontinuierlich

---

33 Bundesministerium für Gesundheit (2025): Fallpauschalen. Online: https://www.bundesgesundheitsministerium.de/service/begriffe-von-a-z/f/fallpauschalen

34 Bundesministerium für Gesundheit (2016): Abrechnung stationärer Krankenhausleistungen. Online: https://www.bundesgesundheitsministerium.de/abrechnung-krankenhausleistungen

35 Statista (o. J.): Anzahl der Krankenhäuser in Deutschland in den Jahren 2000 bis 2023. Online: https://de.statista.com/statistik/daten/studie/2617/umfrage/anzahl-der-krankenhaeuser-in-deutschland-seit-2000/

36 Bundesministerium für Gesundheit (o. J.): Bundes Klinik Atlas. Online: https://bundes-klinik-atlas.de/

37 Deutsches Ärzteblatt (2025): Drei Viertel der Krankenhäuser schreiben rote Zahlen. Online: https://www.aerzteblatt.de/news/drei-viertel-der-krankenhauser-schreiben-rote-zahlen-afee1ef0-b819-4bd8-b561-eb68cf5bcfba

sank: während 1990 noch etwa 14.577.000 Patient:innen bei knapp 84 %-iger Bettenauslastung behandelt wurden, waren es 2016 rund 19.500.000 bei 77,9 % Bettenauslastung. Seit 2020 pendeln die Zahlen etwa um 16.800.000 Menschen bei 69 % Bettenauslastung. Die Bettenauslastung gibt dabei an, wie viele der vorgehaltenen, also potenziell verfügbaren Betten eines Krankenhauses auch tatsächlich belegt waren. Personell sind die Stationen offiziell durchschnittlich auf eine Auslastung von 85 bis 90 % geplant,[38] jedoch können diese *Pflegeschlüssel* aufgrund Personalmangels, Krankheit oder sonstigen Ausfällen meist nicht eingehalten werden. Immer weniger Krankenhäuser behandeln also zunehmend mehr Patient:innen, die analog den erwünschten Liegezeiten der Fallpauschalen immer kürzer stationär aufgenommen werden. Denn leider generiert auch das DRG-System finanzielle Anreize, über hohe Behandlungsfallzahlen höhere finanzielle Erlöse zu erzielen, was mitunter zu im europaweiten Vergleich auffällig hohen stationären Operationszahlen führte. → *Wird in deutschen Klinken mehr als nötig operiert?*

Linktipp

InEK – DRG-Fallpauschalen Katalog 2026

Wer sich dafür interessiert, wie Fallpauschalen aufgebaut sind und welche Vergütung, Liegezeiten und sonstige Vorgaben für bestimmte Krankheitsbilder gelten, kann den aktuell gültigen Fallpauschalen-Katalog auf der Website des *Instituts für das Entgeltsystem im Krankenhaus (InEK)* einsehen, das für Einführung, Weiterentwicklung und Pflege des DRG-Systems gegründet wurde.
http://s.narr.digital/jo0uh

38 Deutsches Ärzteblatt (2014): Je höher die Bettenauslastung im Krankenhaus, desto höher die Mortalitätsrate. Online: https://www.aerzteblatt.de/nachrichten/58509/Je-hoeher-die-Bettenauslastung-im-Krankenhaus-desto-hoeher-die-Mortalitaetsrate

Welche Besonderheiten gelten für Pflege, Psychiatrie und Psychosomatik?

Zwei Bereiche fanden zu Beginn der Einführung des DRG-Systems jedoch keine Berücksichtigung in den Fallpauschalen: die Pflege und die psychiatrische und psychosomatische Versorgung. Hauptsächlich, weil beide Bereiche sich mit und durch menschliche Interaktion auszeichnen, die nur schwer skalierbar ist. Die operative Versorgung einer Sprunggelenksfraktur und ärztlich delegierte Aufgaben wie Blutdruckmessung oder die tägliche Spritze zur Thromboseprophylaxe, die durch Pflegekräfte als sogenannte **Behandlungspflege** durchgeführt wird, lassen sich gut in Aufwand, Kosten und Nutzen aufgliedern. Zwischenmenschliche Behandlungen, also Gespräche und Fürsorgetätigkeiten, die ebenfalls Zeit beanspruchen und neben Körperpflege, Ernährung und Mobilisierung unter die **Grundpflege** fallen, konnte das System nicht abbilden, sodass Pflege zunehmend auf Effizienz und Abrechenbarkeit der Leistungen getrimmt wurde. Der Unmut darüber spiegelt sich in den Job-Zufriedenheitsstudien der Pflegekräfte wider, in denen regelmäßig die zunehmende Bürokratie, Zeitdruck und Arbeitslast durch den seit Jahrzehnte bestehenden Fachkräftemangel besonders aber der Mangel an Zeit für die eigentliche Pflege und zwischenmenschliche Interaktion mit den Patient:innen kritisiert werden.[39] Weil Pflege in den Fallpauschalen nur mitgedacht, aber nicht monetarisierbar war, hatte sie in der ökonomischen Systemlogik drastisch gesprochen keinen Gegenwert. Die Folgen waren einschneidend: in den Jahren um die Einführung des DRG-Systems wurden ca. 33.000 Pflege-Vollzeitstellen abgebaut.[40]

Erst 2020 sollte der Gegenwert der Pflege im Rahmen des 2019 in Kraft getretenen *Pflegepersonal-Stärkungsgesetz (PpSG)* nachträglich in das Fallpauschalensystem eingefügt werden. Seitdem werden die Pflegepersonalkosten auf bettenführenden Stationen in zusätzlichen, sogenannten

---

39 Deutsches Ärzteblatt (2011): Krankenhäuser: Was Pflegekräfte unzufrieden macht. Online: https://www.aerzteblatt.de/archiv/88231/Krankenhaeuser-Was-Pflegekraefte-unzufrieden-macht und Bundesministerium für Gesundheit (2023): Studie zur Zufriedenheit im Job: Pflegekräfte wollen eine angemessene Bezahlung, mehr Kolleg:innen und digitale Entlastung. Online: https://www.bundesgesundheitsministerium.de/presse/pressemitteilungen/tag-der-pflegenden

40 Simon, M. (2020): Das DRG-Fallpauschalensystem für Krankenhäuser. Kritische Bestandsaufnahme und Eckpunkte für eine Reform der Krankenhausfinanzierung jenseits des DRG-Systems. Hans-Böckler-Stiftung.

Pflegebudgets unabhängig von den Fallpauschalen vergütet. Im Gegensatz zu den bundesweit gleichen Fallpauschalen sind die Pflegebudgets jedoch krankenhausindividuell und werden nach dem Selbstkostendeckungsprinzip vergütet. Seit 2013 gilt auch ein neues Abrechnungssystem für die stationäre Behandlung psychisch kranker Menschen, das Pauschalierende Entgeltsystem Psychiatrie und Psychosomatik, kurz *PEPP-Entgeltsystem*. Auch dieses basiert auf Fallpauschalen, die auf der individuellen Diagnose der Patient:innen basieren und über einen Katalog aus verschiedenen Patientengruppen und Behandlungskonstellationen über entsprechende Tagespauschalen vergütet werden. Nach einer längeren Übergangsphase ist es seit 2018 in allen psychiatrischen und psychosomatischen Kliniken verpflichtend anzuwenden. Zuvor galten generelle Tagespauschalen mit *Abteilungs- und Basispflegesätzen*. Um die tatsächliche Arbeit besser abbilden zu können, wurden diese aber im Rahmen des *Psych-Entgeltgesetzes* vom 21. Juli 2012 schrittweise auf den Entgelt-Katalog des PEPP umgestellt und mit dem *Gesetz zur Weiterentwicklung der Versorgung und Vergütung für psychiatrische und psychosomatische Leistungen (PsychVVG)* ergänzt.

Was soll sich mit der neuen Krankenhausreform ändern? ◆

2025 steht nun mit in Kraft treten des *Krankenhausversorgungsverbesserungsgesetz (KHVVG)* seit Januar 2025 für den Krankenhaussektor eine neue, große Gesundheitsreform in den Startlöchern, die über das *Krankenhausreformanpassungsgesetz (KHAG)* mit angepasstem Zeitplan des ursprünglichen Gesetzes schrittweise und koordiniert bis 2030 umgesetzt werden soll. Bei dem strukturellen Umbau soll die Krankenhäuser dabei ein **Krankenhaustransformationsfonds** von aktuell 50 Milliarden Euro unterstützen.

Kernstück der neuen Reform ist die Umstellung der bisherigen DRG-Finanzierung auf die neue **Vorhaltevergütung.** Diese sieht vor, anstatt die Einnahmen eines Krankenhauses durch eine möglichst hohe Anzahl durchgeführter Behandlungen über Fallpauschalen zu honorieren, bereits das Bereithalten bzw. Vorhalten von Personal, bestimmter Medizintechnik und Behandlungsmöglichkeiten unabhängig von tatsächlichen Behandlungszahlen abzusichern, daher auch der Name. Der Idee nach sollen so vor allem lokale kleinere Häuser in ländlichen Gebieten, die besonders vom

Kliniksterben bedroht oder betroffen sind, ihre Finanzierung sicherstellen und weiterhin Behandlungen anbieten können.

Das DRG-Fallpauschalensystem wird jedoch nicht gänzlich abgeschafft, sondern soll inhaltlich adaptiert und dann in Kombination mit der Vorhaltevergütung Umsetzung finden. Die Höhe der Vorhaltevergütung ist dabei krankenhausindividuell und hängt auch von sogenannten **Leistungsgruppen** ab, denen Krankenhäuser nach bestimmten Berechnungen aus Fallzahlen, erbrachten Behandlungsleistungen und einigem mehr zugeordnet werden.

Über das neue Finanzierungssystem sollen dann 60 % der Kosten für Personal, Medizintechnik und dergleichen mehr durch die krankenhausindividuelle Vorhaltevergütung und 40 % der Kosten durch Fallpauschalen aus tatsächlich erbrachten Behandlungsfällen abgedeckt werden.[41] Ab 2027 gilt eine *Konvergenzphase,* also ein Nebeneinanderbestehen zweier Systeme, das für notwendige strukturelle Anpassungen genutzt werden muss, bis die endgültige Umstellung auf das neue ab 2030 verbindliche Finanzierungssystem abgeschlossen ist.[42] Ob und wie die Krankenhausreform es vermag, den Herausforderungen des Kliniksektors entgegenzutreten, ist Stand Januar 2026 nur schwer abzuschätzen.

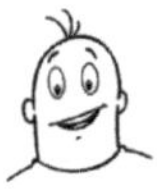

Wissen | Die duale Finanzierung der Krankenhäuser ◆

Der Krankenhaussektor finanziert sich in Deutschland über eine Kombination aus Beiträgen durch die Krankenkassen, sowie staatlichen Zuschüssen. Betriebskosten für Personal, medizinische Behandlungen und sonstige Sachkosten sowie die nötigen Infrastrukturkosten, zum Unterhalt eines Krankenhauses, werden durch die *Diagnosis Related Groups (DRGs)* und damit über die Krankenkassen finanziert. Die Grundidee der Fallpauschalen war, Krankenhäuser effizienter und kostengünstiger zu gestalten. Als „lernendes System" sollen Fallpauschalen und deren Vergütung nicht nur ausgebaut werden, sondern sich kontinuierlich veränderten Entwicklungen im Gesundheitssystem anpassen. Hierfür sorgt das *Institut für das Entgeltsystem im Krankenhaus (InEK).* Gegründet wurde es 2001 durch die *Deutsche*

41 AOK (o. J.): Vorhaltevergütung (Lexikon). Online: https://www.aok.de/pp/lexikon/vorhalteverguetung/

42 Ebd.

Krankenhaus Gesellschaft (DKG), dem GKV-Spitzenverband und dem Verband der Privaten Krankenversicherung. Neben der Entwicklung und Anpassung der bestehenden DRGs ist es auch für deren Berechnungen zuständig. Die DRGs orientieren sich dabei hauptsächlich an den Haupt- und Nebendiagnosen sowie dem Schweregrad einer Erkrankung. Für diese wurden zudem fixe, gemittelte Liegedauern festgelegt, bei deren Über- oder Unterschreitung die Krankenhäuser Zu- bzw. Abschläge ihrer Vergütung bezahlen müssen. Für die Pflege sowie psychiatrische und psychosomatische stationäre Behandlungen gelten mit Pflegebudgets bzw. Tagespauschalen andere Regelungen.
Staatliche Zuschüsse für Investitionsvorhaben erhalten Krankenhäuser durch die Bundesländer. Weil diese ihrer Verpflichtung unzureichend nachkamen und Fördermittel immer weiter einkürzten, entstand bei vielen Kliniken ein *Investitionsstau* und damit ein weiterer Anreiz durch den Ausbau von Behandlungsangeboten und Erhöhung der Behandlungszahlen zusätzliche Einnahmen zu generieren. Im Rahmen der 2025 in Kraft getretenen und bis 2030 umzusetzenden Krankenhausreform soll die Finanzierung vom reinen DRG-Fallpauschalen-System zu einer Kombination aus Vorhaltepauschale und Fallpauschalen umgebaut werden.

Wie sind Gesundheitssysteme im Ausland gestaltet?

Weltweit sichern Staaten die Gesundheit ihrer Bevölkerungen sehr unterschiedlich und teilweise überhaupt nicht ab. Etwa eine Milliarde Menschen leiden besonders in Entwicklungsländern der Sub-Sahara aber auch Teilen Asiens und Südamerika an mangelhaftem oder gar keinem Zugang zu einer öffentlichen Gesundheitsversorgung. Meist weil die staatlichen Strukturen ineffizient und finanzschwach sind, keine Infrastruktur auf dem Land verfügbar, der Weg in die Städte für viele meist arme Menschen nicht möglich ist oder die Kosten für medizinische Behandlung schlichtweg nicht bezahlbar sind.[43]

---

43 Bundesministerium für wirtschaftliche Zusammenarbeit und Entwicklung (2025): Die Gesundheitssituation in Entwicklungsländern. Online: https://www.bmz.de/de/themen/gesundheit/gesundheitssituation-entwicklungslaender-19290

Zur groben Differenzierung der unterschiedlichen Gesundheitssysteme können folgende Unterscheidungsfaktoren genutzt werden:[44]

- **Aufbau und Struktur:** Wer legt die Regeln fest, nach denen das Gesundheitssystem aufgebaut ist und funktionieren soll? Übernimmt diese Rolle der Staat, regelt also über gesetzliche Normen sowohl Umsetzung als auch Organisation? Sollen Wettbewerb und Marktlogik von eigenständig miteinander agierenden Leistungserbringer des Gesundheitswesens diese Aufgabe übernehmen oder soll es eine Mischung aus staatlichen Vorgaben und eigenständigen Akteuren geben, die in Selbstverwaltung innerhalb des Gesundheitssystem Leistungen erbringen?
- **Finanzierung:** Wie werden Einnahmen und Ausgaben des Gesundheitssystems organisiert und sichergestellt? Übernimmt der Staat über steuerliche Einnahmen alle Kosten, müssen die Bürger:innen eigenständig und selbstfinanziert für ihre medizinische Behandlung aufkommen oder wird die Versorgung über eine Mischung aus staatlicher Unterstützung und privater Vorsorge geregelt?
- **Umsetzung der Leistungen:** Wer darf Gesundheitsleistungen für Pflege, medizinische Behandlung, Rehabilitation und Prävention anbieten? Ist dies nur staatlichen Institutionen und solchen, die dazu ernannt wurden gestattet, regeln gewinnorientierte Unternehmen die Versorgung nach marktwirtschaftlichen Logiken oder werden Behandlungen sowohl durch öffentliche als auch private Leistungserbringer sichergestellt?

Die meisten Gesundheitssysteme dieser Welt lassen sich nach diesen Kriterien grob einordnen, allerdings handelt es sich bei solchen Kategorisierungen meist um sogenannte **Idealtypen**. Damit werden in der Sozialwissenschaft zurückgehend auf den Soziologen Max Weber künstliche, analytische Konstrukte bezeichnet, die ein bestimmtes Set an Merkmalen kombinieren und damit Analysen oder Vergleiche ermöglichen, so aber meist in der Realität nicht vorzufinden sind. Beispielsweise wird unter dem Idealtypus „Familienhund" ein ganz anderes Set an bestimmten Charakteristika, Verhaltensweisen, Kriterien, Vor- und Nachteilen subsumiert, als unter dem negativen, teils stereotyp besetzten Idealtypus „Listenhund". Idealtypen

44 Adaptiert nach https://www.bpb.de/themen/gesundheit/gesundheitspolitik/72906/gesundheitswesen-im-europaeischen-vergleich-ein-ueberblick/

überzeichnen dabei Teile der Realität und betonen bestimmte Aspekte so stark, dass sie markant und sichtbar werden, ohne als Reinform tatsächlich zu existieren. „Ideal“ bedeutet hier also nicht „gut“, sondern ist ein Hinweis auf die maximale Ausprägung bestimmter Aspekte, um etwas eindeutig zuordnen und dadurch auch wissenschaftlich vergleichbar zu machen.

Ähneln Gesundheitssysteme sich in ihrer grundsätzlichen Struktur und können dadurch gemeinsam einem Idealtypus zugeordnet werden, unterscheiden sie sich also in Realität untereinander in Bezug auf ihre jeweiligen landestypischen Charakteristika teilweise erheblich. Dennoch bieten Idealtypen die Möglichkeit, Vergleiche zwischen komplexen Systemen herzustellen. Und so lassen sich analog zu den weiter oben genannten Differenzierungen weltweit drei große idealtypische Kategorien gesundheitlicher Absicherungssysteme unterscheiden: Nationale Gesundheitssysteme, Private Krankenversicherungssysteme und Gesetzliche Krankenversicherungssysteme.

Nationale Gesundheitssysteme werden auch unter dem Begriff Beveridge System bzw. Fürsorgemodell subsumiert, benannt nach dem englischen Ökonomen und Begründer William Henry Beveridge. Seine in den „Beveridge-Reporten“ veröffentlichten Grundideen einer nationalen Sozialversicherung führten 1948 unter Premierminister Clement Attlee zum Aufbau des britischen *National Health Service (NHS).* Nationale Gesundheitssysteme sind komplett staatlich reguliert, über Steuereinnahmen finanziert und der Staat steuert zentral alle Leistungserbringenden für Gesundheitsleistungen, also auch Kliniken. Da sie staatlich finanziert ist, steht eine Versorgung allen Menschen zu. Diesem Idealtypus entsprechen zuvorderst England, aber auch Dänemark, Schweden sowie Italien und Spanien. Die Kehrseiten sind, dass keine freie Wahl von Ärzt:in oder Kliniken besteht und die Wartezeiten auf OPs und medizinische Behandlungen bis zu mehreren Monaten betragen können.

Private Krankenversicherungssysteme sind das exakte Gegenteil zum staatlich getragenen Pendant. Hier steht die Individualabsicherung durch private Krankenversicherungen an erster Stelle, Regulierung und Durchführung des Gesundheitssystem übernehmen die meist gewinnorientierten privaten Leistungserbringenden nach Markt- und Wettbewerbslogiken. Wer nicht versichert ist, kann dementsprechend keine Leistung in Anspruch nehmen, die er sich finanziell nicht leisten kann. Erkrankungen oder Verletzungen bleiben daher unbehandelt oder führen nicht selten zu hoher Verschuldung. Die USA sind der klassische Idealtypus dieses Systems.

Staatlich unterstützt werden hier nur bestimmte Personengruppen, deren Behandlungskosten über jeweils bundesstaatenübergreifende Programme übernommen werden: *Medicare* für Menschen ab 65 Jahren oder Behinderungen, *Medicaid* für Kinder und besonders Sozialschwache sowie das vom US-Verteidigungsministerium getragene *Tricare* für aktive oder ehemalige Militärangehörige und deren Familien.

Gesetzliche Krankenversicherungssysteme werden auch als Bismarck-System bzw. Versicherungsmodell bezeichnet, benannt nach dem Begründer Reichskanzler Bismarck. Sie zeichnen sich aus durch staatliche Regulation und Kontrolle, eine Finanzierung über gesetzliche Krankenkassenbeiträge abhängig vom Einkommen und staatliche bzw. kommunale und private Leistungserbringende, die in Selbstverwaltung agieren. Nur wer über die Zahlung von Beiträgen Mitglied in einer Krankenkasse ist, erhält Gesundheitsleistungen. Dieser Typus gehört zu den teuersten Lösungen eines Versicherungssystems, hängt indirekt proportional mit der finanziellen Kraft der Versicherten zusammen und betont das Konzept einer füreinander einstehenden Solidargemeinschaft. Klassischerweise ist diesem Systemtyp Deutschland zuzuordnen, aber auch Österreich, Polen und die Niederlande.

Welches Gesundheitssystem ist besser? ◆

Welches Gesundheitssystem sich in einem Land etabliert hat, hängt hauptsächlich von historischen und politischen, aber auch soziokulturellen Strukturen und Entwicklungen ab. Daher sind Leistungsvergleiche zwar populär, aber nicht so einfach zu beantworten. Viele Faktoren beeinflussen sich teilweise gegenseitig und ein Übertragen einzelner als besonders erfolgreich wahrgenommener Aspekte aus dem einen ins andere System sind weniger einfach möglich, als es manch hitzige Diskussionen in Fernsehen oder Social Media erahnen lassen.

Die bereits besprochenen DRG-Fallpauschalen sind beispielsweise nicht nur in Deutschland Teil des Abrechnungssystems, sondern in einem Großteil der OECD-Länder. Auf welche Weise sie in den Ländern aber adaptiert wurden und welche Reformen Umsetzung finden, ist absolut länderspezifisch. Während sich Deutschland für eine sehr extreme Ausprägung entschieden hatte, regulieren andere Länder ihre Fallpauschalen teilweise komplett anders und dennoch haben fast alle Systeme mit den unerwünschten, finanziellen Anreizen des Systems zu kämpfen.[45]

Dennoch hält sich die Aussage hartnäckig, Deutschland habe eines der besten Gesundheitssysteme der Welt. Die *Organisation für wirtschaftliche Zusammenarbeit und Entwicklung (OECD)* geht in ihrer Untersuchung „Gesundheit auf einen Blick 2024" dieser und anderen Fragen von Systemperformanz nach. Tatsächlich hinkt Deutschland gerade in Sachen Digitalisierung, also digitaler Patientenakte, KI-Diagnostik, E-Rezept und vielem mehr in Vergleich zu anderen Ländern deutlich hinterher.[46] Die Ausgaben für das Gesundheitssystem sind hoch, die Versorgungsqualität jedoch im Ländervergleich nur mittelmäßig gut. Die Anzahl vermeidbarer, stationärer Aufenthalte sank zwar in den letzten Jahren, die Sterblichkeit der deutschen Bevölkerung ist aber höher als im internationalen Durchschnitt. Auch in der Prävention von klassisch vermeidbaren Krankheiten wie Krebs, Diabetes, chronischen Atemwegs- und Herz-Kreislauferkrankungen ist Deutschland schlechter als manch andere Länder. Der jahrelange Fachkräftemangel und die dadurch für Beschäftigte im Gesundheitswesen bereits angespannte Lage bleibt ein Dauerthema, obwohl Deutschland überdurchschnittlich viel pflegerisches, ärztliches Personal und verfügbare Bettenplätze vorhält. Gleichzeitig ist unsere hausärztliche Versorgung gerade in ländlichen Bereichen unterdurchschnittlich.[47]

Laut PwC-Studie *Health-Care-Barometer 2025* sind nur noch knapp die Hälfte der Deutschen überzeugt davon, dass das deutsche Gesundheitssystem zu den weltweit besten gehört. Damit ist das Vertrauen insgesamt so niedrig wie noch nie seit Beginn der Erhebungen 2014.[48] Auch die klinische Versorgung stellt nur etwa 51 % der Menschen zufrieden und ein Großteil hat nur wenig bis keine Zuversicht, dass das 2025 in Kraft getretene *Krankenhausversorgungsverbesserungsgesetz (KHVVG)* eine tatsächliche Verbesserung der aktuellen Versorgungsleistung bringen wird. Positiv hingegen wird von 86 % die Versorgung durch das Angebot der gesetzlichen

---

45 Deutsches Ärzteblatt (2022): Viele Länder verabschieden sich vom DRG-System. Online: https://www.aerzteblatt.de/news/viele-laender-verabschieden-sich-vom-drg-system-7c822bba-aa3a-474e-8da8-251d006a3877

46 OECD, European Commission (2024): *Health at a Glance: Europe 2024: State of Health in the EU Cycle.* OECD Publishing, Paris. Online: https://doi.org/10.1787/b3704e14-en

47 Ebd.

48 PwC (2025): Healthcare-Barometer. Online: https://www.pwc.de/de/gesundheitswesen-und-pharma/healthcare-barometer.html

Krankenkassen und von 93 % das der privaten Krankenkassen beurteilt.[49] Gleichzeitig hält vor dem Hintergrund des deutschen Doppelsystems aus privater und gesetzlicher Krankenversicherung laut *Stada Health Report 2025* nur noch etwa die Hälfte der deutschen Bevölkerung den Zugang zu medizinischen Leistungen an sich für fair, etwa ein Drittel glaubt gar, bei schwerer Erkrankung nicht eine adäquate Behandlung zu erhalten.[50]

Betrachtet man nur die Anteile der Gesundheitsausgaben am *Bruttoinlandsprodukt (BIP)* im internationalen Vergleich, hatte Deutschland 2022 im Vergleich zum EU-weiten Durchschnitt von 10,4 % durch fast 500 Milliarden Euro Gesamtausgaben einen Anteil von 12,6 % des BIP die höchsten Gesundheitsausgaben und lag dadurch zusammen mit Frankreich und Österreich an der Ausgabenspitze[51]. Für das Jahr 2024 beträgt die Gesamtausgabenlast Stand September 2025 rund 501 Milliarden Euro, d. h. etwa 6.000 Euro Gesundheitsausgaben fallen pro Person in Deutschland an, was einen Anteil von 12 % des rund 4,33 Billionen Euro betragenen BIP entspricht.[52] Vergleichsdaten zum EU-weiten Durchschnitt für das Jahr 2024 lagen zum Zeitpunkt der Drucklegung dieses Buches zwar leider noch nicht vor, die Daten aus 2022 geben jedoch einen Hinweis darauf, dass das deutsche Gesundheitssystem im internationalen Vergleich zwar finanziell ausladend, aber wie weiter oben beschrieben teilweise nur unzureichend performant und reformbedürftig ist. Vergleicht man die hartnäckig und teilweise emotional geführten Debatten zur Einführung einer gesetzlichen Pflichtversicherung in den USA mit den Solidaritätsdiskussionen in Deutschland hängt die Beurteilung darüber, welches Gesundheitssystem besser als das andere sei, sicherlich auch mit dem zusammen, was gewohnt ist. Die nachfolgenden Linktipps können daher einen hilfreichen Einblick in die verschiedenen Innensichten der Länder in Bezug auf ihre Gesundheitssysteme und jeweilige Herausforderungen geben.

---

49 Ebd.

50 Stada (2025): STADA Health Report. Online: https://www.stada.com/de/medien/health-report/stada-health-report-2025

51 Destatis (2024): Deutschland mit höchsten Gesundheitsausgaben der EU. Online: https://www.destatis.de/Europa/DE/Thema/Bevoelkerung-Arbeit-Soziales/Gesundheit/Gesundheitsausgaben.html

52 Destatis (2025): Gesundheitsausgaben (Stand September 2025). Online: https://www.destatis.de/DE/Themen/Gesellschaft-Umwelt/Gesundheit/Gesundheitsausgaben/_inhalt.html

Linktipp

„Health at a glance 2025" – OECD Ländervergleich
Auf ihrer Website bietet die OECD einen sehr guten Überblick über die verschiedenen Teilbereiche des Gesundheitssystems und vergleicht die verschiedenen Länder der OECD auf deren Performanz. Wer sich tiefergehend mit den unterschiedlichen Gesundheitssystemen auf der Welt befassen möchte, findet hier profunde Daten, Fakten und Einordnungen.
https://doi.org/10.1787/8f9e3f98-en

Europäische Kommission – Länderspezifische Gesundheitsprofile
Hier finden sich in jeweiliger Landessprache sowie Englisch 29 länderspezifische Gesundheitsprofile für alle EU-Mitgliedstaaten sowie Island und Norwegen. Erstellt wurden diese von der OECD sowie dem Europäischen Observatorium für Gesundheitssysteme und Gesundheitspolitik.
https://health.ec.europa.eu/state-health-eu/country-health-profiles_de

OECD Better Life Index
Der *Better Life Index* visualisiert elf Faktoren gesellschaftlichen Wohlergehens wie Bildung, Gesundheit, Wohnverhältnisse oder Umwelt und ermöglicht den Vergleich einzelner Länder miteinander. Dabei lassen sich die elf Teilaspekte interaktiv gewichten und eigene Nachforschung verfeinern.
https://www.oecdbetterlifeindex.org/de/topics/health-de/

War früher alles besser? Wie war die medizinische Versorgung zu Zeiten der DDR?

Vor der Wiedervereinigung 1989 existierten mit der *Deutschen Demokratischen Republik (DDR)* und der *Bundesrepublik Deutschland (BRD)* zwei deutsche Staaten, die sich vor dem Hintergrund des Kalten Krieges (etwa 1947 bis 1991) vor allem politisch und sozialgesellschaftlich aber auch in ihren Gesundheitssystemen radikal unterschieden.

Die Zeit bis zur Wiedervereinigung war geprägt durch gegenseitige Propaganda, für die gerade auch gesellschaftliche und gesundheitliche Themen politisch inszeniert wurden. In beiden Systemen lauerte in Komplizenschaft mit ärztlich und pflegerischem Sektor und unter dem Deckmantel gesundheitlicher Fürsorge jedoch auch extremer staatlicher Missbrauch, der bis heute mitunter nur unzureichend aufgearbeitet wurde. So wurden etwa in der BRD über 10 Millionen „Verschickungskinder" genannte Vier- bis Zehnjährige, zwischen Nachkriegszeit und bis Ende der 1980er-Jahre offiziell aufgrund ärztlicher Diagnosen wie Untergewicht oder Atembeschwerden bis zu sechs Wochen und länger ohne ihre Eltern in Kinderkurheime geschickt, in denen sie zum Teil Zwang, Drill mitunter sexueller Missbrauch und teils heimlich an ihnen durchgeführte Medikamentenversuche erwarteten.[53]

Sowohl in BRD als auch DDR wurde missbräuchliche staatliche Kontrolle über unliebsame und gesellschaftlich nicht akzeptierte Auslebung weiblicher Sexualität mit dem angeblichen Präventions- und Behandlungsauftrag bei Geschlechtskrankheiten gerechtfertigt. In umgangssprachlich abwertend als *Tripperburgen* bezeichneten geschlossenen venerologischen Stationen wurden Frauen, Mädchen und wesentlich seltener auch Männer mit Verdacht oder bestätigten Fällen von Geschlechtskrankheiten wie Lues (Syphilis) oder Gonorrhoe (Tripper) zwangseingewiesen, weil Frauen vonseiten der damaligen Ärzteschaft aufgrund ihres angeblichen unmoralischen Verhaltens als Hauptweiterverbreitungsquelle für Geschlechtskrankheiten galten. Tatsächlich entsprachen die meisten Frauen nicht dem damaligen gesellschaftlichen und staatlichen Erwartungsbild, lebten beispielsweise ihre Sexualität frei aus und wurden deswegen als *asozial*, Herumtreiberin oder Sexarbeiterin diffamiert. Nur wenige Frauen waren aber tatsächlich als Sexarbeiterinnen aktiv.[54] Sowohl in DDR als auch BRD waren sogenannte *HwG-Frauen* („häufig wechselnder Geschlechtsverkehr) daher besonders im Fokus solcher Zwangseinweisungen, der Vorwurf eines umtriebigen Lebensstils war bereits ausreichend. Gerade in der DDR sollten Unangepasste so im Auftrag des SED-Regimes gezielt diszipliniert und zu „sozialistischen Persönlichkeiten" umerzogen werden. Auch in der BRD reichte der mutmaßliche oder nachweisliche Kontakt zu alliierten Soldaten in den Besatzungszonen als moralische Verfehlung und soziale Ächtung für eine Zwangseinweisung aus, die meist durch systematische Razzien auf

53 Belardi, Nando (2025): Verschickungskinder (Socialnet/Lexikon). Online: https://www.socialnet.de/lexikon/verschickungskinder

54 bpb (2020): Zwangseingewiesene Mädchen und Frauen in Venerologischen Einrichtungen. Online: https://www.bpb.de/themen/deutschlandarchiv/303823/zwangseingewiesene-maedchen-und-frauen-in-venerologischen-einrichtungen/

öffentlichen Plätzen umgesetzt wurden.[55] Hintergrund war das nach dem Krieg geltende *Fraternisierungs-Verbot*, das Beziehungen zwischen Besatzer und besetzter Bevölkerung unterbinden sollte und zu sozialem Druck, Ausgrenzung und Diffamierung fast ausschließlich gegenüber Frauen führte, die sich mit Soldaten eingelassen hatten und dafür teilweise mit drastischen Demütigen wie dem öffentlichen Abrasieren der Haare durch das eigene Umfeld der Frauen bestraft wurden.[56]

Neben drastischen Verfehlungen brachten die seit ihrer Gründung zentral organisiert und kontrollierten Gesundheitsstrukturen des sozialistischen Einheitsstaates auch positive Entwicklungen mit sich. Neben umfangreicher Kinderbetreuung, Schwangeren und Mütterversorgung existierten in der DDR kostenlose, aber auch verpflichtend durchgeführte Impfungen, die während der schweren Polio-Epidemie Ende der 1950er-Jahre dafür sorgten, dass die ostdeutsche Bevölkerung bereits frühzeitig durch Schluckimpfung gegen Kinderlähmung immunisiert war, während die Impfskepsis der BRD noch 1962 in mehreren tausend schwerwiegenden Krankheitsfällen gipfelte.[57] Bereits Ende der 1950er-Jahre war der Notruf 110/112 flächendeckend in der DDR erreichbar und etwa zehn Jahre später existierten zentrale rettungsdienstliche Strukturen der *Dringlichen Medizinische Hilfe (DMH)* bzw. *Schnellen Medizinische Hilfe (SMH)* mit der seit 1976 zentralen Notrufnummer 115. Währenddessen war die rettungsdienstliche Versorgung in der BRD länderuneinheitlich, teilweise lückenhaft umgesetzt und weder 110 noch 112 waren als Notrufnummern etabliert, was 1969 aufgrund verzögerter rettungsdienstlicher Hilfe zum tragischen Tod des achtjährigen Björn Steiger führte, der letztlich am Schock verstarb. Erst durch die zu seinen Ehren benannte *Björn Steiger Stiftung*, dem Lebenswerk der Eltern Ute und Siegfried Steiger, konnte sich der Rettungsdienst in BRD und später Gesamtdeutschland zu der heutigen präklinischen Notfallhilfe entwickeln. Ihnen ist unter anderem zu verdanken, dass auch die BRD 1973 den flä-

55 MDR (2025): Unaufgearbeitete Geschichte – Tripperburgen in der BRD. Online: https://www.mdr.de/geschichte/ddr/politik-gesellschaft/gesundheit/tripperburgen-in-der-brd-podcast-diagnose-unangepasst-100.html

56 Henke, K.-D. (1999): Die amerikanische Besatzung in Deutschland. In: Militärgeschichtliches Forschungsamt (Hrsg.): Das Deutsche Reich und der Zweite Weltkrieg. Band 10/2: Die Zerstörung des deutschen Reichs 1945, S. 235–236.

57 MDR (2021): Wenn der Impfstoff aus dem Osten kommt. Online: https://www.mdr.de/geschichte/ddr/politik-gesellschaft/gesundheit/impfen-impfpflicht-polio-epidemie-kinderlaehmung-100.html

chendeckend erreichbaren Notruf 110/112 und die bis heute bekannten Notrufsäulen an deutschen Autobahnen erhielt.

Im Gegensatz zur BRD, die ihr System über gesetzliche und private Krankenkassenbeiträge finanzierte, war die Gesundheitsversorgung der DDR kostenlos und komplett staatlich finanziert. Als Vorzeige-Prestige-Krankenhaus galt die *Charité* in Berlin, die als forschungsstarke Klinik mit umfangreichen medizinischen Leistungen zu den besten in Osteuropa zählte und massive finanzielle Unterstützungsleistung erfuhr. Die meisten anderen Krankenhäuser litten jedoch an chronischer Unterfinanzierung, sodass Investitionsmängel und ausbleibende Neubauten zwischen den 1960er- und 1980er-Jahren vielerorts zu einer Einschränkung der verfügbaren Bettenplätze führten und sich teilweise bis zu 18 Patient:innen bei stationärem Aufenthalt ein Zimmer teilen mussten.[58] Die wenigen Krankenhäuser unter kirchlicher Trägerschaft waren häufig weitaus besser ausgestattet und dementsprechend beliebter, machten im Vergleich aber nur einen geringen Anteil der Krankenhausversorgung aus.

Aufgrund der unzureichenden zentralen planwirtschaftlichen Steuerung des Ein-Parteien-Systems der SED war die Gesundheitsversorgung in den 1980er-Jahren geprägt von zunehmender Abwanderung des ärztlichen Personals in *den Westen*, wie die BRD im Volksmund genannt wurde. Auch im medizinischen Sektor warf das Scheitern des Systems bereits seine Schatten voraus, denn mit ihrem Wegzug wollten die Ärzt:innen eingeschränkter Reisefreiheit, Planwirtschaft, Wohnungsmangel und schlechten Arbeits- und Lebensbedingungen der DDR den Rücken kehren. Private, nicht staatliche Praxen zu führen und eigenständig zu wirtschaften war Ärzt:innen in der DDR nämlich so gut wie nicht erlaubt und auch ärztliche Behandlungsfreiheit nicht umsetzbar in einem System das fix nach staatlich festgelegten Vergütungssätzen sowie Abläufen organisiert war. Daneben waren auch mangelhafte oder fehlende Ausstattung, Medikamente und Medizintechnik sowie anhaltende, personelle Unterbesetzung und niedrige Gehälter in den zu *Polikliniken* zusammengefassten Praxisverbünden starke Argumente das Land zu verlassen.[59] Dadurch brach vielerorts die ambulante Behandlung

58 MDR (2021): Vom Elend der Krankenhäuser. Online: https://www.mdr.de/geschichte/ddr/politik-gesellschaft/gesundheit/gesundheitswesen-in-der-ddr-zustand-krankenhaeuser-100.html

59 bpb (2022): Gesundheit und Gesundheitsversorgung in der DDR. Online: https://www.bpb.de/themen/deutsche-einheit/lange-wege-der-deutschen-einheit/505032/gesundheit-und-gesundheitsversorgung-in-der-ddr/

der Bevölkerung regelrecht ein, fachärztliches Personal fehlte gänzlich oder Praxen und Kliniken waren vollkommen überlaufen, sodass mancherorts bis zu neun Monaten auf planbare Operationen gewartet werden musste. Konträr dazu stand die Propaganda des SED-Regimes, das kontinuierlich Veröffentlichungen über einen angeblich florierenden, stabilen Staat und qualitative Gesundheitsversorgung verkündete und dadurch den Unmut der Bevölkerung ob der tatsächlichen Realität des Alltags schürte. Nicht lange, da führten Ärztemangel, Pflegenotstand, extreme Wartezeiten und mangelbedingt zunehmend schlechtere Qualität der medizinischen Behandlungen zum Ruf nach Reformen.[60]

Nach der Wiedervereinigung 1989 wurde die DDR und damit Strukturen und Einrichtungen des Gesundheitssystems abgewickelt und durch die BRD übernommen. In Retrospektive bot die DDR jedoch Aspekte, die teilweise nachträglich adaptiert oder gar erneut implementiert wurden. So hatte die DDR zurückgehend auf die systemrelevante, hohe Erwerbsquote von Frauen und einem grundsätzlich anderen Geschlechterrollenverständnis sowie dank umfangreicher, kostenloser Kinderbetreuung einen für die damalige Zeit hohen Anteil an Ärztinnen. In der BRD hingegen galt Kinderbetreuung als alleinige Aufgabe der meist nicht erwerbstätigen Haus- und Ehefrauen, die bis zur Eherechtsreform 1977 (!) zur Aufnahme einer Arbeit noch die Unterschrift ihres Ehemannes benötigten. Erst 1996 wurde der Rechtsanspruch auf einen Betreuungsplatz für Kinder ab drei Jahren und erst 2013 – ganze 23 Jahre nach der Wiedervereinigung – das Recht auf Kinderbetreuung ab einem Jahr wie man es aus der DDR kannte, wiedereingeführt.[61] Was heute als *Disease-Management-Programme (DMP)* für die fachübergreifende Versorgung chronisch Erkrankter bekannt ist, gab es in ähnlicher Form bereits in der DDR als sogenannte *Dispensaire-Betreuung*. Auch die ambulante Versorgung in den als Poliklinik bezeichneten Praxisverbünden bot durch den Zusammenschluss unterschiedlicher Fachrichtungen kurze Wege und schnellen Zugang zu mehreren Fachärzt:innen unter einem Dach und

60 Nach Erices, R.; Gumz, A. (2014): DDR-Gesundheitswesen: Die Versorgungslage war überaus kritisch. In: Deutsches Ärzteblatt 9/2014. 111(9): A 348–50. Online: https://www.aerzteblatt.de/archiv/155957/DDR-Gesundheitswesen-Die-Versorgungslage-war-ueberaus-kritisch

61 bpb (2020): Lange Wege der Deutschen Einheit. Kitas und Kindererziehung in Ost und West. Online: https://www.bpb.de/themen/deutsche-einheit/lange-wege-der-deutschen-einheit/47313/kitas-und-kindererziehung-in-ost-und-west/#node-content-title-4

sind damit die Vorläufer der heutzutage ähnlich aufgebauten *Medizinischen Versorgungszentren (MVZ).*[62]

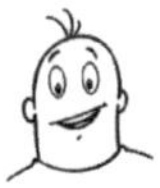

Linktipp

Verschickungskinder – Trauma und Missbrauch
Wer sich weitergehend mit dem bis heute teils aufgearbeitetem Thema der Verschickungskinder befassen möchte, findet umfangreiche Informationen im Forschungsbericht der *Ballin-Stiftung* in Kooperation mit der Sozialbehörde Hamburg, sowie auf der Website des Vereins *Initiative Verschickungskinder e.V.* der auf seiner Website auch eine in Kooperation mit der Uni Koblenz entstandene *Handreichung zur Erstorientierung für Verschickungskinder* anbietet (https://verschickungsheime.de/handreichung-zur-erstorientierung-fuer-verschickungskinder-uni-koblenz/).

Ballin Stiftung e. V., Sozialbehörde Hamburg (Hrsg.). 2024. Hamburger Kinderverschickungen 1945-1980. Erfahrungen und Hintergründe. Abschlussbericht zur Auftragsstudie der Ballin Stiftung und der Sozialbehörde Hamburg. Beltz Verlag.
Als E-Book/epub und PDF kostenfrei über Open Access auf der Website des Verlages downloadbar.

Initiative Verschickungskinder e.V.
https://verschickungsheime.de/

ARD Audiothek Podcast – Diagnose: Unangepasst – Der Albtraum Tripperburg
Der sechsteilige Podcast von 2024 geht auf das Schicksal von drei Frauen ein, die über den Alptraum der Tripperburgen und dort erlebten Missbrauch berichten und versucht auch zu klären, weshalb dieses dunkle Kapitel der DDR bis heute nur wenig aufgearbeitet wurde.
https://s.narr.digital/s1wlg

62 bpb (2022): Lange Wege der Deutschen Einheit. Gesundheit und Gesundheitsversorgung in der DDR. Online: https://www.bpb.de/themen/deutsche-einheit/lange-wege-der-deutschen-einheit/505032/gesundheit-und-gesundheitsversorgung-in-der-ddr/#footnote-target-30

Unabhängige Kommission zur Aufarbeitung sexuellen Kindesmissbrauchs – Sexueller Kindesmissbrauch in Institutionen und Familien in der DDR. Fallstudie zu den Anhörungen und Dokumenten der Aufarbeitungskommission. 2019. Mitzscherlich, B. Wustmann, C. Ahbe, T. Diedrich, U. Eisenwicht, P.
In dem Bericht der unabhängigen Kommission zur Aufarbeitung sexuellen Kindesmissbrauchs finden sich weitere Informationen zu staatlichem Missbrauch, Umerziehungsmaßnahmen in Jugendwerkhöfen, Heimen, geschlossenen venerologischen Stationen sowie innerhalb von Familien in der DDR zum Download unter:
https://s.narr.digital/nwopf

II. Was bedeutet das praktisch? Spezielle Felder im deutschen Gesundheitssystem

1. Haus- und fachärztliche Versorgung

Was ist der Unterschied zwischen ambulanter und stationärer Versorgung?

Jede medizinische Behandlung ist in Deutschland einer Versorgungsstufe zugeordnet. Die geläufigsten „Alltagsprobleme“ bei Erkältung, chronischer Krankheit, kleineren Verletzungen, Medikamentenverschreibung und Krankschreibung werden als sogenannte **Primärversorgung** durch den ambulanten Bereich der niedergelassenen Haus- und Fachärzt:innen übernommen. Niedergelassen bedeutet, dass Patient:innen medizinische Behandlung erhalten, indem sie in eine Praxis kommen, ihre:n Ärzt:in also räumlich aufsuchen. „Wanderärzte“ die ihre Dienste wie man es aus Mittelaltererzählungen kennt im sogenannten „Umherziehen“ anbieten, sind in Deutschland ohne spezielle Genehmigung nicht zugelassen, denn die Ausübung ärztlicher Tätigkeit ist nach §17 Abs. 3 *(Muster-)Berufsordnung für die in Deutschland tätigen Ärztinnen und Ärzte (MBO-Ä)* nur ortsgebunden und in einer Praxis gestattet.

Leider gibt es keine allgemeingültige Begriffsdefinition von ambulant. Grundsätzlich wird darunter aber verstanden, dass Aufnahme sowie Behandlung, pflegerische oder medizinische Eingriffe oder eine Operation sowie die Entlassung am selben Tag stattfinden. Beispielsweise träfe dies auf die mehrmals wöchentlich nötige Dialyse, das Nähen einer Platzwunde in der Notaufnahme, regelmäßige Check-Ups bei der Fachärztin oder die Karies-Behandlung beim Zahnarzt zu.

Eine besondere ambulante Versorgung sind *Disease-Management-Programme (DMP)* also Gesundheitsprogramme für chronisch kranke Menschen. Diese werden von der GKV übernommen und müssen durch behandelnde Haus- oder Fachärzt:in beantragt werden. DMP sind strukturierte Programme die konkrete Einrichtungen sowie Ärzt:innen vorgeben, dafür aber eine medizinische Versorgung auf Grundlage des aktuellen Forschungsstand und entsprechender Leitlinien über Grenzen einzelner Fach- und Einrichtungen hinaus bieten und auf Grundlage eigener DMP-Verträge mit den Krankenkassen abgerechnet werden. Betroffenen soll damit ein besserer Umgang mit ihrer chronischen Krankheit ermöglicht, die Versorgung besser kontrolliert sowie eine Verschlechterung möglichst verhindern oder verlangsamt werden und damit die Gesamtkosten der Versorgung insgesamt verringert werden. Der *Gemeinsame Bundesausschuss (G-BA)* legt dabei Vorgaben und Richtlinien für die Umsetzung solcher DMPs fest, reevaluiert diese regelmäßig und entscheidet über die Aufnahme neuer Krankheiten. Bisher existieren Stand Juli 2025 folgende strukturierte Behandlungsprogramme:

- Asthma bronchiale
- Brustkrebs
- COPD (chronisch obstruktive Lungenerkrankung)
- Diabetes mellitus Typ 1 + Typ 2
- KHK (Koronare Herzkrankheit)
- Osteoporose
- Rheumatoide Arthritis

Folgende Erkrankungen wurden durch den G-BA zugelassen, und müssen noch umgesetzt werden:

- chronische Herzinsuffizienz
- chronischer Rückenschmerz
- Depressionen
- Adipositas Erwachsene
- Adipositas Kinder und Jugendliche

Nach §13 SGB XII gilt in Deutschland das Motto: „ambulant vor stationär", wenn Diagnose, personelle und finanzielle Umstände des Leistungsträgers und die persönliche Situation der zu Behandelnden dies zulassen. Dadurch sollen finanzielle als auch personelle Belastungen der Krankenkassen durch die weitaus kosten- und pflegeintensiveren stationären Behandlungen reduziert werden. Das gilt explizit auch für Krankenhäuser, die seit 1992 ambulante Behandlungen im Rahmen des Gesundheitsstrukturgesetzes und §115b SGB V durchführen sollen. Welche Eingriffe ambulant erfolgen sollen, ist dabei im etwa 2.500 Eingriffe umfassenden Katalog *Ambulant durchführbarer Operationen (AOP)* geregelt. Tatsächlich führen deutsche Kliniken aufgrund finanzieller und struktureller Gründe bisher jedoch zwei Drittel dieser ambulant zu versorgenden Eingriffe weiterhin stationär durch.

Daher soll die 2025 bereits in Kraft getretene Krankenhausreform Anreize schaffen, ambulante Behandlungen konsequenter umzusetzen.[63]

Benötigt ein:e Patient:in für die Behandlung einer akuten oder chronischen Erkrankung mit entsprechender Nachsorge meist im Rahmen eines chirurgischen Eingriffs mit Vollnarkose tags wie nachts eine lückenlose medizinische und pflegerische Behandlung und Betreuung, wird diese auf Station im Krankenhaus aufgenommen und verbringt dort mindestens eine Nacht und einen Tag. Dies nennt man **(voll)stationäre Versorgung**. Ist im Anschluss eine medizinische Rehabilitation nötig, um bespielweise die Folgen eines Schlaganfalls durch Physiotherapie oder Logopädie abzufangen, werden Patient:innen dazu an fachlich spezialisierte Rehabilitationskliniken überwiesen.

Eine Mischform ist die **teilstationäre Behandlung**, die nach §115e SGB V im Rahmen des *Krankenhauspflege-Entlastungsgesetzes (KHPflEG)* 2023 eingeführt wurde. Wenn die Indikation für einen stationären Aufenthalt vorliegt, können Patient:innen tagsüber aufgenommen werden, übernachten aber zuhause bzw. in ihrer Pflegeeinrichtung (daher der Begriff: Tagesklinik). Die mindestens sechsstündige, tägliche (Pflege-)Behandlung findet dann tagsüber statt. Analog dazu existiert die wesentlich seltenere nächtliche Versorgung (Nachtklinik). Durch einen teilstationären Aufenthalt soll die bereits angespannte Arbeitsbelastung für Pflegekräfte im Krankenhaus verringert und die nötige Versorgung gleichzeitig gesichert werden. Die Altenpflege nutzt dieses Konzept als Ergänzung bzw. Unterstützung der häuslichen Pflege bereits seit 1995 im Rahmen der Einführung des Pflegeversicherungsgesetz (SGB XI). Verbreitet ist die Tagesklinik auch in der Psychosomatik.

Gibt es einen Anspruch auf Hausbesuche?

Niedergelassene haus- und fachärztliche Praxen sind neben ihrer örtlichen Präsenz zu Hausbesuchen verpflichtet, wenn Patient:innen aufgrund chronischer oder akuter Krankheit, Schwäche oder Alter nicht eigenständig in

---

63 IGES Institut (2022): Gutachten nach §115b Abs. 1a SGB V für die Kassenärztliche Bundesvereinigung, den GKV-Spitzenverband und die Deutsche Krankenhausgesellschaft, S. 184ff. Online: https://www.iges.com/sites/igesgroup/iges.de/myzms/content/e6/e1621/e10211/e27603/e27841/e27842/e27844/attr_objs27932/IGES_AOP_Gutachten_032022_ger.pdf

die Praxis kommen können bzw. ihnen der Weg in die Praxis nicht zumutbar ist. Das gilt auch für Kinder, wenn deren Zustand einen Transport in die Praxis nicht zulässt. Die Kosten eines Hausbesuches werden durch die GKV übernommen. Für Zahnärzt:innen gestaltet sich dies etwas spezieller. Auch hier gilt zwar: Ist es nicht möglich oder nicht zumutbar in die Praxis zu kommen oder handelt es sich um einen Schmerznotfall, können auch zahnärztliche Hausbesuche bei schwer Pflegebedürftigen, immobilen Patient:innen oder Heimbewohnenden erbeten werden. Eine Behandlung zu Hause ist jedoch aufgrund des nötigen medizinischen Equipments nicht grundsätzlich möglich.[64] Sollte eine Behandlung vor Ort aufgrund hygienischer oder sonstiger Gründe nicht durchführbar, aber nötig sein, erfolgt der Transport bei medizinischer Indikation in die Praxis via Taxi oder Krankentransportwagen (KTW) und wird durch die GKV übernommen.

Sowohl die Durchführung von Hausbesuchen als auch die Durchführung der Sprechstundenzeit wird durch die Kassenärztliche Vereinigung pro forma überprüft. Dabei müssen die haus- und fachärztlich Tätigen sicherstellen, dass sie an einer festgelegten Anzahl von Tagen und Stunden für eine (Akut-)Sprechstunde verfügbar sind. Der vorab abgesprochene Hausbesuch kann daher auch auf eine Zeit vor oder nach der eigentlichen Sprechstundenzeit fallen. Für einen Hausbesuch muss allerdings ein Behandlungsvertrag bestehen, also bereits eine Behandlung in der Vergangenheit erfolgt und die Patient:in den Behandelnden bekannt sein. Auch die Nähe zur Praxis spielt eine Rolle. Beispielsweise wäre die Hausärztin eines gerade 100 km entfernten Patienten nicht zum Hausbesuch verpflichtet, wenn dieser in einer anderen Stadt zu Besuch bei seinen Kindern ist und dort einen Hausbesuch wünscht. Hier müsste auf einen vor Ort versorgende:n Ärzt:in der Bereitschaftspraxen zurückgegriffen werden. Sollten Hausbesuche den angefragten haus- und fachärztlich Tätigen außerhalb der Sprechzeiten nicht möglich sein etwa spätnachts, am Wochenende oder weil die Praxis wegen Urlaubs geschlossen hat, muss an den ärztlichen Bereitschaftsdienst, Bereitschaftspraxen oder einen vertretenden Kollegen oder Kollegin verwiesen werden. In der Realität erfolgt dazu eine telefonische Bandansage außerhalb der Sprechzeiten mit Vermerk auf der eventuell bestehenden Website der Praxis. → *Was tun, wenn die Praxis schon zu hat?*

---

64 Lange, Silke (2017): Hausbesuche durch den Zahnarzt – Pflicht oder Kür. Niedersächsisches Zahnärzteblatt, Ausgabe 10/2017, S. 35f. Online: https://zkn.de/fileadmin/user_upload/praxis-und-team/Alterszahnmedizin/Hausbesuche_aus_NZB_10_2017.pdf

Trotz ihrer Verpflichtung nahm die Zahl tatsächlich durchgeführter Hausbesuche durch Hausärzt:innen in den letzten Jahren beständig ab.[65] Gründe dafür sind zum einen der besonders im ländlichen Gebiet ausgeprägte hausärztliche Mangel sowie eine schlechte finanzielle Entlohnung dieser außerhalb der Sprechstundenzeiten anzubietenden Leistung. Zunehmend übernehmen diese Aufgabe daher Kassenärztliche Bereitschaftsdienste (die in rotierendem System durch Hausärzt:innen mit Kassensitz besetzt sind) sowie der Rettungsdienst, was beide präklinische Systeme seit Jahren belastet. Um der wachsenden Alarmierung zu „hausärztlichen Einsätzen“ etwas entgegenzusetzen, erproben viele Rettungsdienstbereiche aus der Not geborene Konzepte wie Gemeindenotfallsanitäter:innen oder Sichtungsfahrzeuge. → *Warum ist der Rettungsdienst in Deutschland überlastet?*

Um die Überlastung des ambulanten hausärztlichen Sektors mit Telemedizin und besonders weitergebildete Medizinische Fachangestellte (MFA) abzufangen, existiert seit einiger Zeit die Weiterbildung zur Versorgungsassistentin in der Hausarztpraxis (VERAH) oder auch nichtärztlichen Praxisassistentin (Näpa). Diagnosestellungen und medizinische Behandlungen bleiben dabei zwar Kernaufgabe von Ärzt:innen, Hausbesuche und Anpassungen von Medikamentendosen, Blutabnahme oder sonstige Tätigkeiten können aber vorab delegiert bzw. die geschulten MFA bei Bedarf nach telefonischer bzw. telemedizinischer Rücksprache vor Ort tätig werden. Allerdings sind MFA ebenso wie ihr Pendant die Zahnmedizinische Fachangestellte (ZFA) sogenannte Engpassberufe.[66] Das bedeutet, die Anzahl vakanter Stellen in den Praxen ist weitaus höher, als fertig ausgebildete Fachkräfte zur Verfügung stehen. Im angloamerikanischen Raum sind diese Konzepte als *Community Health Nurse* (CHN) schon lange etabliert, in Deutschland jedoch noch kaum bekannt[67] und bisher nur in wenigen Modellprojekten[68] umgesetzt. Auf einer Berufsausbildung aufbauend qualifizieren sich Fach-

65 Brysch, Eugen (2023): Patientenschützer: Viele Ärzte zu Hausbesuchen nicht mehr bereit. In: Ärzte Zeitung, 16.05.2023. Online: https://www.aerztezeitung.de/Wirtschaft/Patientenschuetzer-Viele-Aerzte-zu-Hausbesuchen-nicht-mehr-bereit-439305.html

66 PKV Institut (2023): Der Beruf der MFA und der ZFA sind Engpassberufe. Online: https://www.pkv-institut.de/magazin/artikel/der-beruf-der-mfa-und-der-zfa-sind-engpassberufe

67 Bzw. waren es in der DDR einst unter dem Namen „Gemeindeschwester“.

68 SWR (2025): Ärztemangel in Baden-Württemberg: So sollen „Community Health Nurses“ Abhilfe schaffen. Online: https://www.swr.de/swraktuell/baden-wuerttemberg/aerztemangel-abhilfe-durch-medizinische-fachkraft-hausarzt-100.html

kräfte zur Advanced Practice Nurse bzw. in nächster Stufe über Bachelor- und Masterstudium zur Community Nurse für umfangreiche und auch eigenverantwortlich durchgeführte heilkundliche Maßnahmen, was dem überlasteten, ambulanten Sektor zugutekäme, aktuell jedoch noch rechtliche Anpassungen benötigt und auch vonseiten der Ärzteschaft kritisch beäugt wird.[69]

Wie sind ambulant tätige Ärzt:innen in Deutschland organisiert?

Da Ärzt:innen Teil der Gesundheitsversorgung und damit Leistungserbringende von Gesundheitsleistungen sind, gilt auch für sie das Prinzip der Selbstverwaltung.

Die Organisation und Vertretung beruflicher Belange *aller* Ärzt:innen regeln die *Landesärztekammern (LÄK)*. Sie sind Körperschaften öffentlichen Rechts und werden durch die jeweiligen Gesundheitsministerien der Länder kontrolliert. Weil in NRW zwei Ärztekammern zuständig sind, existieren insgesamt 17 Ärztekammern, bei denen alle Ärztinnen und Ärzte Pflichtmitglieder im jeweiligen Bundesland sind, in dem sie arbeiten. Die *Bundesärztekammer (BÄK)* ist keine Körperschaft öffentlichen Rechts, sondern eine als Verein organisierte Arbeitsgemeinschaft der 17 Landesärztekammern. Sie nimmt als übergeordnetes Gremium Einfluss auf politische Entscheidungsfindung bei der Gesundheits- und Sozialpolitik, legt einheitliche Regelungen und -pflichten der ärztlichen Berufsausübung und (fachärztlichen) Weiterbildung fest und setzt sich bundesweit für ärztliche Belange ein.

Vertragsärzt:innen aller Fachrichtungen, die in ihren Praxen hauptsächliche die Behandlung von gesetzlich Versicherten anbieten, sind je Bundesland in einer der 17 *Kassenärztlichen Vereinigungen (KV)* gegliedert und dort Pflichtmitglied. Diese werden bundesweit vertreten durch die *Kassenärztliche Bundesvereinigung (KBV)*. Hier stehen die Belange der Versorgung gesetzlich Versicherter in engem Austausch mit den Gesetzlichen Krankenkassen und der Ärzteschaft im Fokus.

69 Millich, N. (2023): Berufsbild „Community Health Nurse“. Klapper: „Pflegefachpersonen als wichtige Säule in der Primärversorgung“. Online: https://www.bibliomed-pflege.de/news/47967-klapper-pflegefachpersonen-als-wichtige-saeule-in-der-primaerversorgung

Analog gestaltet sich die Selbstverwaltung der Zahnärzt:innen. Sie sind ebenfalls in 17 *Landeszahnärztekammern (LZK)* und ihrer Spitzenvertretung *Bundeszahnärztekammer (BZÄK)* organsiert. Als Zusammenschluss des rein für gesetzlich Krankenversicherte tätigen, zahnärztlichen Personals existieren *Kassenzahnärztliche Vereinigungen (KZV)*, mit dem gemeinsamen Spitzenverband *Kassenzahnärztliche Bundesvereinigung (KZBV)*, die zusammen für die korrekte Durchführung der vertragszahnärztlichen Versorgung zuständig sind.

Welche Arten von Praxen gibt es?

Neben der klassischen Einzelpraxis existieren noch Gemeinschaftspraxen, Praxisgemeinschaften und Praxisverbünde.[70]

Gemeinschaftspraxen sind Praxen, in denen maximal vier Ärzt:innen des gleichen oder ähnlichen Fachbereiches zusammen wirtschaften, sich also Personal, medizinisches Equipment, Ausstattung und Außenauftritt, aber auch Patient:innen teilen. Ein klassisches Beispiel wäre die zahnärztliche Gemeinschaftspraxis in der drei Zahnärzt:innen zusammenarbeiten.

Ganz anders sieht es bei der **Praxisgemeinschaft** aus. Hier schließen sich autonom wirtschaftende Ärzt:innen mit jeweils eigenem Patientenstamm aus gleichen oder unterschiedlichen Fachrichtungen zusammen, die sich nur Räumlichkeiten, Personal und medizinische Ausstattung teilen. Beispielhaft wäre hier eine Praxisgemeinschaft aus Hausärztin, einem Gynäkologen und zwei Pädiatern.

Die ähnlich klingenden **Praxisverbünde** sind meist ein Zusammenschluss eigenständig wirtschaftender Ärzt:innen, die sich zur Verbesserung der interkollegialen Zusammenarbeit zusammenschließen, um beispielsweise Befunde zu Patient:innen leichter auszutauschen oder den eigenen Patientenstamm durch räumliche Nähe und/oder Kooperation mit Krankenhäusern, Reha-Kliniken, Physiotherapie oder sonstigen Gesundheitsfachberufen zu erweitern.

Und dann gibt es noch die *Medizinischen Versorgungszenten (MVZ)*, die 2003 mit dem *GKV-Modernisierungsgesetz* eingeführt wurden und mehrere Fachrichtungen unter einem Dach vereinen. Die MVZ sind speziell auf die ambulante Versorgung von gesetzlich Versicherten ausgerichtet und bieten

70 Janda, C. (2022): Medizinrecht, S. 104f.

Ärzt:innen die Möglichkeit eines Anstellungsverhältnisses, was in Gemeinschafts- oder Einzelpraxen selten bzw. nicht möglich ist. Die Gesamtleitung erfolgt dabei durch eine ebenfalls im MVZ arbeitende, ärztliche Leitung und es gibt im Vergleich zur Gemeinschaftspraxis keine maximale Anzahl zusammenarbeitender Ärzt:innen. Neben Interdisziplinarität und besserem Zugang für Versicherte („alles an einem Ort") war auch das gemeinsame Wirtschaften und die damit verbundene Kostensenkung ein wesentlicher Kernpunkt für die gesetzlichen Krankenkassen, das den Polikliniken aus der DDR ähnelnde Konzept umzusetzen. → *War früher alles besser? Wie war die medizinische Versorgung zu Zeiten der DDR?*

Was bedeutet freie Arztwahl? ◆

Im Gegensatz zu Ländern, die ihr Gesundheitssystem staatlich organisieren, besteht in Deutschland durchweg **freie Wahl** bei der **hausärztlichen, fachärztlichen** und **zahnärztlichen Versorgung**. Auch Krankenhäuser können frei gewählt werden. Damit unterscheidet sich Deutschland beispielsweise zu England, wo im Zuge des staatlichen Beveridge-Systems eine meist ortsbezogene Zuweisung zu ärztlicher Versorgung bzw. vorgegebenen Kliniken die Regel ist. → *Wie sind Gesundheitssysteme im Ausland gestaltet?*

Einige Ausnahmen existieren jedoch. Gesetzlich Versicherte können nur Praxen und Kliniken auswählen, die mit den Krankenkassen entsprechende *Kollektiv- und Versorgungsverträge* abgeschlossen haben. Natürlich können Privatpraxen und -kliniken ausgewählt werden, hier müssen die Kosten der Behandlung dann aber selbst gezahlt werden. Privatversicherte haben grundsätzlich keine Beschränkung, sie können sowohl Praxen mit Kassensitz als auch reine Privatpraxen auswählen, da sie direkt mit den entsprechenden Ärzt:innen bzw. Kliniken einen Behandlungsvertrag eingehen und die Kosten im Nachgang durch ihre Privaten Krankenversicherungen erstattet bekommen. Dadurch haben sie häufig einen zeitlichen Vorteil bei fachärztlicher, aber auch psychosozialer Versorgung. → *Was ist die private Krankenversicherung?*

Die bereits erwähnten *Disease-Management-Programme (DMP)* schränken die Wahl der fachärztlichen Praxen bzw. Kliniken dahingehend ein, dass die Wahl nur unter den vorgegebenen Vertragspartner der gesetzlichen Krankenkassen erfolgen kann. Allerdings können Versicherte das gewählte Gesundheitsprogramm jederzeit wieder verlassen. Gleiches gilt für die

Hausarztzentrierte Versorgung (HZV), häufig auch Hausarztmodell oder Hausarztprogramm genannt. Die Teilnahme an diesem Programm steht gesetzlich Versicherten frei, bindet sie dann aber für ein Jahr an die oder den gewählte Hausärztin bzw. Hausarzt. Möchten Versicherte bei einer fachärztlichen Praxis vorstellig werden, können sie das dann nur noch mit einer Überweisung. Für Augenheilkunde, Gynäkologie, Kinder- und Jugendmedizin sowie Zahnärztliche Versorgung ist das nicht nötig. Die Grundidee der HZV ist eine koordinierte Grundversorgung, bei der alle Befunde, Medikamente und Behandlungspläne bei Hausärztin und Hausarzt zusammenlaufen. Da diese durch Überweisungen auch die fachärztlichen Termine koordinieren und alle Befunde der jeweiligen Untersuchungen und Laborergebnisse erhalten, haben sie einen umfänglichen Überblick über den Gesundheitszustand und nötige bzw. laufende Behandlungen. Das soll Doppelbehandlungen oder unnötige fachärztliche Besuche verhindern und bietet den hausärztlichen Praxen im Gegenzug gewisse finanzielle Vorteile durch etwas andere Abrechnungsbudgets der teilnehmenden Patient:innen. Wollen Versicherte aus dem Programm aussteigen, können sie dies nur mit Einhalten der Kündigungsfrist einen Monat vor Ende der 12-monatigen Mindestlaufzeit. Andernfalls verlängert sich das Programm um ein weiteres Jahr.

Manche Krankenkassen bieten als freiwillige Zusatzleistung die Kostenübernahme von Prophylaxe, Sportkursen oder ähnlichem an. Auch hier ist die Wahl der möglichen Leistungserbringer an das Programm gekoppelt und eine kostenfreie Zahnreinigung beispielsweise nur bei ausgewiesenen Vertragszahnärzt:innen möglich. Auch kann die Kostenübernahme von Kurskosten o.ä. nur übernommen werden, wenn die Versicherten vor Beginn und Teilnahme eine Zusage durch ihre Krankenkasse erhalten haben.

Im Rahmen eines Wegeunfalls zur Arbeit ist die freie Arzt- oder Klinikwahl durch die gesetzliche Unfallversicherung beschränkt. Hier erfolgt die Erstzuweisung an eine:n *Durchgangsärzt:in* (kurz meist: *D-Arzt*) die für die nachfolgende Behandlungen Überweisungen an weitere Fachärzt:innen sowie bestimmte Behandlungskrankenhäuser (BG-Kliniken) koordiniert. → *Was ist die gesetzliche Unfallversicherung?*

Was sind Kassensitze?

Das Konzept der Kassensitze ist eng mit dem System der gesetzlichen Krankenkassen verknüpft. Für ambulante medizinische Leistungen gilt die Pflicht zur Niederlassung. Ärzt:innen benötigen also eine Praxis, die sie selbst leiten oder in der sie angestellt sind. Die *Kassenärztliche Vereinigung (KV)* wiederrum hat den Auftrag, die Versorgung ihrer gesetzlich Versicherten sicherzustellen, in dem sie vor dem Hintergrund der **Morbidität** der Bevölkerung ihres Bundeslandes die Versorgungslage analysiert und adaptiert. Sogenannte *Bereichspläne* sind dabei die Grundlage für die Vergabe und absolute Anzahl möglicher Praxen, welche zur Versorgung der gesetzlich Versicherten eines bestimmten Bereiches über sogenannte *Kassensitze* zugelassen werden. Jedes Bundesland, jeder Ort, jedes Viertel einer Großstadt hat damit ein festgelegtes und limitiertes Kontingent an möglichen Praxen, die durch Ärzt:innen bestimmter Fachrichtungen besetzt werden können. Manche Gebiete sind dabei *zulassungsbeschränkte Planungsbereiche*, in denen eine besonders hohe Dichte bestimmter Fachpraxen bereits abgedeckt und die Eröffnung neuer Praxen daher stark limitiert ist. Durch dieses Konzept kommt es besonders im psychosomatischen Bereich zu den bekannten, teilweise langen Wartezeiten. → *Warum dauert es so lange, bis Hilfesuchende einen Therapieplatz bekommen?*

Weil eine Kassenzulassung stets an eine Praxis gekoppelt ist, bleibt jungen Ärzt:innen besonders in Städten nur die Wahl, bereits bestehende Praxen abzukaufen und teilweise mit dem bestehenden Patientenstamm weiterzuarbeiten. Bis 2009 mussten Vertragsärzt:innen ihre Kassensitze mit 68 Jahren aufgeben und an jüngere Nachfolgende verkaufen. Eine Praxis mit Kassenzulassung zu eröffnen war ebenfalls auf 55 Jahre beschränkt. Wer älter als 68 war, durfte also nicht weiterarbeiten und über 55 Jahre keine Praxis übernehmen. Mit dem *Gesetz zur Weiterentwicklung der Organisationsstrukturen (GKV – OrgWG)* wurden diese Altersgrenzen 2008 hinfällig. Für Privatpraxen galten sie nie. Die Vergabe des Kassensitzes erfolgt immer durch die jeweilige KV des Bundeslandes im dem die Arbeit aufgenommen wird. Bei Wegzug oder Tod erlischt die Zulassung automatisch. Kommen die Ärzt:innen ihrer Vertragspflicht durch grobes Vergehen nicht nach, z. B. weil sie Behandlungen nicht oder falsch durchführen, keine ausreichenden Sprechstundenzeiten anbieten oder sich einer Straftat schuldig gemacht haben, kann die KV die Zulassung auch entziehen.

Warum ist es so schwer, fachärztliche Termine zu bekommen? ◆

Fachärztliche Praxen sind häufig überlaufen und GKV-Versicherte warten teilweise mitunter mehrere Wochen auf einen Termin. Strukturell spielt die durch KV und deren Bedarfsplanung berechnete absolute Anzahl von Kassensitzen und dadurch verfügbare, fachärztliche Praxen eine zentrale Rolle. Daraus ergibt sich für dünner besiedelte Regionen im Vergleich zu Städten und Ballungsgebieten bereits von vornherein eine geringere Anzahl an zugelassenen Ärzt:innen, die zur Verfügung stehen. Auch fällt der Fachkräftemangel in einer dünn besiedelten Region schneller ins Gewicht, wenn Praxen keine Nachfolge finden und Patient:innen weite Anfahrten bis zur nächstgrößeren Stadt in Kauf nehmen müssen.

Neben strukturellen Bedingungen spielt auch der Faktor Mensch eine Rolle. So suchten Deutsche laut einer Studie des RWI im internationalen OECD-Vergleich 2020 durchschnittlich zehnmal pro Jahr haus- und fachärztliche Praxen auf, während es in Schweden drei und Frankreich sechs Besuche pro Jahr waren.[71] Bei der Besuchsfreudigkeit lässt sich dabei ein klares Gefälle zwischen ländlicher und städtischer Infrastruktur, aber auch regionale Unterschiede ausmachen: städtische Bevölkerung nutzt das ärztliche Angebot häufiger als ländliches, Menschen aus westdeutschen Bundesländern häufiger, als Menschen aus ostdeutschen Bundesländern.[72] Freie Arztwahl, sowie geringe Zuzahlungen führen zu einem weiteren kontrovers diskutierten Grund: das deutsche Gesundheitssystem verfügt über keine nennenswerte Patientensteuerung. Aktuell liegt die Auswahl der gewünschten medizinischen Versorgung fast ausschließlich bei den Patient:innen selbst, die als medizinische Laien den korrekten Behandlungsort für ihre Beschwerden auswählen sollen. Vermuten diese hinter einer bestimmen körperlichen Beschwerde beispielsweise eine konkrete Fachrichtung und meinen dies sei in der hausärztlichen Versorgung nicht ausreichend behandelbar oder sind mit der bisherigen hausärztlichen Versorgung unzu-

---

71 Leibniz Institute for Economic Research (2020): Regionale Unterschiede bei Arztbesuchen: Es liegt an den Patienten. Online: https://www.rwi-essen.de/en/press/science-communication/press-releases/translate-to-english-detail/regionale-unterschiede-bei-arztbesuchen-es-liegt-an-den-patienten

72 Daten von 6,3 Mio. GKV-Versicherten aus Untersuchungszeitraum zwischen 2006 und 2012: Salm, M. Wübker, A. (2020): Sources of regional variation in healthcare utilization in Germany. In: Journal of Health Economics, Volume 69, January 2020, 102271. Online: https://doi.org/10.1016/j.jhealeco.2019.102271

frieden, verabreden diese unter Umständen einen überflüssigen Termin in fachärztlichen Praxen oder landen gar aufgrund mangelnden Wissens im Wartezimmer der falschen Fachrichtung. Aber auch, wenn die Symptome und Beschwerden chronisch sind, die Praxen nachmittags geschlossen, weder kassenärztlicher Bereitschaftsdienst noch Notfallambulanzen bekannt ist oder der Weg dahin als unzumutbar eingestuft wird, wird oft der Rettungsdienst gerufen. → *Warum kann der Rettungsdienst nicht zuhause behandeln und dann wieder fahren?*

Daher wird seit längerem darüber diskutiert, wie man hilfesuchende Patient:innen sinnvoll durch das Gesundheitssystem an die für ihre Belange korrekte Stelle leiten und insbesondere fachärztliche Praxen entlasten kann. 2004 existierte kurze Zeit die Idee einer sogenannten *Praxisgebühr*, die quartalsweise und erneut bei jedem Praxisbesuch zu entrichten war, wenn keine Überweisung durch Hausärzt:in vorlag. Neben viel Bürokratie für die Praxen erzielte die als Erziehungsmaßnahme gedachte Gebühr jedoch nicht den erhofften Effekt und wurde Ende 2012 wieder eingestellt, denn fachärztliche Praxen waren weiterhin und zum Teil stärker überlaufen als zuvor.

Wissen | Fachärztliche Termine – Terminservice der 116117 ◆

Entweder digital unter 🔗 https://www.eterminservice.de oder telefonisch erhalten Versicherte der GKV über den Terminservice des ärztlichen Bereitschaftsdiensts Unterstützung für die Vereinbarung von fachärztlichen Terminen. Achtung: dafür ist eine Überweisung mit einem sogenannter **Dringlichkeitsode** nötig. Das ist ein Vermerk, der nur durch die hausärztliche Praxis erstellt werden kann und bestätigt, dass der Termin zeitnah innerhalb von 4 Wochen ermöglicht werden muss. Es besteht kein Anspruch auf eine Wunschpraxis, stattdessen wird ein Termin vermittelt, der innerhalb einer gewissen Umkreissuche liegt, bei der je nach Wohnort aber zwischen 30 und 60 min Anfahrt in Kauf genommen werden müssen. Für die Hilfe zur Vermittlung hausärztlicher Termine, Gynäkologie, Psychotherapeutischen Sprechstunden (Erwachsene und Kinder), Augenheilkunde und Pädiatrie wird kein Dringlichkeitscode benötigt.

Hausärztlich vermittelter Termin

Bei medizinischer Notwendigkeit erstellt die jeweilige Hausärztin oder Hausarzt eine Überweisung mit Dringlichkeits- und **Vermittlungscode**. Die hausärztliche Praxis übernimmt dann die Terminfindung mit der entsprechend benötigten fachärztlichen Praxis und gibt diesen Termin an die/den Patienten:in weiter. Der vereinbarte Termin gilt dann als verbindlich, die Überweisung muss vorgezeigt werden. Fachärztliche Praxen erhalten für die Aufnahme und Behandlung eines solchen Vermittlungsfalls eine extrabudgetierte Vergütung, die ihnen bei einer normalen Überweisung nicht zusteht. So gibt es Fälle, bei denen fachärztliche Praxen Patient:innen mit normaler Überweisung ablehnen und diese anhalten, eine neue Überweisung mit hausärztlicher Vermittlung ausstellen zu lassen. Das ist unzulässig.[73]

Terminservice der Krankenkassen

Bis es ein nicht-kommerzielles, kassenübergreifendes Online-Portal zur Terminvergabe gibt, erhalten GKV-Versicherte über ihre Krankenkasse Unterstützung bei der Terminfindung. Dazu am besten auf der jeweiligen Website nachsehen bzw. die Kundenhotline anrufen. Die Einschränkungen bzgl. Dringlichkeits- bzw. Vermittlungscodes entsprechen denen des Terminservice der 116117.

Onlineportale für haus- und fachärztliche Termine

Viele, aber nicht alle Praxen bieten einen zusätzlichen Onlineterminservice über verschiedene private Anbieter wie doctolib, jameda und andere an, die man über eine Anmeldung auf dem jeweiligen Portal einsehen kann. Die Erfolgschance ist hier sehr unterschiedlich, je nach Wohnort und gesuchter Fachrichtung können hier angebotene Termine je nach Verfügbarkeiten der jeweiligen Praxen teils Monate in der Zukunft liegen. Einige Praxen nutzen die Portale jedoch gar nicht und sind dementsprechend nicht auffindbar.

73 KVWL (2023): Hausarztvermittlungsfall: Das müssen Sie beachten. Online: https://www.kvwl.de/suche/news/nachricht-hausarztvermittlungsfall-das-muessen-sie-beachten

Was verbirgt sich hinter der 116117 und dem kassenärztlichen Bereitschaftsdienst?

Klassischerweise passiert es zum Freitagnachmittag, am Wochenende oder an Feiertagen: Man wird krank oder chronische Beschwerden sind so schlimm, dass man es zum vereinbarten Behandlungstermin am Montag nicht mehr aushält. Nach Ende der klassischen Sprechstundenzeiten endet die verpflichtende Sicherstellung medizinischer Versorgung durch die bundesweit niedergelassenen Ärzt:innen aber natürlich nicht. Jederzeit wird eine Notfallversorgung aufrechterhalten, die auch akute fach- und hausärztliche Belange abdeckt. Obwohl sie im Radio, in hausärztlichen Praxen und bis Ende 2021 mit zauberhaften Feen im Fernsehen beworben wurde, ist die 116117 dabei als Portal für genau solche gesundheitlichen Anfragen leider zu wenig bekannt. Hinter dieser bundesweiten, kostenlosen Nummer verbirgt sich der *kassenärztliche Bereitschaftsdienst* (auch: *KV-Dienst*, regional teilweise weitere Namen möglich), bei dem online und telefonisch sowohl privat als auch gesetzlich Versicherte Unterstützung bei der Suche nach Ärzt:innen, psychotherapeutische Anlaufstellen und vor allem eine telefonische Ersteinschätzung bei gesundheitlichen Beschwerden erhalten. Über das *Patienten-Navi* kann man auch digital auf der Website eine sehr grobe Ersteinschätzung und eine Übersicht der aktuell verfügbaren Bereitschaftspraxen vor Ort finden.

Das Kernstück der 116117 ist aber der namensgebende, kassenärztliche Bereitschaftsdienst, bei dem alle vertragsärztlich tätigen Ärzt:innen zur Teilnahme verpflichtet sind. Wer den Dienst nicht antritt oder antreten kann, muss eine Vertretung benennen oder eine Strafgebühr zahlen. Nach monatlich rotierenden Schichtplänen nehmen Ärzt:innen dann Hausbesuche bei GKV und Privatversicherten vor, die sich vorab telefonisch bei der 116117 mit ihren Beschwerden gemeldet haben. Die Kosten werden dabei über die jeweilige Krankenkasse übernommen, bei Privatversicherten erfolgt je nach individuellem Tarif eventuell eine Zuzahlung. Die 116117 ist für all jene gedacht, die nicht lebensbedrohlich verletzt oder erkrankt sind und berät bei Unsicherheiten auch, was bei aktuell bestehenden Symptomen bestenfalls zu tun ist, etwa bei Erkältungs- und chronischen Beschwerden wie bei Arthritis, Rheuma oder sonstigen Belangen, für die man eigentlich eine hausärztliche Praxis aufsuchen würde. Ruft man an, werden Symptome, bestehende Vorerkrankungen und Medikamente durch eine medizinische Fachkraft abgefragt und nach einer Ersteinschätzung bei medizinischer Indikation telefonisch oder via Telemedizin zu einem Gespräch mit KV-Ärzt:in weitergeleitet. Sollte dies nicht ausreichen und ein Hausbesuch zum Beispiel zur Verabreichung von Medikamenten erforderlich sein, werden Kontaktdaten wie Adresse und Telefonnummer abgefragt und je nach Arbeitsbelastung erfolgt nach durchschnittlich etwa 2–3 Stunden der Hausbesuch. Je nach Anruf-Aufkommen leidet die 116117 jedoch gerade zu Spitzenzeiten am Wochenende, an Feiertagen und spätnachmittags sowie abends unter teils langen Wartezeiten, bis ein Anruf entgegengenommen werden kann oder bis die Ärzt:in vor Ort ist. Häufig wird dann aus Frust oder Überforderung die 112 gewählt. → *Was kostet ein RTW-Einsatz?*

In Fachkreisen wird daher eine verbindliche, möglichst gering gehaltene telefonische Annahmezeit ähnlich der 112 und kürzere Wartezeiten gefordert, was jedoch nur mit genügend Personal umgesetzt werden kann, denn auch der ärztliche Bereitschaftsdienst ist gerade in den Städten regelmäßig mit dem zunehmenden Anrufaufkommen überfordert, weil er auch die immer weiter abnehmenden hausärztlichen Hausbesuche bei betagten und/oder chronisch kranken und eingeschränkt mobilen Patient:innen auffangen muss. Leider gibt es daher auch Fälle, in denen die anrufenden Patient:innen gerade zu Spitzenzeiten scheinbar aktiv zum Anruf der 112 ermutigt werden, obwohl kein Notfallgeschehen vorliegt. Woher die anrückenden Rettungskräfte das wissen? Weil Patient:innen ihnen vor Ort meist erzählen, dass ihr Anruf bei der 116117 in der Warteschleife festhing oder ihnen zum Ruf des Rettungsdienstes geraten wurde. Wie oft dies tatsächlich der Wahrheit entspricht, kann aktuell aufgrund mangelnder zentraler Steuerung von Patient:innenströmen nicht geprüft werden.

Klassische Beschwerden, die über den ärztlichen Bereitschaftsdienst mit Medikamenten und ähnlichem versorgt werden können, sind: Erkältung mit Fieber über 39 Grad, akute Harnwegsinfekte, Rücken- oder Bauchschmerzen, Hals-Nasen-Ohrenbeschwerden, klassische und anhaltende Brech-Durchfallerkrankungen, Ischiasbeschwerden und viele weitere. Für Säuglinge und Kinder halten einige Regionen einen *pädiatrischen ärztlichen Bereitschaftsdienst* vor. Für lebensbedrohliche Notfälle wie Unfällen, Bewusstlosigkeit, Verdacht auf Schlaganfall, Herzinfarkt, stärkste Blutungen, akute und stärkste Bauchschmerzen ohne Bezug zu Infekterkrankungen, Bewusstlosigkeit, Vergiftungen, Atemnot oder Atemstillstand und ähnlichem bleibt die 112 mit dem Rettungsdienst die richtige Wahl.

Was sind Bereitschaftspraxen?

Wer akut, aber nicht lebensbedrohlich krank ist und gerne Hilfe aufsuchen würde, für den ist die **Bereitschaftspraxis**, regional unterschiedlich auch Notfallambulanz, Notfallpraxis oder Anlaufpraxis genannt, der richtige Ort. Meist angegliedert in den Räumlichkeiten von Krankenhäusern und Kliniken bieten diese auf Grundlage von §75Abs. 1b SGB V außerhalb der eigentlichen Sprechzeiten hausärztliche, teils fachärztliche Versorgung an.[74] Klassischerweise decken diese Bereitschaftspraxen also Versorgungsanliegen spätnachmittags, abends und teilweise nachts ab. Welche Bereitschaftspraxen geöffnet sind und wo man diese findet, kann telefonisch oder online über die 116117 erfragt werden.

Für akute *zahnmedizinische Notfälle* sind die Bereitschaftspraxen in der Regel nicht gedacht. Stattdessen findet man für akute Zahnschmerzen, beim Nachbluten nach Zahn-OPs, stärkste Schmerzen durch Zahnwurzelentzündung oder abgebrochene Zähne und ähnliche Fälle geöffnete Praxen unter 🔗 https://www.116117.de/de/zahnaerztliche-notdienste.php oder telefonisch unter 116117. Dort kann und wird eingehend beraten, an welche Stelle sich Betroffene mit ihrem Problem wenden sollten. Akute Notfälle wie Kieferbrüche, stärkste Blutungen im Mundraum, mehrere ausgeschlagene Zähne und ähnliches sind ein Fall für die Notaufnahmen der Kliniken oder den Rettungsdienst.

Die vielen Anlaufstellen im deutschen Gesundheitssystem können verwirren. So kommt es auch in Bezug auf die Bereitschaftspraxen vor, dass Menschen diese mit den **Notaufnahmen** der Krankenhäuser verwechseln. Analog zum Rettungsdienst sind diese allerdings grundsätzlich für akute, schwere Notfälle vorgesehen, wie dies beispielsweise bei einer Fraktur des Beines, Verbrennungen bei Grillunfällen, schwerer Atemnot bei Kindern durch Infekte oder verschluckte Gegenstände, Herzinfarkte usw. der Fall ist.

Es ist ein hartnäckiger Mythos, dass man in der Notaufnahme oder durch Einweisung mit dem Rettungsdienst schneller oder umfassender behandelt würde, als dies in den Bereitschaftspraxen der Fall wäre. Tatsächlich werden alle Patient:innen in den Notaufnahmen durch systematische Vorsichtungen wie das *Manchester-Triage-System* in akute, dringliche und weniger dringliche Notfälle eingeteilt. Es gilt also nicht das System „wer früher kommt, wird früher drangenommen“, sondern die Schwere der Erkrankung regelt die

74 Sozialgesetzbuch. Online: https://www.gesetze-im-internet.de/sgb_5/__75.html

Wartezeit bis zur Behandlung. Dies gilt auch für Patient:innen, die mit dem RTW eingeliefert werden. Wenn es sich nicht um schwere und schwerste Notfälle handelt, die mitunter sofort im Schockraum behandelt werden müssen, erhalten diese Patient:innen keinen Vorzug, sondern werden ebenfalls aufgrund ihrer tatsächlichen Erkrankung bzw. Symptome entsprechend durch die Notaufnahme eingeschätzt und nach entsprechender Wartezeit behandelt. → *Was sind klassische Vorurteile, Mythen und Fehlannahmen beim Rettungsdienst?*

Was hat es mit AU, Quartalen und Überweisungen auf sich?

Kratzender Hals, Schluckbeschwerden und Abgeschlagenheit. Kurz darauf Fieber, Husten und Schnupfen. Der Klassiker unter den Krankschreibungen in Deutschland, ein Infekt der oberen Atemwege hat zugeschlagen. In Deutschland profitieren Arbeitnehmende durch die Krankenversicherung vom Privileg der *Lohnfortzahlung im Krankheitsfall*, d. h. obwohl nicht gearbeitet werden kann, erhalten Versicherte weiterhin Gehalt oder Lohn durch das Unternehmen, bei dem sie sozialversicherungspflichtig angestellt sind. Auf Selbstständige trifft dies also nicht zu. Die Krankmeldung selbst muss am ersten Tag erfolgen, meist fordern Arbeitgebende dann bis zum dritten Tag von ihren Angestellten einen ärztlichen Nachweis über die Krankheit an. Nur mit dieser im Volksmund auch „Gelber Schein" genannten *Arbeitsunfähigkeitsbescheinigung (AU)* können sich die arbeitgebenden Betriebe den finanziellen Ausfall der Arbeitskraft durch die Krankenkassen zurückholen, weswegen für viele Versicherte der Gang (oder Anruf) zur hausärztlichen Praxis im Krankheitsfall obligat ist. Je nach Unternehmen gibt es allerdings gewisse Kulanzregelungen, etwa wenn Mitarbeitende sich bis zu drei aufeinanderfolgende Tage krankmelden können, ohne einen Krankenschein nachweisen zu müssen. Manche Betriebe fordern ihn aber auch bereits ab dem ersten Tag der Krankmeldung. Bedingt durch die Covid-19-Pandemie hatte sich trotz Kritik durch Arbeitgeberverbände die *telefonische Krankschreibung* etabliert. Mussten sich Erkrankte zuvor noch in die bereits überfüllten Wartezimmer schleppen und dort andere Wartende gefährden, kann nun telefonisch eine Krankmeldung über bis zu maximal fünf Kalendertagen ausgestellt werden, wenn Patient:in in der Praxis bekannt sind. Sonst sind es, etwa bei telemedizinischer Krankschreibung, drei Tage.

Haben Arbeitnehmende sich krankschreiben lassen und den entsprechenden Nachweis an ihren Betrieb gesandt, steht ihnen in der Regel bis zu maximal sechs Woche pro Jahr (!) volle Lohnfortzahlung zu. Danach erhalten die Erkrankten sogenanntes Krankengeld von der jeweiligen Krankenkasse, statt vom Betrieb. Es umfasst jedoch meist nur noch 70 % des Brutto- bzw. nicht mehr als 90 % des letzten Nettoarbeitsentgelts und ist zusammen mit der Lohnfortzahlung durch den Betrieb auf 78 Wochen innerhalb von drei Jahren beschränkt.

Praxis | *Leider hat sich Frau Grunewalds Erkältung zu einer Sinusitis, einer Nasennebenhöhlenentzündung ausgeweitet, die ihr nun Beschwerden und Schmerzen bereitet. Weil ihre Patientin auf dem rechten Ohr nur noch stark abgeschwächt hören und ihr die Schmerzen sehr zusetzen, verschreibt ihr die Hausärztin Ibuprofen 600 mg und rät zu einem abschwellenden Nasenspray. Neben dem digital auf ihrer Versichertenkarte hinterlegten E-Rezept druckt sie ihr zur Sicherheit noch ein rosa Rezept zur Einlösung in einer Apotheke aus. → Wie funktioniert das E-Rezept?*
Gleichzeitig überweist sie ihre Patientin an eine HNO-Praxis, um den Verdacht eines Paukenergusses als Ursache des verminderten Hörens im rechten Ohr kollegial abklären zu lassen. Weil keine akute medizinische Zeitnot vorliegt, verzichtet die Hausärztin dabei auf einen Dringlichkeitsvermerk. Erfolglos telefoniert Frau Grunewald am selben Tag mehrere HNO-Praxen ab und wird letztlich online über ein Terminportal fündig: sie erhält ihren Termin in drei Wochen in einem etwas entlegenerem Viertel ihrer Stadt. Wochen später sind ihre Beschwerden bereits so gut wie abgeklungen, dennoch möchte Frau Grunewald die fragliche Hörminderung abklären lassen. In der HNO-Praxis angekommen informiert die nette MFA am Tresen sie darüber, dass ihre ***Überweisung*** *bereits abgelaufen sei, da diese im* ***Quartal*** *1/26 erstellt wurde, es aber inzwischen April sei.*

Das Einlesen der Versichertenkarte am Tresen der Praxen ist für gesetzlich Versicherte nichts Neues. Aufgrund der **quartalsweisen Abrechnung** der Praxen, muss die Karte daher alle drei Monate (= ein Quartal) erneut eingelesen werden. Das gilt auch für Krankschreibungen und galt lange Zeit für chronisch Kranke, die ihre Medikamente regelmäßig neu verschrieben bekommen und das Rezept in der Praxis abholen mussten. Termine, die wie bei Frau Grunewald auf Grundlage einer Überweisung aus dem alten Quartal erst in einem neuen Quartal wahrgenommen werden können, sind aber nicht automatisch hinfällig, denn Überweisungen gelten *quartalsübergreifend.* Es gibt zwar Fälle von Praxen, die auf eine erneute Ausstellung einer quartalsaktuellen Überweisung bestehen, dies ist aber pro forma nicht notwendig. Auch wenn beispielsweise ein Termin noch in Quartal 1, ein notwendiger Folgetermin aber erst im darauffolgenden Quartal stattfinden kann, bleibt die Überweisung gültig. Intern müssen Praxen dann zwar je Quartal je eine Überweisung abrechnen, aber auf Patient:innen kommt kein weiterer Aufwand zu. Überweisungen benötigen jedoch einen *aktiven Versicherungsstatus* zum Zeitpunkt ihrer Einreichung in der Praxis, d. h. Patient:in müssen versichert sein, da eine Überweisung alleine nicht ausreicht, um behandelt werden zu können. Das kommt zum Beispiel dann zum Tragen, wenn in Quartal 1 noch ein aktiver Versicherungsstatus in der GKV bestand und mehrere fachärztliche Überweisungen ausgestellt wurden. Wenn kurz darauf aber kein Versicherungsstatus mehr besteht, z. B. aufgrund von Schulden, können die Termine und etwaigen Behandlungen dann trotz Überweisung nicht wahrgenommen werden.

Allgemein gilt: Für die meisten Fachärzt:innen benötigen Versicherte der GKV aufgrund von freier Arztwahl keine Überweisung. Anders sieht dies bei den teuren Spezialfachbereichen Radiologie, Nuklear- und Strahlenmedizin sowie Labormedizin aus. Auch gilt eine Ausnahme der freien Arztwahl für all diejenigen, die sich für die Teilnahme in der *Hausarztzentrierten Versorgung (HZV)* entschieden haben, bei der sie sich für mindestens ein Jahr an eine konkrete Hausärzt:in gebunden haben. Dann muss für jeden Besuch einer fachärztlichen Praxis außer für Gynäkologie, Augenheilkunde und Pädiatrie eine Überweisung ausgestellt werden.

Was ist die Entbudgetierung der hausärztlichen Versorgung? ◆

Bundesweit deckt das Angebot nicht die steigende Nachfrage an hausärztlichen Terminen ab. Dafür gibt es strukturelle Gründe: gerade im ländlichen Bereich bleiben viele Praxen ohne Nachfolge und müssen schließen, da dort der Mangel an Ärzt:innen besonders drastisch ist. Daher versuchen

Bundesländer und Kassenärztliche Vereinigungen über Projekte wie die *Landarztquote* jungen Menschen den Weg zum äußert stark zugangsbeschränkten Medizinstudium zu erleichtern, wenn sie sich zu einer späteren Tätigkeit als Landärzt:in verpflichten. Gleichwohl bei hohen Vertragsstrafen, wenn die fertigen Mediziner:innen es sich nach dem jahrelangen Studium anders überlegen. Neben dem jetzigen Fachkräftemangel spielt auch der demografische Wandel eine zentrale Rolle. Einerseits steigt die Anzahl älterer Menschen mit hausärztlichem Bedarf in den kommenden Jahrzehnten. Gleichzeitig waren laut *Bundesarztregister* schon 2023 fast 40 % der Hausärzt:innen selbst über 60 Jahre alt, womit deren berufliches Tätigkeitsende absehbar ist und mangelnde Versorgungskapazitäten in den kommenden Jahren zunehmen werden.[75]

Ebenfalls strukturell wirkten und wirken sich finanzielle Aspekte in Form der sogenannten Budgetierung aus. Bis zur gesetzlichen Neuregelung 2025 bedeutete die im Rahmen des Gesundheitsstrukturgesetzes 1992 eingeführte Budgetierung, dass hausärztliche Praxen quartalsweise, fix vorgegebene Beträge pro Patient:in und Behandlung sowie Verschreibung von Arznei zugeschrieben und auch nur diese vergütet bekommen hatten. Über die Grenzen dieser Budgets hinausgehende Leistungen wurden dann nicht mehr bezahlt und Praxen blieben auf etwaigen Kosten sitzen. Damit sollte ein Ausufern der Gesundheitsausgaben in den 1980/90er-Jahren verhindert und der damals befürchteten *Ärzteschwemme* entgegengewirkt werden, denn man hatte Sorge, dass die damalig hohe Arbeitslosigkeit unter Mediziner:innen in einer namensgebenden Schwemme aus Praxisneugründungen münden würde. Um bestehende Praxen zu schützen, wurde daher die Budgetierung und bis heute genutzte Bedarfsplanung der Kassenärztlichen Vereinigung implementiert.[76] Durch die Budgetierung wurden zusätzliche Untersuchungen in einem komplizierten Abrechnungsverfahren, in dem auch eingereichte Leistungen anderer Praxen gegengerechnet und verglichen wurden, teils mit Abschlägen bestraft. Ob eine Behandlung wenige

75 KBV (o. J.): Gesundheitsdaten. Niedergelassene Ärzte werden immer älter. Online: https://gesundheitsdaten.kbv.de/cms/html/16397.php

76 Das verzögerte Wirken von Maßnahmen auf strukturelle Bedingungen wird auch als *Schweinezyklus* bezeichnet. D.h. politisch-strukturelle Maßnahmen, die auf ein Überangebot antworten, führen erst wesentlich zeitverzögert zu sichtbaren Veränderungen, meist zu einem Mangel wie dies bei Lehrer:innen oder eben auch in der ambulanten Versorgung der Fall ist. Auf den Mangel wiederum folgen erneut zeitverzögerte Gegenmaßnahmen und so weiter.

Minuten oder eine Stunde, Patient:innen einmal im Quartal oder aufgrund chronischer Erkrankung mehrfach im Monat in die Praxis kamen, oder ob eine weitere Untersuchung zwar nötig, aber kostspielig und damit bereits außerhalb des Budgets lag: Finanzielle Aspekte spielten in Behandlung und Patientenmanagement zwangsläufig eine Rolle. Auch das führte zum Neuaufnahmestopp von Patient:innen und schreckte vor Neugründung oder Übernahme von Praxen ab.[77]

Nach über 30 Jahren der Beschwerde[78] durch die Ärzteschaft selbst wurde die Vergütung erbrachter hausärztlicher Leistungen 2025 nun durch das *Gesundheitsversorgungsstärkungsgesetz* im *SGB V* neu geregelt. Wie bereits seit 2023 in der Kinder- und Jugendmedizin gilt nun seit Oktober 2025, dass **alle** tatsächlich erbrachten hausärztlichen Leistungen und Hausbesuche nach *Vergütungsvorgabe des Einheitlichen Bewertungsmaßstabs (EBM)* bezahlt werden. Damit werden auch die zusätzlichen Kosten für Neupatient:innen unabhängig von Quartalszeitpunkten und auch solche Leistungen vergütet, die medizinisch notwendig sind, aber über das früher übliche Budget pro Patient:in hinausgingen. Zusätzlich wurde eine *Vorsorgepauschale* für chronisch kranke Patient:innen eingeführt, die nun nicht mehr pro forma quartalsweise aus Abrechnungsgründen in der Praxis vorstellig werden müssen, sowie eine *Vorhaltepauschale*, um Öffnungszeiten der Praxen bedarfsgerechter zu gestalten sowie den Umfang von Pflegeheim- und Hausbesuchen auszubauen.[79] Mit dem Wegfall der fixen Budgetobergrenzen und mithilfe der neuen Vergütungspauschalen soll somit zusätzliche Kapazität zur Versorgung von mehr Menschen geschaffen und Neugründungen bzw. Übernahmen von Praxen attraktiver werden. Ob und wie diese politischen Maßnahmen sich strukturell in den kommenden Jahren auf die hausärztliche Versorgung auswirken, bleibt abzuwarten.

---

77 VirchowBund (2023): Praxis in Not. Die Budgetierung im Gesundheitswesen. Initiative des Virchow-Bund. Online: https://www.praxisinnot.de/pic/upload/FAQ---Budgetierung-im-Gesundheitswesen.pdf

78 Schultz, B; Brandstetter, K.; Paquet, A. (2025): Das große Ganze sehen. In: Nordlicht. Kassenärztlichen Vereinigung Schleswig-Holstein. Jahrgang 27., Nr. 3., S. 6. Online: https://www.kvsh.de/fileadmin/user_upload/dokumente/Presse/Nordlicht/Nordlicht_25/Nordlicht_digital_3_2025.pdf aufgerufen am 20.07.2025.

79 Reddel, T. (2025): Entbudgetierung Hausärzte: Was das GVSG für Hausarztpraxen bedeutet. In: Forum: Online: https://www.forum-verlag.com/fachwissen/gesundheitswesen-und-pflege/entbudgetierung-hausaerzte/

Was bedeutet eine Krankmeldung?

Aus soziologischer Sicht bedeutet „krank sein" bzw. sich „krankmelden" bestimmten Aufgaben, Erwartungen und Verpflichtungen einer sozialen Rolle nicht mehr nachkommen zu müssen, die einem im Rahmen der ausgeübten Arbeitsstelle in der Rolle als Arbeitnehmerin oder Arbeitnehmer übertragen wurden. Mit der Ausstellung der Arbeitsunfähigkeitsbescheinigung durch eine:n Ärzt:in erlangt man die offizielle Erlaubnis, seiner Verpflichtung nicht mehr nachkommen zu müssen, ohne soziale Ächtung oder nachfolgende Konsequenzen wie Arbeitsplatzverlust oder Einkommenseinbußen fürchten zu müssen, wie dies zum Beispiel der Fall wäre, würde man Arbeit verweigern oder diese bewusst schlecht oder unzureichend erledigen.

Laut Statistischem Bundesamt waren Deutsche im Jahr 2023 durchschnittlich 15 Tage krankgeschrieben, wobei hier nur Krankmeldungen über drei Tagen in die Zählung eingeflossen sind. Die Dunkelziffer krankheitsbedingter Fehltage liegt bundesweit also wahrscheinlich deutlich höher.[80] Neben Krankheitswellen, die klassischerweise regelmäßig im Herbst den Krankenstand in die Höhe treiben, haben die steigenden Zahlen aber nicht mit Arbeitsscheue der Deutschen, sondern einem ganz nüchternen Grund zu tun: Seit 2021 erfolgt die Erhebung von Krankschreibungen automatisch. Zuvor lag die Verantwortung Krankmeldungen eigenständig an die Krankenkassen weiterzuleiten bei den Versicherten, diese kamen dem aber nur unzureichend nach. Seit Umsetzung des *Terminservice- und Versorgungsgesetzes (TSVG)* reichen Praxen seit 2022 die Krankmeldungen von Arbeitnehmenden (AU) elektronisch an die Krankenkassen weiter, daher lautet die korrekte Bezeichnung der AU inzwischen auch *elektronische Arbeitsunfähigkeitsbescheinigung (eAU).* Rein statistisch wird daher auch mehr Krankenstand gemeldet.

Die Top-3 der Krankmeldungen in Deutschland sind:

1. Atemwegserkrankungen
2. Muskuloskelettale Erkrankungen
3. Psychische Erkrankungen

Dass psychische Erkrankungen inzwischen auf Platz 3 rangieren, liegt an der Zunahme psychisch bedingter Krankschreibungen, die Fachleute mit Belas-

---

80 Destatis (2025): Qualität der Arbeit. Krankenstand. Online: https://www.destatis.de/DE/Themen/Arbeit/Arbeitsmarkt/Qualitaet-Arbeit/Dimension-2/krankenstand.html

tungsfolgen aus der Covid-19-Pandemie, dem zunehmenden Bewusstsein über psychische Gesundheit, sowie der Bereitschaft deswegen Hilfe zu suchen in Verbindung bringen.[81] Auch wenn in fast allen Wirtschaftsgruppen ein Anstieg der krankheitsbedingten Fehltage zu verzeichnen ist, sticht das Gesundheitswesen deutlich hervor: Die durchschnittliche Krankschreibung nahm hier im bundesweiten Vergleich um 21 % zu, Ausfälle aufgrund psychischer Erkrankungen sogar um 46 %.[82] Laut dem DAK-Psychreport von 2024 stiegen insbesondere die Zahlen der Krankschreibungen durch Depressionen, Angst- und Anpassungsstörungen seit 2013 allgemein um 52 % und verursachen damit inzwischen durchschnittlich 33 Fehltage. Frauen sind dabei häufiger betroffen als Männer. Dieser Unterschied lässt sich mit der noch immer wirkenden, gesellschaftlich unterschiedlichen Sozialisation der Geschlechter erklären, die Männern psychisches Leiden als Schwäche abspricht und sich das Tabu deswegen Hilfe zu holen erst langsam abbaut. Anders als bei Frauen zeigen sich Symptome von Depression bei Männern zum Teil durch Aggression, sozialen Rückzug oder erhöhtes Sucht- und Risikoverhalten. Auch suchen Männer noch immer seltener oder zu spät ärztliche Hilfe und Angebote zur Prävention auf. ⟶ *Wie steht es um die psychische Gesundheit der deutschen Bevölkerung?*

Arbeitsrechtlich gibt es klare Regelungen, was nach einer Krankmeldung erlaubt ist. So darf alles, was der Genesung nicht im Weg steht auch gemacht werden, etwa zum Einkaufen oder zur Apotheke fahren, ein Spaziergang durch den Park mit dem Hund, sogar ein Kurzurlaub oder die Teilnahme an einem Sportevent ist möglich, wenn die Aktivität dem eigentlichen Grund der Krankschreibung nicht entgegensteht. Wer mit gebrochenem Arm im Kino sitzt, darf dies also tun. Alles, was den aktuellen Gesundheitszustand verschlechtern würde muss aber unterlassen werden, etwa trotz Krankschreibung in Clubs feiern zu gehen oder währenddessen beim Umzug des besten Freundes auszuhelfen. Ebenfalls kritisch ist, was berechtigte Fragen zur Echtheit der Krankschreibung aufbringen könnte. So würde bei körperlicher Krankschreibung die Teilnahme bei einem Halbmarathon, ein akutes Erkranken kurz vor Antritt eines zuvor abgelehnten Urlaubs oder Selfies auf Social Media von einem Festival schnell zu Nachfragen führen.

---

81 iGES, DAK (2025): DAK Psychreport 2024. Online: https://caas.content.dak.de/caas/v1/media/59154/data/0114eed547a91f626b09d8265310d1e5/240305-download-bericht-psychoreport-2023.pdf

82 Ebd., S. 19.

In den Urlaub zu fahren trotz Erkrankung sollte daher zuvor mit der/m behandelnden Hausärzt:in und in Hinblick auf die Erkrankung abgesprochen und schriftlich festgehalten werden, was der Genesung zuträglich und daher aus ärztlicher Sicht erlaubt ist. So könnte der Antritt einer Trekking-Tour durch die Alpen bei Krankmeldung mit einem Infekt oder körperlicher Beschwerden Argwöhn auslösen, während psychisch Erkrankte eventuell von einem „Tapetenwechsel" oder besonderen klimatischen Bedingungen profitieren könnten. Nicht erlaubt sind während einer Krankschreibung die Durchführung anderer sozialversicherungspflichtiger oder selbstständiger Arbeit. Hierbei erwischt zu werden, kann arbeitsrechtliche Konsequenzen wie Abmahnung, Einstellung der Lohnfortzahlung bis hin zur fristlosen Kündigung nach sich ziehen.

Als Arbeitnehmer:in ist man nicht verpflichtet, den genauen Grund bzw. die Erkrankung selbst zu nennen. Bei einer Arbeitsunfähigkeitsbescheinigung wird jedoch immer ein oder mehrere diagnostizierte ICD-Codes der zugrundeliegenden, diagnostizierten Erkrankung vermerkt. Seit 2021 melden die ausstellenden Praxen auf Grundlage des *Terminservice- und Versorgungsgesetz (TSVG)* eigenständig und elektronisch alle Arbeitsunfähigkeitsdaten an die Krankenkassen, die Betriebe rufen diese dann ebenfalls elektronisch bei den Kassen ab. Der landläufig bekannte Begriff „Gelber Schein" für die Krankmeldung kam daher, dass drei der vier Ausdrucke, die Versicherte bis zur Einführung der elektronischen Krankmeldung erhalten hatten, gelb waren. Ein Ausdruck war dabei für die Versicherten selbst, einer für den Betrieb und einer für die Krankenkasse. Der vierte Durchschlag verlieb bei der ausstellenden Praxis. Nur der Krankenschein, der an den Betrieb ging, hatte aus Datenschutzgründen keinen ICD-Code vermerkt, um zu verhindern, dass Arbeitgebende Einblick in die Krankengeschichte ihrer Mitarbeitenden erhalten. Arbeitgebende haben bei begründeten Verdachtsfällen aber die Möglichkeit, auf Grundlage von §275 Sozialgesetzbuch V die Krankschreibung von Mitarbeitenden durch die Krankenkassen gutachterlich durch den medizinischen Dienst (MD) oder auch durch eine amtsärztliche Untersuchung kontrollieren zu lassen, besonders wenn es sich um wiederholte und/oder sehr lange Erkrankungszeiten handelt und/oder begründeter Verdacht auf Missbrauch vorliegt. Klassischerweise kann dies bei Mitarbeitenden der Fall sein, die auffällig oder regelmäßig zu bestimmten Zeiten erkranken wie etwa vor dem Wochenende, vor oder nach genehmigten oder nicht genehmigten Urlauben oder vor bestimmten

Schichten (z. B. Nachtschichten). Ausschlaggebend können aber auch Selfies oder sonstige Hinweise sein, die eine tatsächliche Krankheit in Frage stellen.

Eine Arbeitsunfähigkeitsbescheinigung ist dabei kein Arbeitsverbot. Wer sich bereits früher wieder fit fühlt, darf wieder arbeiten. Daher gibt es auch keine rechtliche Regelung eines strikten Kontaktverbotes durch Arbeitgebende während einer Krankschreibung. Anrufe dürfen also erfolgen, wenn sie arbeitsbezogen sind, etwa weil erkrankte Mitarbeitende federführend in einem Projekt sind und nur diese Auskünfte erteilen oder Dokumente freigeben können. Grundsätzlich sind krankgeschriebene Mitarbeitenden aber nicht verpflichtet, telefonisch, per E-Mail, SMS oder Messenger erreichbar zu sein, sie müssen Anrufe oder Emails also nicht lesen oder beantworten. Kontrollbesuche durch den Betrieb etwa beim Verdacht einer falschen Krankschreibung sind zwar nicht verboten, Krankgeschriebene müssen aber weder die Tür öffnen noch Rede und Antwort über ihre Erkrankung stehen.

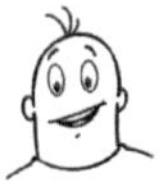

Wissen | Präsentismus

Aller Unkenrufe zum Trotz spielt Arbeit in Deutschland eine so große Rolle, dass laut Deutschem Gewerkschaftsbund 2/3 aller Deutsche aus Pflichtgefühl selbst krank und abgeschlagen zur Arbeit kommen.[83] In der Forschung wird dieses Verhalten als **Präsentismus** bzw. *sickness presenteeism* bezeichnet.
Mögliche Gründe sind:

- Erwartungshaltungen, die implizit oder explizit durch die Arbeitsstelle, das Team, oder auch durch Kund:innen, Patient:innen oder zu Pflegende gegenüber den Arbeitnehmenden herangetragen werden.
- Arbeitsrechtlich grenzwertige Anregungen, wie zusätzliche Urlaubstage oder Prämienzahlungen, wenn auf eine Krankmeldung im Laufe des Jahres verzichtet wird.
- Selbstverständnis der eigenen beruflichen Rolle und persönliche Gewichtung von Disziplin, Wunsch nach Aufstieg und Karriere sowie Angst vor Ablehnung oder andere zu enttäuschen. Besteht

83 DGB (2025): Es bleibt dabei: Auskurieren statt krank zur Arbeit! In: Einblick. Nr. 2. 02/2025. Online: https://www.dgb.de/fileadmin/download_center/einblick_Februar_2025.pdf

das Gefühl, auf Arbeit unentbehrlich zu sein, möchte man durch Kolleg:innen so wahrgenommen werden oder wurde einem dies vermittelt?[84]

- Explizite Appelle an das Pflichtgefühl. „Dein Team braucht Dich hier!" hat ganz anderes Gewicht, wenn Mitarbeitende bereits den strukturellen Mangel verwalten und ein Krankheitsfall beispielsweise in der Alten- oder Krankenpflege für die restlichen Pflegekräfte sofort spürbare Mehrarbeit bedeutet. Hier fällt es gerade bei einem starken, kollegialen Miteinander umso schwerer, trotz Erkrankung zuhause zu bleiben. Insbesondere wenn bei hohem Krankenstand Anrufe im Frei mit Bitte einzuspringen schon zur Gewohnheit geworden sind, was laut *Allensbach-Studie* über die berufliche Situation für Pflegekräfte der Landespflegekammer Rheinland-Pfalz auf 2/3 der befragten Pflegekräfte zutrifft.[85] Personalengpässe liegen allerdings allein in der unternehmerischen Verantwortung des Betriebes. Daher sind Arbeitnehmende weder bei Krankschreibung noch im frei oder im Urlaub verpflichtet, telefonisch, per E-Mail, SMS oder Social Media erreichbar zu sein. Ausnahmen hiervon gelten für Beamtete oder wenn sich das Unternehmen in einer existentiell betrieblichen Notlage befindet.

Schöne neue Welt: Was hat es mit Telemedizin und Elektronischer Patientenakte auf sich? ◆

Praxis | *Noch vor wenigen Wochen hatte Frau Grunewald mit einer recht hartnäckigen Erkältung zu kämpfen, die sich zu einer Sinusitis ausgewachsen hatte. Nach ihrer Erfahrung mit den langen Wartezeiten auf einen Termin in der HNO-Praxis möchte sie zur Abklärung einer suspekten*

84 baua (o. J.): Präsentismus. Arbeiten trotz Krankheit. Online: https://www.baua.de/DE/Themen/Praevention/Koerperliche-Gesundheit/Praesentismus

85 Institut für Demoskopie Allensbach (2023): Die berufliche Situation von Pflegefachkräften. Ergebnisse einer Onlineumfrage unter Mitgliedernder Landespflegekammer Rheinland-Pfalz, S. 29. Online: https://pflegekammer-rlp.de/download/allensbach-studie_die-berufliche-situation-von-pflegefachkraeften-2023_ergebnisse/?wpdmdl=50971&refresh=679b81a3143b01738244515

Hautveränderung diesmal eine schnellere Lösung via Onlinesprechstunde nutzen. Nach kurzer Recherche findet sie online die Praxis einer jungen, neuen Hautärztin in ihrer Stadt, die ihr bereits am nächsten Tag eine Onlinesprechstunden zum Thema Hautkrebs anbieten und sich damit via Webcam die fragliche Hautveränderung ansehen und Frau Grunewald untersuchen und beraten kann. Weil die Veränderung tatsächlich auffällig scheint, bestellt die Ärztin Frau Grunwald daher zu einer weiteren Untersuchung in ihre Praxis drei Wochen später.

Bei der jungen Kraftsportlerin Charlotte wurde nach einem schwereren Infekt Diabetes Typ 1 festgestellt. Seitdem trägt sie eine Insulinpumpe und überwacht via kontinuierlichem Glukosemonitoring (CGM) automatisiert und in Echtzeit ihre Blutzuckerwerte. Diese werden über eine App gesammelt und auch ihrem Endokrinologen in Halle zur Verfügung gestellt. So können sich beide bei Bedarf zu den regelmäßig stattfindenden Check-ups online über den Verlauf von Charlottes HbA1c-Wert und eventuelle Anpassungen der Insulinpumpe austauschen, selbst wenn sie wegen eines Sport-Wettbewerbs nicht vor Ort sein kann.

Herr Nagy lebt mit seiner Frau in einem kleinen Dorf auf dem Land, ist altersbedingt nur noch wenig mobil und verlässt daher kaum noch das Haus. Seit einiger Zeit hat er mit Bluthochdruck-Krisen zu kämpfen, obwohl er bereits einen medikamentösen Blutdrucksenker verschrieben bekommen hat. Weil sich keine Nachfolge für die hausärztliche Praxis fand bei der er jahrzehntelang Patient war, ist er inzwischen an eine 30 km entfernte hausärztliche Gemeinschaftspraxis in der nächsten Kleinstadt angebunden. Den Weg dorthin schafft er allerdings nicht mehr, sodass ein junger speziell weitergebildeter MFA ihn zuhause besucht, Blutdruck und weitere Vitalparameter misst und in videotelefonischer Absprache mit Herr Nagys neuer behandelter Hausärztin die Dosis des verschriebenen Medikaments auf dem Medikamentenplan ändert und Herrn Nagy und seine Frau über die Einnahme aufklärt.

Nur drei Beispiele für die zunehmende Entwicklung von **Telemedizin** im Gesundheitssystem weltweit, das aktuell noch in den Kinderschuhen steckt, aber stetig weiterentwickelt wird. Mit dem Begriff werden alle Maßnahmen und technischen Möglichkeiten subsummiert, die meist auf audiovisueller Basis via Videoschalte, Telefonanruf oder Webcam auch über weite räumliche Distanz hinweg Diagnostik, Behandlung oder Konsultation ermöglicht.

So entfällt die bisher zwingende persönliche und örtliche Vorstellung in einer Praxis und bietet gerade in strukturell schwach versorgten Gebieten sowie älteren, behinderten oder sonstig nicht mobilen Patient:innen eine zeitnahe gesundheitliche Versorgungsleistung.

Die gesetzlichen Grundlagen zur Durchführung und Vergütung dafür wurden im Gesetz zur Beschleunigung der *Digitalisierung des Gesundheitswesens (Digital-Gesetz – DigiG), Digitale-Versorgung-Gesetz (DVG)* und *Krankenhauspflegeentlastungsgesetz (KHPflEG)* geschaffen. Auch musste 2018 das zuvor noch geltende sogenannte Fernbehandlungsverbot in der *Musterberufsordnung der Ärzte (MBO-Ä)* geändert werden. Dieses hatte die Behandlung fremder Patient:innen ausschließlich über Kommunikationswege wie Telefon und Internet bisher ausgeschlossen.

Auf dieser Grundlage bietet auch der ärztliche Bereitschaftsdienst seit 2022 über die 116117 die Möglichkeit einer telemedizinischen Konsultation, wie beispielsweise das Bundesland Baden-Württemberg mit dem Telenotärztlichen Portal docdirekt. Auch im Rettungsdienst werden aufgrund des zunehmenden Mangels an Notärzt:innen verschiedene Modelle telenotärztlicher Unterstützung und Technik erprobt bzw. bereits genutzt.

Aktuelle und in Umsetzung befindliche Bereiche der Telemedizin umfassen u.a.

- Onlinesprechstunden,
- Telekonsile zwischen ärztlichem und nicht-ärztlichem Personal wie Community Nurse Rettungsdienst oder Pflegekräften zur Ab- oder Rücksprache medizinischer Behandlungen,
- *DiGA (Digitale Gesundheitsanwendungen)* und Telemonitoring von Blutzucker, EKG, Sauerstoffsättigung und andere mobile, elektronische Messinstrumente speziell bei chronisch Kranken,
- E-Rezept,
- ePA – elektronische Patientenakte,
- Gesundheits-ID auf dem Smartphone anstelle einer Versichertenkarte.

Die elektronische Patientenakte (ePA) wurde Anfang 2025 bundesweit nach einer Erprobungsphase in etwa 300 Praxen, Kliniken und Apotheken in Hamburg, Franken und NRW[86] ausgerollt. Auf dem Chip der Kranken-

86 TK (2025): ePA für alle in Modellregion gestartet. Online: https://www.tk.de/presse/themen/digitale-gesundheit/elektronische-patientenakte/epa-fuer-allein-modellregionen-2189448?tkcm=ab

kassenkarte hinterlegt ermöglicht sie allen Versicherten über eine krankenkasseninterne App, via Smartphone, Tablet oder Laptop Einblick in ihre persönliche Akte zu erhalten und diese auch eigenständig mit Dokumenten, ärztlichen Briefen, Medikamentenplänen und Laborbefunden zu füllen.[87] Nach Freischaltung können dies auch die haus- oder fachärztlichen Praxen übernehmen, bei denen Patient:innen in Behandlung sind oder waren. Auch Leistungserbringende sollen dadurch relevante Informationen sofort verfügbar haben und Behandlungen dadurch sowohl besser als auch Informationsverluste zwischen Praxen oder Kliniken minimiert werden. Perspektivisch soll so nach Einlesen der Chipkarte etwa in der Notaufnahme oder beim Rettungsdienst sofort notwendige Informationen zur Behandlung der ihnen meist fremden Patient:in zur Verfügung stehen. Aktuell wird die Datenschutzsicherheit und technische Umsetzungen der ePA jedoch noch kritisiert. Für Patient:innen ist die Nutzung freiwillig, sie wird jedoch automatisch durch die jeweilige Krankenkasse angelegt, wenn nicht aktiv widersprochen wird *(Opt-out-Regelung).* Für Leistungserbringenden wie Praxen, Kliniken, Zahnheilkunde und Psychotherapie ist die Nutzung seit Oktober 2025 Pflicht. Zusätzlich kann seit 2026 bei der eigenen Krankenkasse eine Gesundheits-ID angefordert werden, die perspektivisch in den kommenden Jahren alternativ zur Karte sowohl zur Identifikation in Praxen, als auch bei digitalen Diensten genutzt werden kann. Privatversicherte haben keine Gesundheitskarte, erhalten aber meist eine „Card für Privatversicherte", die stationär in Kliniken die Abrechnung erleichtert. Zur Nutzung der ePA oder E-Rezepten können auch PKV-Versicherte eine Gesundheits-ID beantragen.

87 Verbraucherzentrale (2025): Elektronische Patientenakte (ePA). Digitale Patientenakte für alle kommt. Online: https://www.verbraucherzentrale.de/wissen/gesundheit-pflege/krankenversicherung/elektronische-patientenakte-epa-digitale-patientenakte-fuer-alle-kommt-57223

2. Präklinische Notfallversorgung

Unter dem Begriff Präklinik versteht man die Summe alle Maßnahmen, Behandlungen und Abläufe vor oder bis zum Eintreffen in einem Krankenhaus. Stürzt eine Person an einer Haltestelle und wird durch Umstehende betreut, bis ein RTW eintrifft, dessen Besatzung Vitalwerte erhebt, einen Kopfverband und eine vermutete Oberarmfraktur schient, zählt dies alles als **präklinische Versorgung**. Den Umständen der Notfälle entsprechend ist die Arbeit des Rettungsdienstes daher häufig nicht vergleichbar mit einer Versorgung in der Klinik, sowohl was die am Einsatzort vorgehaltene Technik, Maßnahmen als auch deren Durchführung betreffen. Aus der Bundeswehr eingesickert kann der Satz „Leben in der Lage" auch als Motto der präklinischen Arbeit gelten, denn das Abarbeiten von Einsätzen auf staubigen Baustellen, auf dem Boden von Bahnhofsklos, in Wohnungen voller Tierhaare oder der penibel aber etwas engen Altbauwohnung des höflichen Pensionär-Ehepaars mit schmaler Holzwendeltreppe verlangt regelmäßig ein Händchen für provisorische Lösungen auch unter unhygienischen Umständen, baulichen Einschränkungen und teils extremer Zeitnot, die eben weit entfernt von Krankenhausstandarts liegt. Damit ist die Arbeit im Rettungsdienst, mit ganz eigenen Abläufen, Vorgaben und Maßnahmenbündeln ein spezieller und sehr praktisch ausgerichteter Teil der Notfallmedizin.

Die medizinische Notfallversorgung ist in Deutschland untergliedert in:

- Rettungsdienst (112)
- Notaufnahmen der Krankenhäuser
- ärztlichen Bereitschaftsdienst (116117)

Leider verfestigen Funk, Fernsehen und selbst Nachrichten falsche Begrifflichkeiten und Vorstellungen, wenn sie titeln: „Der Krankenwagen war bereits unterwegs", „Es wurde sofort der Notarzt gerufen", „Die Betroffenen standen unter Schock". Medial und im Volksmund sind diese Aussagen weit verbreitet, inhaltlich aber falsch. Notfalleinsätze werden in erster Linie durch *Rettungswägen (RTW)* durchgeführt, ein Notruf an die 112 alarmiert nicht grundsätzlich ärztliches Personal, sondern *Notfall- und Rettungssanitäter:innen.* Ein *Schock* ist in der Medizin ein lebensbedrohlicher Zustand mit drohendem oder bereits einsetzendem Prozess eines Herzkreislaufversagens und nicht die Beschreibung einer psychisch belastenden Situation.

Der Bereich der präklinischen Notfallrettung hat in den letzten Jahrzehnten eindrucksvolle Entwicklungen hinter sich gebracht und tut dies angesichts immer weiter steigender Einsatzzahlen, dem auch in diesem Fachbereich vorherrschenden Fachkräftemangel und den steigenden fachlichen Herausforderungen noch immer. Zunehmend wird mit telemedizinischen Möglichkeiten gearbeitet, um auch der zunehmenden Verschiebung hausärztlicher- und fachärztlicher Einsätze auffangen zu können. Häufig muss der Rettungsdienst inzwischen aber als Lückenfüller dort agieren, wo ambulante, pflegerische, psychisch und soziale Versorgung der Menschen nicht mehr ausreichend greift und damit häufiger zu Einsatzbildern ausrücken, für die das Berufsbild gar nicht vorgesehen und ausgebildet ist. Daneben sorgen auch einige hartnäckige Mythen und Missverständnisse für vermeidbare Einsätze.

KTW, RTW, NEF? Was ist Teil der Notfallrettung?

Praxis | *Freitag, 7:30 Uhr. Morgendlicher Berufsverkehr. An einer verstopften Kreuzung warten viele PKWs an einer roten Ampel. Plötzlich nähert sich Martinshorn. Auf der Querstraße quält sind ein großer RTW mit Blaulicht durch die wartenden PKWs, viele drängen sich soweit es geht an die Seite, einige fahren auf den Bordstein auf, um Platz zu machen.*

Gerade im städtischen Straßenverkehr eine bekannte Szenerie. Standartmäßig wird zu den meisten Einsätzen ein *Rettungswagen (RTW)* entsendet, zumeist besetzt mit Notfall- und Rettungssanitäter:in. Die nach DIN EN 1789 Typ C genau vorgegebene Ausstattung zu Medizintechnik, Medikamente, Verbandsmaterial und mehr dient dabei der Stabilisierung und dem Transport von Patient:innen in akuten, lebensbedrohlichen medizinischen Notlagen. Auch die Nutzung von Martinshorn (Sirene) in Kombination mit blauem Blitzlicht sind nur im Zusammenhang mit Einsätzen zur Abwehr von Gefahr für Leib und Leben und dem Verhindern langfristiger Schäden nach §35 und §38 STVO gestattet. RTW mit diesen Signalen ist im Straßenverkehr zwingend Platz, Vor- und Vorbeifahrt zu gewähren. Das Behindern von

RTW z. B. indem kein Platz gemacht, eine Rettungsgasse blockiert oder rettungsdienstliches Personal an ihrer Arbeit an der Einsatzstelle behindert oder gar angegriffen wird, ist daher seit 2017 nach §115 StGB strafbar. Da Schaulustige, die Unfälle filmen, fotografieren und Rettungsmaßnahmen behindern, zunehmend zum Problem werden, gelten auch für diese seit 2019 verschärfte rechtliche Konsequenzen.

Die Alarmierung eines RTW erfolgt, wenn ein Notruf an die 112 eingeht. Die jeweilig zuständige **Einsatzleitstelle** (auch: Leistelle) entscheidet dann je nach geschildertem Notfallbild, ob und wie viele ausrückende Mittel zur Bearbeitung des Notfalls notwendig sind. Handelt es sich um *eine integrierte Leitstelle (ILS)* werden sowohl Notrufe an die Feuerwehr als auch den Rettungsdienst gemeinsam über diese angenommen und disponiert. Die Polizei hat in der Regel ihre eigene Disponierung über die 110.

Bei der Leitstelle arbeiten Leitstellendisponent:innen mit Ausbildung und Berufserfahrung aus Rettungsdienst oder Feuerwehr, die eine für diesen Bereich spezifische Weiterbildung durchlaufen haben. Bei einem eingehenden Notruf fragen diese die anrufende Person immer nach Ort des Notfalls, was passiert und wer betroffen ist. Je nach geschilderter Lage werden dann weitere Informationen abgefragt. Auch telefonisch angeleitete Reanimationen sind möglich. Im Hintergrund unterstützten Einsatzleitsysteme u. a. beim Orten der anrufenden Person, der Auswahl der geeigneten Rettungsmitteln, ob eventuell noch Feuerwehr oder Polizei mitalarmiert werden sollten und welche Rettungsmittel aktuell frei, verfügbar und in der Nähe des Einsatzortes sind. Nicht jeder Anruf bei der 112 zieht automatisch die Alarmierung eines RTW nach sich. Kommen die Leitstellendisponentin oder -disponent zu der Erkenntnis, dass es sich nicht um ein akutes Notfallgeschehen handelt, kann an ambulante Stellen, die 116117 oder Alternativen verwiesen werden. Im Falle eines Notfallgeschehens mit mehreren Verletzten z. B. bei einem Verkehrsunfall mit mehreren PKW auf der Autobahn werden nach lokalen *MANV-Protokollen* (Massenanfall von Verletzten) mehrere RTW, Notarzteinsatzfahrzeug (NEF) und weitere Einsatzkräfte wie Polizei, Feuerwehr oder manchmal auch Technisches Hilfswerk (THW) alarmiert. Die Leitstelle ist somit Kopf und zentrale Schaltstelle für die Koordinierung einlaufender Notfälle ihres Gebietes.

Für Transporte ohne akute Dringlichkeit steht der Leistelle der zumeist durch zwei Rettungssanitäter:innen besetzte *Krankentransportwagen (KTW)* zur Verfügung. Nicht über die 112, sondern über die bundesweit gültige Telefonnummer 19222 werden solche Transporte durch Praxen, Kliniken oder Privatleute angefordert. Der KTW wird hauptsächlich für sogenannte Verlegungsfahrten zwischen Kliniken oder Praxen, Behandlungsfahrten zu Praxen oder Dialysepraxen sowie Heimtransporte genutzt. Transportiert werden im KTW grundsätzlich kreislaufstabile Patient:innen. Die Ausstattung der KTW ist daher nach *DIN EN 1789 (Typ A)* deutlich auf das Nötigste an medizinisch-technischer Ausstattung reduziert und außer Sauerstoff werden meist keine Medikamente vorgehalten. Ein Zwitter zwischen KTW und RTW ist der Notfall-KTW (Typ B), der ersteintreffend Einsätze ähnlich eines RTW abarbeiten kann und häufig in ländlichen Bereichen verbreitet ist. Der Unterschied zum Taxi oder sogenannten *unqualifizierten Patiententransport* in Form von Sammeltaxis, die mehrere Patient:innen von zuhause abholen und in Praxen fahren besteht darin, dass für den Transport entweder Fahrzeugtechnik bzw. -ausstattung wie Tragestuhl oder ein Liegesystem benötigt wird oder eine medizinisch ausgebildete Fachkraft die Betreuung übernehmen muss. Auf Grundlage von §60 SGB V haben alle Versicherten der GKV bei medizinischer Notwendigkeit und wenn dies ärztlich verordnet wurde, Anspruch auf Übernahme von Fahrkosten, die im Zusammenhang mit medizinischen Behandlungen zusammenhängen, sei es durch KTW oder auch Taxi. Dabei variiert das Patientenklientel im KTW von bettlägerig Palliativversorgten über Dialysepflichtigen bis hin zu Gefälligkeitsverschreibungen durch hausärztliche Praxen für meist ältere, aber durchaus taxi-fähige Versicherte. Alle GKV-Versicherten haben eine Zuzahlung von 10 % des Fahrpreises, meist mindestens 5 Euro, maximal 10 Euro zu leisten. Wenn die Gesamtsumme der Kosten durch solche Zuzahlungen eine jährliche Summe aber übersteigt, können Versicherte eine sogenannte *Zuzahlungsbefreiung* beantragen. → *Welche Leistungen können über die Pflegekassen beantragt werden?*

Das Notarzteinsatzfahrzeug (NEF) ist meist ein PKW, je nach Region auch SUV mit besonderer Innenausstattung und damit deutlich kleiner als ein RTW. Besetzt ist es mit Ärzt:in und wird zumeist durch Notfallsanitäter:in gefahren. Auch das NEF muss nach DIN 75079 eine bestimmte Ausstattung vorhalten, die bundesweit einheitlich ist. Treffen RTW und NEF beim Einsatzort zusammen spricht man vom *Rendezvous-System.* Ob ein NEF zu einem Notfall mitalarmiert wird, entscheidet sich in der Leitstelle und hängt von gewissen Einsatzstichwörtern, aber auch lokalen Alarmierungs-Protokollen ab. So kann ein Notrufgeschehen mit angegebener Atemnot in Landkreis A die Alarmierung von RTW und NEF nach sich ziehen, während in Landkreis B nur ein RTW geschickt wird. Je nach Einsatzaufkommen und wie niedrigschwellig lokale Protokolle die Alarmierung eines:r Notärzt:in vorsehen, kann auch ein NEF-Mangel eintreten. In solchen Fällen stehen nicht genügend freie NEF zur Verfügung, um offene Notrufe abzuarbeiten. Um den NEF-Mangel abzufangen, der durch das seit vielen Jahren zunehmenden Einsatzaufkommen mehr Regel als Ausnahme wurde, wurde 2014 das Berufsbild der Notfallsanitäter:in als fachkundiger und intensiv auf präklinische Notfallrettung ausgebildeter Fachberuf aus der Taufe gehoben.

Nur wenn ein:e Notärzt:in grundsätzlich auf dem RTW sitzt, spricht man vom *Notarztwagen (NAW)*. Aus Kostengründen wurde diese als *Kompaktsystem* bezeichnete Variante jedoch in den meisten Fällen seit den Nuller Jahren durch das Rendezvous-System aus NEF und RTW ersetzt. Der Mythos, mit der 112 „den Notarzt zu rufen" basiert vermutlich noch auf den alten Erfahrungen.

Aktuell hält in vielen Bundesländern häufig nur das NEF bestimmte Betäubungsmittel (BTM) wie Morphin, Sufentanil oder Piritramid vor. Benötigt ein:e Patient:in für eine starke schmerzstillende Behandlung (Analgesie) also eines dieser Medikamente, muss häufig noch zwingend ein NEF mit oder durch den RTW vor Ort nachalarmiert werden. Mit Beschluss von 2023 gab es jedoch Änderungen des *Betäubungsmittelgesetz (BtMG)*, der *Betäubungsmittel-Verschreibungsverordnung* und dem *Notfallsanitätergesetz (NotSanG)*, wodurch das rechtssichere Mitführen, Dokumentieren und Verabreichen von stark potenten Schmerzmitteln nun auch den Notfallsanitäter:innen zusteht.[88] Die für eine praktische Umsetzung aber zwingend nötigen *Vorab-Delegationen* durch die ärztlichen Leiter:innen müssen dafür aber erarbeitet sein und vorliegen. Da Rettungsdienst Ländersache und regional äußerst unterschiedlich ausgestaltet ist, dauert die Implementierung solcher gesetzlichen Novellierungen in der Praxis regional unterschiedlich lange.

Nicht zur klassischen Regelrettung gedacht, sondern speziellen Aufgaben vorbehalten und immer notärztlich besetzt sind *Rettungstransporthubschrauber (RTH)*. Wenn beispielsweise auf dem Land lange Strecken schnellstmöglich überbrückt werden müssen, z. B. bei einem schweren Verbrennungsunfall, zeitkritischen Hirnblutungen oder lebensbedrohlichen Verkehrsunfällen, werden die jeweils nächstverfügbaren, bundesweit an

---

88 DBRD (2023): Betäubungsmittelgesetz und Notfallsanitätergesetz werden geändert. Online: https://www.dbrd.de/aktivitaeten/aktuelles/647-betaeubungsmittelgesetz-und-notfallsanitaetergesetz-werden-geaendert

mehreren Standorten stationierten Rettungshubschrauber alarmiert. Hier besteht die Besatzung immer aus *HEMS-TC* genannter Notfallsanitäter:in, einer Pilot:in oder einer Ärzt:in. *Intensivtransporthubschrauber (ITH)* werden vorgehalten für kritische und schwerkranke Patient:innen, die schnellstmöglich spontan oder geplant von einer Klinik in die nächste verlegt werden müssen. Das bodengebundene Pendant ist der *Intensivtransportwagen (ITW)*. *Baby-NAW* werden speziell für (Notfall-)Verlegungen mit Frühchen und Neugeborenen vorgehalten. Das *Stroke-Einsatz-Mobil (STEMO)* ist ein erfolgreiches Projekt der *Charité* aus Berlin, das alarmiert wird, wenn der Verdacht auf Schlaganfall oder Hirnblutung besteht. Je nach Region hält der Rettungsdienst noch spezielle Fahrzeuge und Geräte für Berg-, See- und Wasserrettung mit entsprechend spezialisiertem Personal vor.

Zusätzlich werden regional unterschiedliche, neue Konzepte und verschiedene Fahrzeugbesatzungen wie Gemeindenotfallsanitäter:in oder Sichterfahrzeuge erprobt, um den zunehmend haus- und fachärztlichen Einsätzen zu begegnen, die zunehmend das Einsatzaufkommen für den Rettungsdienst darstellen.

Wer arbeitet im Rettungsdienst?

Praxis | *Nachdem die letzte große Kreuzung geschafft ist, biegt der RTW in eine kleinere Seitenstraße zu einem Altenpflegeheim ab. Während ihre Kollegin den RTW rückwärts durch die enge Einfahrt des Altbau-Pflegeheimes manövriert, liest die Notfallsanitäterin nochmal auf die auf dem Tablet angezeigte Alarmierung durch: „Unbeobachteter Sturz, Patientin 93 Jahre, Kopfplatzwunde bei Apixaban, Plegebereich 2“ steht dort. Als der Wagen geparkt ist, beschließen beide das EKG und den Notfallrucksack auf die Trage zu legen und diese gleich mitzunehmen. Zum Glück hatte der Denkmalschutz den Einbau eines ausreichend großen Aufzugs in den Altbau genehmigt, sodass mit etwas Baucheinziehen alles Platz hat. Als die Aufzugtüren sich wieder öffnen starren sie viele Augen an – es ist Frühstückszeit und die meisten Bewohnerinnen und Bewohner sitzen an den Tischen des Speiseraums. Einige nehmen keine Notiz von den beiden Frauen, ein paar andere grüßen auf das in den Raum gerufene „Moin!“ der Notfallsanitäterin zurück. Etwas weiter hinten winkt ihnen eine Pflegerin schon zu. Vor einem Tisch am Fenster sitzt die betagte*

Patientin mit schlohweißen Haaren auf einem Stuhl und lächelt. Seitlich an ihrer Stirn hat sie eine dezent erhabene Beule mit einem etwa 0,5cm kleinen, länglichen Riss von dem ein klägliches Rinnsal bereits getrockneten Bluts das Jochbein herabgeflossen ist. „Guten Morgen Frau Doktor!“ grüßt die Patientin und greift nach der Hand der Notfallsanitäterin.

Für Außenstehende ist häufig recht undurchsichtig, wer bei einem Notfall zu ihnen nach Hause kommt oder auf der Straße aus den Wägen steigt. Selbst in Kliniken und Praxen herrscht teilweise Verwirrung welche Qualifikationen, Weiter- und Ausbildungen im Rettungsdienst existieren. Neben Notärzt:in sind dies: Notfallsanitäter:in, teilweise noch Rettungsassistent:innen sowie Rettungssanitäter:innen.

Fachlich durch ein Medizin- und teilweise Facharztstudium offiziell höchstqualifiziert und – außer in Polizei- oder Feuerwehrlagen – einsatzleitend sind die Notärzt:innen (NA). Mit einer meist 80-stündigen Weiterbildung kann die Zusatzqualifikation Notärzt:in erworben werden, jedoch nach bundesweit uneinheitlichen Regelungen. Einige Bundesländer fordern die Weiterbildung gar nicht oder verzichten auf die Vorgabe einer fachärztlichen Ausbildung. Ein Großteil der Notärzt:innen arbeitet hauptamtlich in Kliniken oder eigenen Praxen, ist also meist nebenberuflich oder nur im Rahmen ihrer Haupttätigkeit zusätzlich in der Präklinik aktiv. Notärzt:in ist noch keine eigene fachärztliche Ausbildung, wer als solche fährt gehört meist der Intensiv- und Anästhesiemedizin, Allgemein- und Internistischen Medizin oder (Unfall-)Chirurgie an. Es ist Glückspiel, welcher Fachrichtung der oder die eintreffende Notärztin am Einsatzort angehört, wie aktuell und leitliniengetreu deren Wissen um spezielle Maßnahmen der präklinischen Notfallmedizin tatsächlich ausgeprägt sind und wie gut die regelmäßig notwendige Fertigkeit der Intubation bei Reanimationen bei Erwachsenen, Kindern und Säuglingen beherrscht wird. Seit Jahren wird daher wie zuletzt durch die Stellungnahme der Regierungskommission des Bundesgesundheitsministeriums von 2023 gefordert, eine explizit auf präklinische Notfallmedizin ausgelegte, fachärztliche Weiterbildung zur/m Notfallmediziner:in einzuführen, die als bundesweit einziger Zugang zur

Tätigkeit fungiert und einheitliche, bundesweite Standards und verlässliche Handlungsabläufe im Einsatzgeschehen sicherstellt.[89]

Leitlinien und auf Krankheits- und Notfallbilder ausgerichtete sogenannte *Standard Operating Procedure (SOP)* sind dabei Brot und Butter des explizit auf die präklinische Notfallmedizin ausgerichteten, dreijährigen Ausbildungsberufs zur Notfallsanitäter:in (NotSan/NFS). Um den zunehmenden Mangel an Notärzt:innen abzufangen wurde dieses Berufsbild 2014 aus der Taufe gehoben. Dieser ist bundesweit einheitlich geregelt und durch ein eigenes *Notfallsanitätergesetz (NotsanG)* rechtlich untermauert. In diesem finden sich konkrete Regelungen, Freigaben und Qualifikationsziele für die aktuell höchste nicht-ärztliche Ausbildung im Gesundheitswesen. So ist es Notfallsanitäter:innen auf Grundlage von sogenannten *Vorab-Delegationen* in Form von *SOPs* erlaubt diagnostische und medizinische Maßnahmen an Patient:innen durchzuführen. Dazu gehören auch invasive Maßnahmen wie Zugänge in die Vene (i.v.) oder in den Knochen (i.o.) zu legen, Medikamente zu verabreichen, starke bis stärkste Schmerzen zu analgesieren sowie Schwerverletzte zu stabilisieren und in ärztliche Weiterversorgung, zumeist in die Klinik zu transportierten. 2023 wurde auch die Gabe von Betäubungsmitteln wie Morphin oder Sufentanil freigegeben und rechtlich im *Betäubungsmittelgesetz (BtMG)* und *Betäubungsmittel-Verschreibungsverordnung (BtMVV)* verankert.

NotSan handeln dabei weitgehend autonom und leiten Notfalleinsätze, bis ein NEF eintrifft oder nachgefordert wurde. Sogenannte *Therapiefreiheit*, also unabhängige diagnostische und medizinische Wahl der Behandlung steht dabei allerdings weiterhin nur Ärzt:innen offen. Beispielsweise nach eigenem Ermessen Medikamente verschreiben oder neue Behandlungsmethoden ausprobieren können NotSan daher nach §5 HeilPrG nicht. Dieses Gesetz verbietet es nicht-ärztlichem Personal, sogenannte Heilkunde auszuführen, also etwa Arbeitsdiagnosen zu erstellen, invasive Maßnahmen durchzuführen und Medikamente zu verabreichen. Legal wird dies aktuell nur im Rahmen von konkreten Vorabdelegationen. Das bedeutet, NotSan müssen sich an Vorgaben halten, die meist auf bestimmte Krankheitsbilder ausgerichtet und in den *Standard Operating Procedure (SOPs)* verankert sind.

89 Regierungskommission für eine moderne und bedarfsgerechte Krankenhausversorgung. Neunte Stellungnahme und Empfehlung der Regierungskommission für eine moderne und bedarfsgerechte Krankenhausversorgung. Reform der Notfall- und Akutversorgung: Rettungsdienst und Finanzierung. Online: http://www.bundesgesundheitsministerium.de/krankenhauskommission-stellungnahme-rettungsdienst.pdf

Diese werden durch die jeweiligen ärztlichen Leiter Rettungsdienst des Rettungsdienstbereichs der Stadt oder des Landkreises erstellt und bieten die Grundlage auf der medizinische Maßnahmen und die teils dosisgenaue Gabe von Medikamenten beruht. Auch hier kommt zum Tragen, dass Rettungsdienst Sache der Bundesländer ist. So existiert eine Arbeitsgemeinschaft der ärztlichen Leitungen der Bundesländer Baden-Württemberg, Brandenburg, Mecklenburg-Vorpommern, Nordrhein-Westfalen, Sachsen und Sachsen-Anhalt, die gemeinsame Verfahrensanweisungen und SOPs erstellt haben, an denen sich die jeweiligen ärztliche Leitungen für die Erstellung ihrer eigenen SOP orientieren sollen und können. Andere Bundesländer wiederum ziehen es jedoch vor, eigene Vorgaben zu erstellen. Aus diesem Grund ist zwar die Ausbildung und Befähigung von Notfallsanitäter:innen bundesweit einheitlich. Ob und in welchem Ausmaß die erlernten Maßnahmen und Fertigkeiten aber eingesetzt werden dürfen, ist je nach Bundesland teilweise äußerst unterschiedlich, was dementsprechend auch Auswirkungen darauf hat, welche Behandlung Patient:innen in ihrem Wohnort erwarten können.

Nicht nur in Deutschland arbeitet die Notfallmedizin mit SOPs und vielen Akronymen die standardisierte Untersuchungen und Maßnahmen bündeln wie z. B. BEFAST zur Schlaganfalldiagnostik oder OPQRST zur Analyse von Schmerzen. Leitlinien, die in Europa und teilweise weltweit gelten, wie die *ERC-* oder *AHA-Leitlinien* zur Reanimation sind Grundlage des medizinischen Handelns auch über den Rettungsdienst hinaus mit dem Ziel möglichst einheitliches, wissenschaftlich evidenzbasiertes Vorgehen und beste medizinische Behandlung sicherzustellen. Auch innerhalb von Klinken und in der ambulanten Versorgung spiegelt sich der Anspruch bester medizinischer Behandlung durch ärztliches Personal bestenfalls evidenzbasiert (also wissenschaftlich fundiert) und in Orientierung an aktuellen Leitlinien und fachspezifischen SOPs wider.

Das Besondere am Berufsbild der NotSan ist ihre sogenannte Notkompetenz. Diese ist rechtlich in §2a und §4 Abs. 2 Nr. 1c NotSanG verankert und erlaubt bis zur ärztlichen Weiterversorgung eigenverantwortliche Heilkunde und das Ergreifen von Maßnahmen, die von keiner Vorabdelegation durch eine SOP der ärztlichen Leitung abgedeckt sind, wenn dies der Abwehr lebensbedrohlicher Zustände und dem Erhalt von Leben in dieser Situation dienlich ist. In solchen Fällen gelten dann medizinische Leitlinien und auch bundesweit einheitliche Empfehlungen z. B. durch den *Berufsverband Deutscher Rettungsdienst (DBRD)* als Richtlinie für eigenverantwortlich ergriffene heilkundliche Maßnahmen und Medikamentengaben. Doch: Selbst, wenn NotSan im Notfall auch ohne NA autonom und eigenverantwortlich handeln dürften, wenn SOPs zur leitliniengerechten Behandlung von Patient:innen fehlen, müssen mögliche rechtlichen Konsequenzen im Anklagefall durch eigene Arbeitgebende, Kliniken, ärztliche Leitungen oder sogar Patient:innen bis dato alleine getragen werden. Wie sieht das in der Praxis aus? Fehlt in Landkreis 1 beispielsweise eine SOP und damit die Freigabe einer ärztlichen Leitung, welche die Behandlung starker kolikartiger Schmerzen ermöglichen könnte, und handelt ein NotSan daher eigenverantwortlich analog bundesweit gültiger Leitlinien und Empfehlungen etwa mit Gabe des Schmerzmittels Metamizol, könnte dies eine arbeitsrechtliche Rüge oder gar Abmahnung nach sich ziehen. NotSans aus Landkreis 2, in denen eine entsprechende SOP zur Behandlung kolikartiger Schmerzen existiert, können ganz ohne rechtliche Befürchtungen eine patientenorientierte Behandlung durchführen.

Bevor 2014 das Berufsbild der Notfallsanitäter:in aufkam, existierte seit 1989 die Berufsbezeichnung *Rettungsassistent:in (RettAss/RA).* Dieser 2-jährige Ausbildungsberuf wurde durch die NotSan ersetzt und wird nicht mehr angeboten. Bundesweit uneinheitlich gab und gibt es Übergangsfristen, die RettAss weiterhin das Leiten von RTW und Notfalleinsätzen ermöglicht. Weil der Beruf so lange bekannt war, ist selbst in den Kliniken mancherorts der Unterschied zum NotSan noch nicht klar. Der größte Unterschied zwischen den Berufsbildern liegt dabei in der deutlich längeren und umfangreicheren Ausbildung der NotSan, einer eigenen rechtlichen Grundlage (NotSanG) und erweiterten medizinischen Kompetenzen der NotSan, die explizit rechtlich verankert das Arbeiten auch ohne ärztliches Personal vor Ort ermöglichen. RettAss hingegen konnten sich jahrzehntelang nur auf SOPs und den allgemein gültigen, sogenannten §34 StGB Rechtfertigender Notstand berufen.

Während NotSan rechtssitzend im RTW die Organisation, Leitung, Patientenbetreuung und im Nachgang schriftliche Dokumentation des gesamten Einsatzes übernehmen und als Transportführende zu verantworten haben, sind *Rettungssanitäter:innen (RettSan/RS)* die Fahrzeugführenden der RTW. Sie fahren den RTW, sind für die Technik zuständig und unterstützen die NotSan beim Erheben der Diagnostik, beim Aufziehen und Anreichen von Medikamenten und allen weiteren Maßnahmen. Auch KTW werden vornehmlich durch RettSan besetzt. Es handelt sich nicht um eine Ausbildung, sondern eine bundesweit meist etwa 3 Monate dauernde, uneinheitlich organisierte Weiterbildung. Manche Bundesländer bieten noch die wesentlich kürzere Qualifizierung zu Rettungshelferin bzw. -helfer an, welche als Fahrende für KTW oder im Sanitätsdienst eingesetzt werden können. Auch bei der Weiterbildung der RettSan wird eine bundesweite Vereinheitlichung in Ablauf und Inhalten gefordert.[90]

Wie entwickelte sich die Beschäftigung im Rettungsdienst innerhalb der letzten zehn Jahre?

Praxis | *„Guten Morgen Frau Petros!" begrüßt die Notfallsanitäterin die rüstige, ältere Dame, schüttelt die entgegengestreckte Hand und stellt mit einem Lachen klar: „Nein, ich bin keine Ärztin, ich bin Notfallsanitäterin. Frau Petros, Sie sind gestürzt? Können Sie mir dazu etwas erzählen?" Während die Patientin ruhig und vollkommen orientiert erzählt, übernimmt die Rettungssanitäterin die Erhebung der Vitalparameter. Schnell ist klar, die Dame ist unbeobachtet vornüber aus ihrem Rollstuhl gegen die Tischkante geprallt und hat sich dabei die kleine Platzwunde zugezogen, als sie sich nach dem Salz in der Tischmitte strecken wollte. Ansonsten ergeben die Untersuchungen aber keinen Anhalt auf ein Schädelhirntrauma, Frakturen von Stirnbein, Nase oder sonstige Auffälligkeiten. Der Blutzucker ist normal und es gibt keine neurologischen Ausfälle. Die Pflegerin hat inzwischen schon Versichertenkarte, Medikamentenplan und Pflegeüberleitungsbogen auf den Tisch gelegt und sagt mit leicht vorwurfsvollem Blick: „Frau Petros rutscht immer wieder mal aus ihrem Rollstuhl, weil sie trotz ihres Alters immer noch alles selber machen möchte." Das bringt Frau Petros zum Lachen. „Naja aber wir haben hier die Anweisung, dass alle Bewohnerinnen, die Blutverdünner nehmen und sich den Kopf stoßen im Krankenhaus vorgestellt werden sollen." Sie schaut etwas betrübt. „Ja, das ist häufig so" bekräftigt die Notfallsanitäterin. „Wir können ja hier draußen auch nicht reinschauen in den Kopf. Die Tetanus-Impfung von Frau Petros ist aktuell?" fragt die Notfallsanitäterin. Die Pflegerin nickt und sagt dann zur Patientin gewandt: „Hildegard, bitte lass Dich im Krankenhaus untersuchen. Bei Deinem Medikament könnte –" „ich unbemerkt im Kopf bluten, ja ja, das*

90 Ebd.

kenn' ich schon" unterbricht Frau Petros sie energisch aber freundlich. „Das war vor zwei Wochen schon so, da musste ich 3 Stunden warten, bis es mal losging!" Pflegerin und Rettungsdienst schmunzeln. Wenig später haben die Sanitäterinnen ihre Patientin auf der Trage in den RTW geschoben. Während sich die Notfallsanitäterin auf einem der ausklappbaren Stühle im RTW neben die Patientin setzt, um ihr Protokoll zu schreiben und ihre Kollegin noch eine Decke auf Frau Petros Beine legt, meint diese plötzlich: „das ist toll, wie sie zwei jungen Frauen das hier machen. Und wer fährt jetzt den großen Wagen?"

Der Rettungsdienst ist eine zentrale Säule der Notfallrettung und präklinischen Versorgung in Deutschland. Mit steigendem Notrufaufkommen mussten stets mehr RTW für Notfalleinsätze und KTW für Krankentransporte vorgehalten werden und damit stieg auch die Zahl der Beschäftigten im Rettungsdienst überproportional stärker an als im übrigen Gesundheitsbereich. Laut Statistischem Bundesamt wuchs die Zahl der Beschäftigten so von 2012 bis 2022 innerhalb von 10 Jahren über 71 % auf 86.000 Personen.[91] Dabei noch nicht mitgezählt sind die ehrenamtlich tätigen, die beispielsweise bei der Absicherung von Sportveranstaltungen aktiv sind. Wie ein Großteil der Berufe des Gesundheitswesens sind auch die Beschäftigten im Rettungsdienst bundesweit ein sogenannter Engpassberuf, d. h. es gibt mehr Bedarf und unbesetzte Stellen als Fachkräfte zur Verfügung stehen.

Im frauendominierten Gesundheitswesen machen Männer gerade einmal 1/4 aller Beschäftigten aus. Der Rettungsdienst ist jedoch eine Besonderheit. Ähnlich wie bei der Feuerwehr ist dieser mit 2/3 der Beschäftigten ein männlich dominierter Arbeitsbereich, doch der Anteil weiblicher Arbeitskräfte nimmt stetig weiter zu: 2022 arbeiteten bundesweit bereits 34 % Frauen als Sanitäterinnen.[92] Der körperlich für beide Geschlechter anstrengende Beruf erfordert dabei regelmäßiges Hochheben, Umlagern und Heruntertragen von Patient:innen teils über mehrere Stockwerke und engen, verwinkelten

---

91 Destatis (2024): 12,4 Millionen Behandlungen in Notfallambulanzen im Jahr 2023. Pressemitteilung Nr. N061 vom 9. Dezember 2024. Online: https://www.destatis.de/DE/Presse/Pressemitteilungen/2024/12/PD24_N061_23.html

92 Keck, E.; Schumann, H.; Thielmann, B.; Böckelmann, I. (2025): Erholungs-Belastungs-Zustand
und Wohlbefinden von Frauen im Rettungsdienst. In: Notfall+Rettungsmedizin 1/2025. Online: https://doi.org/10.1007/s10049-024-01455-7.

Treppenhäusern, Nutzung von teils schwerem medizinischem Equipment, Rettungsrucksäcken und Tragesystemen. Schichtarbeit über meist 12 Stunden bis 24 Stunden mit regelmäßigen Nachtschichten haben nachweislich langfristige gesundheitliche Folgen auf Gesundheit und Psyche, unabhängig von den teils drastischen Bildern, Gerüchen und Akustik der Notfallgeschehen, die sich in die Erinnerungen eingraben. Daher galt der Beruf aufgrund seiner Ansprüche und Voraussetzungen lange Zeit stereotypisch männlich und als wenig geeignet für Frauen, was sich teilweise noch in sexistischen Vorurteilen oder Aussagen vonseiten manch männlicher Kollegen aber auch Patient:innen widerspiegelt.[93]

Wie ist der Rettungsdienst aufgebaut und finanziert?

Die steigenden Einsatzahlen für den Rettungsdienst spiegeln sich auch in den Kosten für zusätzlich benötigte Mitarbeitende, Wagen und beträchtlich gestiegenen Gesundheitsausgaben der Krankenkassen wider: Stand 2022 sorgten rettungsdienstliche Einsätze mit 8,4 Milliarden Euro für fast 10 % der jährlichen GKV-Ausgaben für Krankenhausbehandlungen von insgesamt 88 Milliarden. Seit 2018 stiegen die Ausgaben damit um 41 %. Zum Vergleich: die Gesamtkosten der GKV für ambulante Versorgung z. B. haus- und fachärztlich, lag im selben Zeitraum mit 46 Milliarden bei etwa der Hälfte.[94] 2023, also bereits ein Jahr später, stiegen die Kosten des Rettungsdienstes für die GKV erneut um 0,3 Milliarden Euro auf 8,7 Milliarden Euro und ein Ende der Kostensteigerung ist nicht in Sicht.[95]

Zwei Player spielen bei der Finanzierung des Rettungsdienstes eine Rolle: Bundesländer und Gesetzliche Krankenkassen. Die teils komplexe und ausufernde Kostenstruktur hängt dabei mit vielen parallelen, teils intransparenten Finanzierungsmodellen und einer aktuell nur auf den Transport in Krankenhäuser ausgerichteten Vergütung des Rettungsdienstes zusammen.

---

93 Ebd.

94 Regierungskommission für eine moderne und bedarfsgerechte Krankenhausversorgung. Neunte Stellungnahme und Empfehlung der Regierungskommission für eine moderne und bedarfsgerechte Krankenhausversorgung. Reform der Notfall- und Akutversorgung: Rettungsdienst und Finanzierung, S. 6ff. http://www.bundesgesundheitsministerium.de/krankenhauskommission-stellungnahme-rettungsdienst.pdf

95 Deutsches Ärzteblatt (2024): Deutliche Kostensteigerung beim Einsatz von Rettungswagen. Online: https://www.aerzteblatt.de/nachrichten/150146/Deutliche-Kostensteigerung-beim-Einsatz-von-Rettungswagen

Als Teil der nicht polizeilichen Gefahrenabwehr unterliegt der Rettungsdienst dem Föderalismusprinzip Deutschlands und somit der Organisation der einzelnen Bundesländer. Landkreise und Kommunen handeln als Träger des Rettungsdienstes und sind für dessen Organisation und Sicherstellung zuständig. Kostenträger für rettungsdienstliche Einsätze und Krankentransporte sind die Gesetzlichen Krankenkassen, da diese als Körperschaften des öffentlichen Rechts die bundesrechtliche Pflicht haben, ihren Versicherten eine medizinische Versorgung zu gewährleisten. Leider existiert bei den Rettungsdiensten jedoch kein einheitliches Vergütungsmodell, sondern ein Nebeneinander vieler teils regional unterschiedlicher Absprachen und Strukturen, was den Rettungsdienst daher bisher zu einer finanziell intransparenten Blackbox macht. Wie viel ein RTW oder KTW-Einsatz kostet, was die Mitarbeitenden verdienen oder wie sich sonstige Kosten zusammensetzen, ist teilweise von Landkreis zu Landkreis häufig von Bundesland zu Bundesland unterschiedlich geregelt.

Die sogenannten Leistungserbringer des Rettungsdienstes sind die bundesweit bekannten Hilfsorganisationen (HiOrgs) wie Deutsches Rotes Kreuz (DRK), Arbeiter-Samariter-Bund (ASB), Malteser Hilfsdienst (MHD), Johanniter-Unfall-Hilfe (JUH), Deutsche Lebens-Rettungs-Gesellschaft (DLRG) sowie private Anbieter wie beispielsweise die dänische FALCK oder IMS, Ruhrmedic und weitere. Daneben gibt es noch kommunal organisierte Rettungsdienste wie u. a. die *Rettungsdienst-Kooperation in Schleswig-Holstein (RKiSH)*, die als größter kommunaler Rettungsdienst Deutschlands als Zusammenschluss der Kreise Dithmarschen, Pinneberg, Rendburg-Eckernförde, Segeberg und Steinburg agiert. Zusätzlich übernehmen in vielen Städten und Kommunen auch die Berufsfeuerwehren rettungsdienstliche Einsätze und Krankenfahrten. Rettungsdienste in Hand der Kommune organisieren und besetzen die Rettungswachen mit eigenen Wägen und Mitarbeitenden. Bei allen anderen Wachen dominieren zwei Organisationsmodelle: Ausschreibung- und Dienstleistungskonzession.

Beim Ausschreibungsmodell schreiben die Kommunen nach einem festen Turnus und fixen Vorgaben die Besetzung des Rettungsdienstes an bestimmten Wachorten aus. Verschiedene Leistungserbringer geben daraufhin ihre Angebote und Leistungsbeschreibungen ab und werden nach bestandener Auswahl durch die Kommunen fortan bis zur nächsten Ausschreibung als Leistungserbringer eingesetzt und vergütet. Auf dieser Grundlage kann sich das Organisationsgefüge der Wachen in einer Stadt nach einer Ausschreibung ändern, wenn HiOrg A ihre Zulassung für den Wachstandort verliert und stattdessen HiOrg B diesen gewonnen und fortan Rettungsdienst und Krankentransport durchführen darf. Meist – aber nicht immer – werden bei solchen „Wachwechseln" Fahrzeuge und Personal übernommen, das dann nach den Konditionen und in Dienstkleidung des neuen Leistungserbringers am selben Standort weiterarbeitet. Beim Dienstleistungskonzessionsmodell verläuft die Abrechnung von RTW und Krankentransportdienstleistungen über eigene Absprachen und Vergütungsmodelle zwischen Leistungserbringern und Krankenkassen.

Für welches System die Bundesländer sich entscheiden ist ihnen selbst überlassen. So werden etwa 15 % durch die Kommunen selbst bestellt, der Großteil mit etwa 80 % durch HiOrgs und etwa 5 % an private Unternehmen.[96] Das führt zu regional äußerst unterschiedlichen und teils intransparenten Vergütungsmodellen. Weil keine Pflicht zur Offenlegung besteht, gibt es keine genauen bundesweiten Vergleichszahlen zu Kosten und Leistungsumfängen der verschiedenen Rettungsdienststandorte und Leitstellen. Die mangelnde Vergleichbarkeit und Intransparenz von lokalen Entgelt- und Gebührenordnungen, Unklarheiten über mögliche Quer-Finanzierungen von Investitionsvorhaben über bei der GKV eingereichte Entgelte und Kritik an Direktvergütungsmodellen von Leistellen durch die Krankenkassen sind Kernkritikpunkte der bundesweit angemahnten Reform der Akut und Notfallversorgung, um die aktuelle Ausgabendynamik im Rettungsdienst zu stoppen.

Denn immer mehr RTW sind auf den Straßen zu immer mehr Einsätzen unterwegs. Laut DBRD waren dies in den Jahren 2020/2021 13,1 Millionen Einsätze, aus denen sich etwa 16,1 Millionen Einsatzfahrten ergaben – Kosten welche die Solidargemeinschaft der Versicherten trägt. Während die Ausgaben für die Krankenkassen also immer weiter steigen, kritisiert die Regierungskommission des Bundesministeriums für Gesundheit: *„Weitgehend bundesweit gilt, dass die Kostenträger kaum Informationen über das Leistungsgeschehen haben, da medizinische Falldaten in der Regel nicht übermittelt werden [...]."*[97] Mit anderen Worten: es ist vollkommen unklar, ob

96 Schippmann, S. (2016): Fakten zum Rettungsdienst. Online: https://initiative-gesundheitswirtschaft.org/fakten-zum-rettungsdienst

97 Regierungskommission für eine moderne und bedarfsgerechte Krankenhausversorgung. Neunte Stellungnahme und Empfehlung der Regierungskommission für eine moderne und bedarfsgerechte Krankenhausversorgung. Reform der Notfall- und Akutversorgung: Rettungsdienst und Finanzierung, S. 5. http://www.bundesgesundheitsministerium.de/krankenhauskommission-stellungnahme-rettungsdienst.pdf

und wie wirtschaftlich die aktuell etwa 300 Rettungsdienstbereiche und etwa 240 Leitstellen mit 13 unterschiedlichen Organisationsformen[98] bundesweit tatsächlich arbeiten und ob falsche Leistungsanreize bestehen, die indirekt zusätzlich zu einem höheren Einsatzaufkommen beitragen.

Warum kann der Rettungsdienst nicht zuhause behandeln und dann wieder fahren?

Praxis | *Einige Einsätze später, 13:40 Uhr auf dem Parkplatz hinter der Notaufnahme. Just den RTW nach dem letzten Einsatz desinfiziert und aufgeräumt, piept erneut der Melder: „Starke Schmerzen im Rücken, akut“. Hungrig beisst die RettSan noch schnell zwei große Bissen ihres Brötchens ab, ihre Kollegin löffelt während der Alarmfahrt ein wenig vom mitgebrachten Mittagessen. Knapp sieben Minuten später werden beide in einem Hochhaus geprägten Wohnviertel schon von einem Mitte 50-jährigen Mann empfangen, der sich im Türrahmen seiner Erdgeschoss-Wohnung abstützt. Wenig später steht er gebeugt am Küchentisch und erzählt, er habe sich beim Umräumen verhoben und direkt einstechende Schmerzen im unteren Rücken gehabt. „Der Ischias mal wieder, das kenn' ich schon. Meinen Hausarzt habe ich schon angerufen, der kann nicht vorbeikommen, viel zu tun hieß es. Letztes Mal hatte ich einfach zuhause eine Schmerzspritze bekommen, da wurde es besser“. „Haben Sie den kassenärztlichen Bereitschaftsdienst heute schon angerufen?“, fragt die RettSan während ihre Kollegin die Gesundheitskarte im Tablet einliest. „Ja, und ich hätte auch gewartet, die fahren ja ab 14 Uhr freitags, ich weiß ja wie das läuft. Die meinten aber, ich soll Sie anrufen. Aber ich möchte bitte hierbleiben, ich muss mich hier um meine Frau kümmern“ antwortet er und zeigt über den Flur auf die offene Schlafzimmertür, in der ein Pflegebett zu erkennen ist. Die beiden Sanitäterinnen tauschen einen unscheinbaren Blick aus. Der Patient hatte alles richtig gemacht und doch sollte nun der RTW als rollende Intensivstation die löchrigen Strukturen der ambulanten Versorgung stopfen. Wenig später ist klar, die Schmerzen lassen sich eindeutig auf die*

98 Trautmann, R.; Reuter-Oppermann, M.; Christiansen, J. (2022): PSAP-G-ONE. Eine explorativ-deskriptive Studie über Leitstellen der nichtpolizeilichen Gefahrenabwehr in der Bundesrepublik Deutschland. Online: https://www.dgre.org/download/2067/

Ischiasproblematik zurückführen, die den Patienten laut Anamnese leider öfter heimsucht. Weil aktuell keine neurologischen Ausfallerscheinungen bestehen und der Patient um eine Behandlung zuhause bittet, ruft die NotSan selbst bei der 116117 an, übergibt die erhobene Diagnostik und eine Telefonnummer des Patienten. Als sie etwas später das Einsatzprotokoll dem Patienten übergibt, meint dieser: „Danke, die haben schon angerufen. In ein, zwei Stunden sind sie da. Vielen Dank! Ich versuch's bis dahin wie immer mit Wärme!"

Die Kosten im Rahmen eines Notfalls übernehmen in Deutschland die gesetzlichen und privaten Krankenkassen. Das ist rechtlich in §60 SGB V verankert, allerdings steht hier konkret: Versicherte haben Anspruch auf Übernahme der Kosten für Rettungs*fahrten* (§60 SGB V: „Fahrkosten") und Kranken*transporte* (§133 SGB V: „Versorgung mit Krankentransportleistungen" sowie Krankentransport-Richtlinie),[99] wenn diese aus medizinischen Gründen notwendig sind und stattgefunden haben. Als „Beweis" über den durchgeführten Transport gelten die nach dem Einsatz digital oder in Papierform an die GKV/PKV weitergereichten, sogenannten *Transportscheine* (offiziell: Verordnung einer Krankenbeförderung). Auf diesen ist die Art des Transportmittels (z. B. KTW), Anschrift, Geburtsdatum und Krankenkassendaten der transportierten Patient:in und einige weitere Daten vermerkt, mit denen die Leistungserbringer den *Transport* mit der jeweiligen Krankenkasse abrechnen können. Die medizinische Leistung, also die Behandlung vor Ort und im RTW, die Gabe von Medikamenten, Schienung von Frakturen, das Heruntertragen aus dem 4. Stock und dergleichen mehr, gilt nur als *akzessorische Nebenleistung* der Hauptaufgabe: Patient:innen falls nötig vor Ort zu stabilisieren und lebend ins Krankenhaus zu fahren. Die Kosten für die medizinische Behandlung können die Leistungserbringenden gegenüber den Krankenkassen also nur dann einholen, wenn es zu einem Transport in die Klinik gekommen ist. Mit anderen Worten: Einsätze ohne Transport sind teure Lehrfahrten und werden nicht vergütet, selbst wenn während des Einsatzes Materialkosten entstanden sind oder der RTW 40

99 Richtlinie des Gemeinsamen Bundesausschusses (G-BA) über die Verordnung von Krankenfahrten, Krankentransportleistungen und Rettungsfahrten nach §92 Abs. 1 S. 2 Nr. 12 SGB V (Krankentransport-Richtlinie/KTRL) in der Fassung vom 22. Januar 2004 (BAnz Nr. 18 vom 28. Januar 2004), S. 1342, zuletzt geändert am 20. Oktober 2022 (BAnz AT 10.01.2023 B2).

Minuten vor Ort in Beratung und Aufklärung investiert hat, weil der Notruf aus Überforderung im Rahmen eines eigentlich hausärztlich lösbaren Problems entstanden ist.

Die aktuelle Gesetzeslage sieht bisher keine Möglichkeit vor, eine eigentlich ausreichende und abschließende Behandlung vor Ort durch NotSans oder Notärzt:in zu vergüten, was dem RTW den gehässigen Spitznamen *Blaulicht-taxi* eingebracht hat. In einigen Bundesländern erstatten Krankenkassen den Leistungsträgern zwar teilweise über den Transport hinausgehende Kosten, ein rechtlicher Anspruch besteht aber nicht.[100] Der Wissenschaftliche Dienst des Bundestages sieht darin klar ein Fehlanreizsystem, das unnötige Transporte und nachfolgende Krankenhausbehandlungen begünstige und im Widerspruch zum Wirtschaftlichkeitsgebot der gesetzlichen Krankenkassen stünde.[101] Daher fordern Verbände seit längerem eine Anpassung des SGB V umzusetzen, der eine ambulante medizinische Behandlungen durch den Rettungsdienst ermöglichen würde und Teil einer gemeinsamen Finanzierungs- und Strukturanpassungen im Rettungsdienst wäre.[102]

Nicht nur aus finanziellen Gründen ist eine Behandlung vor Ort durch NotSans nicht möglich: Sobald eine invasive Behandlung erfolgt wie das Legen einer Infusion, die Gabe eines Schmerzmittels, die Milderung von Symptomen starker Übelkeit durch Gabe eines Antiemetikums und anderem, sieht die gesetzliche Grundlage den Transport in eine Klinik zur weiteren ärztlichen Vorstellung und Versorgung vor. Alternativ können NotSans sich entscheiden ein NEF mit einer:m Notärzt:in nachzufordern, um so der Verpflichtung zur Vorstellung der Patient:in nachzukommen. Allerdings steigen damit nicht nur die Kosten des Gesamteinsatzes, das NEF mit Notärzt:in stünde dann tatsächlichen Notfällen für diese Zeit nicht zur

---

100 Regierungskommission für eine moderne und bedarfsgerechte Krankenhausversorgung. Neunte Stellungnahme und Empfehlung der Regierungskommission für eine moderne und bedarfsgerechte Krankenhausversorgung. Reform der Notfall- und Akutversorgung: Rettungsdienst und Finanzierung. Online: https://www.bundesgesundheitsministerium.de/fileadmin/Dateien/3_Downloads/K/Krankenhausreform/BMG_Stellungnahme_9_Rettungsdienst_bf.pdf

101 Wissenschaftliche Dienste. Deutscher Bundestag. Zur Reichweite der Gesetzgebungskompetenz des Bundes bei einer Verankerung der Notfallversorgung im SGB V. WD 9 – 3000 – 093/23. Online: https://www.bundestag.de/resource/blob/998924/545c48006ecf720a3eae6cf92a52f755/WD-9-093-23-pdf.pdf

102 Ebd., S. 18 sowie auch Forderung des DBRD, des vdek online: https://www.aerzteblatt.de/nachrichten/150720/Rettungsdienst-Wissenschaftlicher-Dienst-sieht-Regelungsmoeglichkeiten-beim-Bund und Björn Steiger Stiftung online: https://rettungslandschaft.steiger-stiftung.de/finanzierung/

Verfügung. In Regionen mit gut ausgebauter Telemedizin können NotSan für solche Fälle telemedizinisch Rücksprache mit ärztlichen Kollegen halten oder, so dies durch lokale Protokolle erlaubt ist, Patient:innen auch in Praxen statt Kliniken fahren. Eine grundsätzliche Transportpflicht besteht jedoch nicht: Wenn kein Notfall vorliegt und der Rettungsdienst vor Ort keine medizinische Notwendigkeit eines Transportes sieht, muss dieser auch nicht erfolgen. Ist Patient:in einwilligungsfähig, also weder intoxikiert durch Alkohol oder Drogen und nicht unter Betreuung stehend und auch durch chronische oder akute Erkrankung weder gesundheitlich noch psychisch auffällig, können auch sie den Transport unter Umständen ablehnen.

Was kostet ein RTW-Einsatz? ◆

Was der Einsatz eines RTW kostet, ist nicht abhängig von der Art des Unfalls, der Länge der Anfahrt oder dem Krankheitsbild, sondern von Landkreis oder Stadt in welcher der RTW fährt. Die Gebührenfestsetzung wird meist jährlich angepasst und gilt pauschal je Einsatz und Fahrzeugtyp. Bei KTW-Transporten kommt zur Pauschale ab einer gewissen Streckenlänge ein festgelegter Preis pro zusätzlichem KM hinzu. Notärzt:innen verrechnen ihre Gebührensätze eigenständig mit der GKV und PKV.

Hier mal drei Beispiele, die zeigen, wie sich Kosten regional unterscheiden:

Rettungsdienstgebühren Leipzig Stand 2025[103]

- Transport mit KTW: 212,70 €. Ab dem 151 km zusätzlich 3,50 Euro/km
- Einsatz RTW: 457,30 Euro
- Einsatz NEF: 308,80 Euro

Rettungsdienstgebühren Land Berlin Stand 2025[104]

- Einsatz RTW: 299,11 Euro.
- Einsatz NEF: 361,36 Euro.
- Einsatz RTW-S bei Patient:innen über 150kg: 2.464,03 Euro
- Einsatz STEMO bei Schlaganfall: 846,79 Euro

---

103 Stadt Leipzig: Satzung über die Erhebung von Gebühren für den Rettungsdienst der Stadt Leipzig (Rettungsdienstgebührensatzung).

104 Daten aus Dreißigste Verordnung zur Änderung der Feuerwehrbenutzungsgebührenordnung online: https://www.vdek.com/LVen/BERBRA/Vertragspartner/Rettungsdienst/Berlin.html aufgerufen am 07.02.2025.

Rettungsdienstgebühren Bayern Stand 2026[105]

- Einsatz RTW: 842 Euro
- Einsatz NEF: 1042 Euro

Die Kosten von RTW, NEF oder KTW werden gemäß §60 SGB V durch die Krankenkassen übernommen, wenn sie medizinisch notwendig waren. Versicherte – auch Kinder und Jugendliche zahlen dann im Nachgang (etwa im Rahmen ihrer Familienmitversicherung über die Eltern) eine Zuzahlung für den Transport. Laut Gesetz sind dies 10 % der Fahrtkosten, mindestens 5 Euro, maximal 10 pro Fahrt. Nur wenig Mathematik ist nötig, um zu sehen: 10 Euro Zuzahlung können die tatsächlichen Kosten des Einsatzes von RTW mit NEF nicht aufwiegen. Die Kosten werden im Rahmen des **Solidaritätsprinzips** auf die Gesamtheit aller Versicherten verteilt. Privatversicherte erhalten eine Rechnung über die Kosten der Behandlung (außer jenen für Notärzt:in) und reichen diese bei ihrer PKV ein, welche die Kosten meist übernimmt.

Es gibt schwarze Schafe, die unter Angabe bestimmter Notfallstichworte einen RTW-Einsatz auslösen, beispielsweise aus Bequemlichkeit, um nicht lange auf einen (fach-)ärztlichen Termin warten zu müssen, um die Kosten eines „echten“ Taxis zu sparen, die Beantragung einer KTW-Fahrt über die hausärztliche Praxis nicht abwarten oder sich „mal richtig durchchecken“ lassen wollen. In diesen Fällen können und werden Einsätze in Rechnung gestellt und müssen in voller Höhe selbst bezahlt werden. Straffällig macht sich, wer aus Jux oder Vorspiegelung falscher Tatsachen einen Notruf absetzt. Dann kann neben den Kosten für den Einsatz auch ein Strafverfahren hinzukommen.

Gut zu wissen: Einen Notruf abzusetzen, sich dann trotz medizinischer Indikation aber nicht helfen lassen zu wollen und den Transport in die Klinik abzulehnen, obwohl er dringend notwendig wäre, kann teuer werden. Zum Beispiel weil ein akuter Herzinfarkt vorliegt. Dann kann es sein, dass der Einsatz des RTW und/oder NEF in Rechnung gestellt

105 Bayerisches Rotes Kreuz (BRK)/Zentrale Abrechnungsstelle für den Rettungsdienst Bayern (ZAST), Stand 01/2026

werden.[106] Auch Fälle, in denen man nur „mal abklären" lassen wollte, ob das unangenehme Ziepen seit zwei Wochen im Nacken gefährlich ist oder weil die chronischen Beschwerden heute stärker sind als sonst, man aber gerne zuhause bleiben würde, sind kein Fall für den Rettungsdienst. Hier sind die hausärztlichen Praxen, der ärztliche Bereitschaftsdienst unter 116117 oder Notfallambulanzen die richtigen Anlaufstellen.

Wichtig und richtig bleibt aber immer: Wenn es sich wie ein Notfall anfühlt, gilt die Devise „lieber einmal zu viel als zu wenig" anzurufen. Wenn nicht grober Vorsatz, sondern nur falscher Alarm vorliegt und sich die stark ziehenden Brustschmerzen statt eines Herzinfarktes als unangenehme, aber ungefährliche *Interkostalneuralgie* oder schlicht Verspannungen von der vielen Büroarbeit und starkem Stress herausstellen, handelt es sich nicht um einen missbräuchlichen Anruf. Niemand sollte einen Notruf aus Angst vor möglichen Kosten unterlassen. Die obigen Regelungen existieren als Antwort auf unrechtmäßige oder teils missbräuchlich abgesetzte Notrufe, nicht für solche in denen zum Glück nur der Schreck groß war. Eine gute Gesundheitskompetenz hilft jedoch, gesundheitliche Bagatellen besser von Notfällen unterscheiden und die aus medizinischer Überforderung der Bevölkerung zunehmenden *Low-Level-Einsätze* für den Rettungsdienst zu minimieren.

Was ist, wenn jemand für eine andere Person den RTW ruft, diese dann aber den Transport verweigert? Wer hier nicht aus missbräuchlichem Vorsatz handelt, muss nicht zahlen. Zahlungspflicht ist stets, wer die Leistungen des Rettungsdienstes in Anspruch nimmt, also der bzw. die Patient:in. Niemals sollte aus Angst vor etwaigen Kosten bei akutem Bedarf auf den Ruf des Rettungsdienstes verzichtet werden.

Für den Fall, dass zum Zeitpunkt des Notfalleinsatzes keine Versichertenkarte vorlag, die angegebenen Daten aus Versehen oder bewusst falsch waren oder die Krankenkasse aufgrund eines Wechsels oder anderer Gründe ein:e Patient:in nicht zuordnen kann, geht die Rechnung des Einsatzes erstmal an der bzw. die Patient:in. Dann muss ein aktueller Mitgliedsbescheid über die Zugehörigkeit der Krankenkasse nachgereicht werden, die dann die Kosten übernimmt.

---

106 Vergleiche BSG, Urteil v. 06.11.2008, 1 KR 38/07 R – Ablehnung eines Transports trotz Herzinfarkt.

Warum hat man die Pflicht im Notfall zu helfen?

Praxis | *14:30 Uhr belebte Innenstadt. Mitten in der wuseligen Fußgängerzone sackt eine Frau etwa Mitte 40 unvermittelt zusammen, ihre Beine und Arme krampfen rhythmisch. Einige Menschen bleiben zögerlich stehen, unentschlossen was sie tun sollen. Einige andere sehen das Geschehen und laufen nur schnell vorbei. Als ein junger Mann an der Szenerie vorbeikommt, spricht er unvermittelt einen Umstehenden an: „Sie da in der roten Jacke, rufen Sie die 112, wir brauchen den Rettungsdienst, die Frau krampft!". Dann schiebt er die schwere Tasche zur Seite gegen welche die krampfenden Frau immer wieder mit ihrem Kopf geschlagen hatte. Verdutzt, aber gefügig holt der angesprochene Mann sein Smartphone heraus und wählt den Notruf. Kurze Zeit später endet der Krampf und der junge Mann legt die spontanatmende, bewusstlose Frau in die stabile Seitenlage.*
Sonntagnachmittag am gefrorenen Dorfteich. Einige Kinder und Erwachsene laufen Schlittschuh. Plötzlich Geschrei: an einem etwas entfernteren Teil des Teichs scheint das Eis dünner gewesen und ein Kind eingebrochen zu sein. Eine junge Frau, die mit ihrem 3-jährigen Sohn vor Ort ist, wird auf das Geschehen aufmerksam und überlegt, ob sie sich zur Einbruchstelle begeben soll. Sie ist keine gute Schwimmerin, aber irgendwer muss doch was tun!

In einer Notsituation nicht zu helfen ist **Unterlassene Hilfeleistung** und in Deutschland auf Grundlage von §323c StGB strafbar:

> „Wer bei Unglücksfällen oder gemeiner Gefahr oder Not nicht Hilfe leistet, obwohl dies erforderlich und ihm den Umständen nach zuzumuten, insbesondere ohne erhebliche eigene Gefahr und ohne Verletzung anderer wichtiger Pflichten möglich ist, wird mit Freiheitsstrafe bis zu einem Jahr oder mit Geldstrafe bestraft."[107]

Das bedeutet konkret, beobachtet man eine Notfallsituation muss man nach seinen Möglichkeiten aktiv werden. Auch den Notruf abzusetzen ist bereits eine solche aktive Tat. Eigenschutz geht jedoch immer vor und niemand

---

107 Strafgesetzbuch. Online: https://www.gesetze-im-internet.de/stgb/__323c.html

muss sich selbst oder andere durch eine Rettungsaktion in Gefahr bringen. Pflicht zur Hilfe bedeutet daher nicht in brennende Häuser zu rennen oder wie in obigem Fall sich bei einem Einbruch ins Eis selbst zu gefährden. In dem Fallgeschehen hatte die junge Frau noch ihren dreijährigen Sohn dabei, für den sie die Aufsichts- und Fürsorgepflicht innehat. In so einem Fall geht der Schutz ihres Kindes und ihr selbst vor. Merke: Den Notruf wählen, stabile Seitenlage oder auch andere Menschen aktiv anzusprechen ist bereits Hilfeleistung.

Gerade wenn mehrere Personen Teil eines Notfallgeschehens sind, kann wie im Fall der krampfenden Frau der sogenannte **Bystander-Effekt** eintreten. Dieser beschreibt, dass Augenzeugen von Unfällen nicht aktiv werden, wenn sie sehen, dass auch andere Menschen vor Ort sind. Entweder weil sie denken, „so schlimm kann es nicht sein, die anderen machen ja auch nichts!“ oder sie scheuen sich aus Angst oder Unsicherheit davor die Initiative zu ergreifen und hoffen, dass jemand anders was unternehmen wird. Wieder andere schauen aus Sensationslust zu. Um Untätigkeit zu unterbinden ist es am besten, Menschen direkt anzusprechen und ihnen eine Aufgabe zu geben, z. B. helfen eine Person aufzusetzen oder den Notruf zu wählen. Weil Ausnahmesituationen für ein Blackout sorgen können, hilft es, Aufgaben einfach und konkret zu halten und statt, „Machen Sie doch etwas!“ besser „Rufen Sie die 112, wir brauchen den Rettungsdienst!“ zu sagen.

Wer Hilfeleistungen stört z. B. indem Rettungsgassen blockiert, die Abfahrt von RTWs aus Wut behindert, weil man nicht aus der Parklücke fahren konnte oder sogar Rettungsdienstpersonal angreift macht sich ebenfalls nach §323c StGB strafbar: *„Ebenso wird bestraft, wer [...] eine Person behindert, die einem Dritten Hilfe leistet oder leisten will.“*[108] Auch Gaffen, filmen und fotografieren ist seit 2011 dank §201a StGB strafbar. Wer Menschen in Notsituationen aufnimmt und Bilder oder Videos verbreitet kann dann mit Geldstrafen und Haft bis zu zwei Jahren bestraft werden.

Notfälle sind für Laien immer eine Herausforderung. Dabei sind die wichtigsten Techniken der Ersten Hilfe einfach zu erlernen. Stabile Seitenlage und Reanimation können Leben retten und verhindern, dass man aus Unsicherheit oder Überforderung selber zum untätigen Bystander wird. Wichtig: Sollten sich Ersthelfende selber durch ihr Engagement verletzen, sind sie durch die gesetzliche Unfallversicherung geschützt. Grob fahrlässige Heldentaten sollten aber unterlassen werden. Auch versichert sind etwaige

108 Ebd.

Sach- oder Körperschäden, die durch erste Hilfe bei der verletzten Person entstehen könnten. Solange nicht grob fahrlässig und falsch gehandelt wird, müssen Ersthelfende daher keine Schadenersatzansprüche z. B. aufgrund gebrochener Rippen, eingeschlagener Fensterscheiben usw. fürchten.

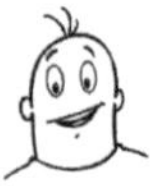

Linktipp

DGUV – Rechtsfragen bei Erster-Hilfe-Leistung durch Ersthelfer:innen
In ihrer Onlinebroschüre bietet die Deutsche Gesetzliche Unfallversicherung (DGUV) Informationen für Ersthelfende zu strafrechtlichen Besonderheiten und Fragen zu Schadenersatzansprüchen.
https://s.narr.digital/7iwop

Warum ist der Rettungsdienst in Deutschland überlastet? ◆

Uneinheitliche Strukturen und Finanzierungskonzepte und der Fokus auf Transport sind nur drei Faktoren, die durch eine dringend notwendige Reform der Notfallrettung verbessert werden müssen, sind aber nicht die einzigen Gründe, weshalb der Rettungsdienst in Deutschland überlastet ist und einer Reform bedarf:[109]

Digitalisierung: Ob elektronische Patientenakte, ob Röntgen oder MRT-Bilder, die häufig noch immer auf CD mitgegeben werden und in Schubladen verstauben, ob des Mangels an Datenaustausch zwischen ärztlichem Bereitschaftsdienst und Notaufnahmen – Deutschland hinkt in der Digitalisierung und Vernetzung im medizinischen Bereich im Vergleich zu anderen Ländern deutlich hinterher und es fehlen rechtliche und technische Grundlagen, um Patientenströme gerade an den Schnittstellenbereichen der Präklinik sinnvoll und nachvollziehbar zu gestalten.[110] Wartet gerade eine Patientin in der Notaufnahme, die gestern mit denselben Beschwerden erst einen Low-Level-Einsatz mit RTW und NEF ausgelöst hat, der vor Ort

109 Eine gute Zusammenfassung nötiger Reformpunkte findet man bei der Björn Steiger Stiftung online: https://rettungslandschaft.steiger-stiftung.de/zukunft/loesungsvorschlag-der-steiger-stiftung/

110 AOK (2023): Deutschland hat bei der Digitalisierung viel aufzuholen. Online: https://www.aok.de/pp/gg/gesundheitssystem/digitalisierung-oecd-studie/

geklärt und an die hausärztliche Versorgung verwiesen wurde? Ruft ein älterer Patient bereits zum dritten Mal in Folge den RTW, obwohl gestern erst der ärztliche Bereitschaftsdienst vor Ort war und im Hintergrund bereits die morgige Verlegung in die Kurzzeitpflege organisiert wurde? Solche Patientenströme nachvollziehbar zu machen ist bisher nicht möglich, die jeweiligen Teilbereiche der Präklinik und Notfallrettung arbeiten fragmentiert und im Blindflug, was Dokumentations- und Arbeitsaufwand erhöht und zu zusätzlicher Systembelastung führt. Laut OECD-Studie von 2023 sind dabei nur die USA und Irland noch schlechter in der digitalen Transformation ihres Gesundheitswesens als Deutschland.[111]

Zunahme der Low-Level-Einsätze: Die Hausärztin kann heute nicht mehr zum Hausbesuch kommen, der kassenärztliche Bereitschaftsdienst kann das erhöhte telefonische Anrufaufkommen kaum noch abarbeiten und für den Weg zur Notfallambulanz steht kein Auto zur Verfügung? Kurz vor den Feiertagen verhält sich die betagte Großmutter anders als sonst, aber die Praxen haben zu? Nicht selten erfolgt dann aus Hilfslosigkeit oder Überforderung der Notruf an die 112. Die Überlastung des ambulanten und teils pflegerischen Bereichs trifft unvermittelt den Rettungsdienst, der sich zunehmend mit Nicht-Notfällen konfrontiert sieht[112] und löchrige Strukturen ausgleichen muss. Einige Rettungsdienstbereiche erproben deswegen unterschiedlich benannte Leuchtturmprojekte wie Einsatzsichterfahrzeuge, Gemeindenotfallsanitäter:in oder „RettSan Plus“, die auf N-KTW eingesetzt werden. Allen gemein ist der Ansatz, Low-Level-Einsätze mit speziell darauf zugeschnittenen Einsatzfahrzeugen und -personal abzudecken, um die tatsächliche Notfallrettung zu entlasten.

Hilfsfrist: Das über allem stehende Dilemma ist: viele Notfalleinsätze sind heutzutage in der Regel keine. Das Alarmierungssystem und die Hilfsfrist, mit der hoch funktionell und so schnell wie möglich Hilfe vor Ort sein soll, stammen jedoch aus einer Zeit, in der dies ganz anders war. Mit Hilfsfrist ist die Zeit von Eingang des Notrufs in der Leitstelle bis zum Eintreffen des Rettungsdienstes am Notfallort gemeint. Diese Frist ist regional unterschiedlich. Ob Hessen (10 Min.), Sachsen (12 Min.), Thüringen

---

111 OECD (2023): Health at a Glance 2023: OECD Indicators. Online: https://doi.org/10.1787/7a7afb35-en

112 In Leipzig erfüllten Stand 2025 beispielsweise weniger als 40 % der Einsätze die Kriterien eines Notfalls. Siehe hierzu Deutsches Ärzteblatt (2025): Modellprojekt bei Leipzig soll Notfallrettung entlasten. Online: https://www.aerzteblatt.de/news/modellprojekt-bei-leipzig-soll-notfallrettung-entlasten-f5af78f0-d9d3-44c6-84ca-276bc30102cb

ländlicher Bereich (17 Min.): Nirgendwo kann die bundesweit teils recht unterschiedliche Hilfsfrist zwischen 8 und 17 Minuten vollständig eingehalten werden. Größtenteils, weil die Hilfsfrist als statistische Größe die Realität des heutigen Einsatzaufkommens nicht mehr abbilden kann, teils weil Fachkräfte- und damit Fahrzeuge fehlen. Weil die Hilfsfrist undifferenziert für alle Notrufe gilt, sind für die meisten Einsätze stets Blaulicht und Martinshorn – also höchste Eile – gefordert. Einige Landkreise alarmieren den RTW zwar je nach Stichwort explizit „ohne Alarm", doch in der Regel erfolgt die Notfallalarmierung unabhängig davon, ob das „akute Abdomen" eine Magenverstimmung seit drei Tagen und der „urologische Notfall" ein gezogener Blasenkatheter im Pflegeheim ist oder tatsächlich Polytrauma nach Verkehrsunfall und Reanimation eines Kindes warten. Das belastet das System und führt zu Frust – auch auf Seiten jener, die wiederholt einem RTW im verstopften Feiertagsverkehr ausweichen müssen. Auch die Dispositionszeit bei Notrufen wird inzwischen kritisch hinterfragt. Meist wird erwartet, dass die Disponierenden in der Leistelle innerhalb einer Minute alle relevanten Informationen abfragen, und eine Abwägung des Notfallgeschehens treffen sollen. Wenn diese statistischen Vorgaben eingehalten werden sollen, müssen auch Low-Level-Einsätze innerhalb einer Minute von Notfällen unterschieden werden. Unter Zeitdruck kaum lösbar. Gefordert wird daher eine adaptive Hilfsfrist je Einsatzgeschehen, eine Neuausrichtung der Leistelle, die als Gesundheitsleitsystem fungieren und mit mehr Dispositionszeit die richtige Versorgung für die Anrufenden klären und Ströme somit leiten kann.[113] Diskutiert wird ebenfalls ein bundesweites First-Responder-System, wie es aktuell in einigen wenigen Regionen bereits über Apps umgesetzt wird.[114]

Arbeitsbedingungen: Die Einsatzzahlen steigen und immer mehr Wägen und Personal sollen dies in immer kürzerer Zeit abfangen. Innerhalb von 12-Stunden-Diensten in Großstädten ohne Pause von Einsatz zu Einsatz „durchzurollen" und der Wechsel zwischen Tag- und Nachtschicht, ist nicht nur körperlich äußerst anstrengend. Gefrustet von der Realität eines Berufs, der auf hochkomplexe Notfallgeschehen ausbildet, aber zunehmend haus- und fachärztliche Themen abdecken soll, fehlen häufig auch Aufstieg-

113 Björn Steiger Stiftung (o. J.): Hilfsfrist neu definieren. Online: https://rettungslandschaft.steiger-stiftung.de/differentierte_hilfsfrist/

114 Björn Steiger Stiftung (o. J.): Welche Ersthelfer-Apps gibt es in Deutschland. Online: https://rettungslandschaft.steiger-stiftung.de/ersthelfer-in-deutschland/

sperspektiven und internationale Arbeitsmöglichkeiten. So verlassen viele bereits nach durchschnittlich sieben Jahren[115] den Rettungsdienst wieder und/oder wandern in andere Bereiche ab.[116] Laut *Index Gute Arbeit* einer repräsentativen regelmäßig durchgeführten, bundesweiten Befragung des Deutschen Gewerkschaftsbundes (DGB) über die Arbeitsqualität aus Sicht der Beschäftigten verbinden viele mit ihrem Dienst eine sinnstiftende, wichtige Arbeit, bewerten aufgrund der starken Belastungen die allgemeinen Arbeitsbedingungen insgesamt jedoch als schlecht. Nur wenige schaffen es, bis zur Rente im Rettungsdienst zu bleiben.[117]

Mangelnde Gesundheitskompetenz der Bevölkerung: Im Vergleich zu anderen europäischen Ländern, die verpflichtende Erste Hilfe und Reanimationstrainings in Schulen und auf Arbeit anbieten, hinkt Deutschland im regelmäßigen und strukturierten Beüben seiner Bevölkerung für Notfallsituationen nach.[118] Da für die meisten Deutschen die Beschäftigung mit Erster Hilfe nur einmal im Rahmen des Führerscheins verpflichtend ist und dies häufig viele Jahre zurückliegt, sind Unsicherheiten und Zögern in Notfällen vorprogrammiert. Leider ist die Befähigung der deutschen Bevölkerung auch in Bezug auf allgemeine Gesundheitskompetenz stark unzureichend, sodass teilweise schon medizinische Bagatellen zu Hilflosigkeit und Überforderung führen.

115 verdi (2022): Noch lange nicht am Ziel. Online: https://gesundheit-soziales-bildung.verdi.de/mein-arbeitsplatz/rettungsdienst/++co++32a960ae-eb09-11ec-b7b5-001a4a160100

116 Elsenbast, C.; Böhm, D.; Hofmann, T. (2024): Berufstreuestudie 2: Deskriptive Analyse der zweiten Umfrage zur Berufstreue angehender Notfallsanitäter:innen (Deutsche Gesellschaft für Rettungswissenschaften), S. 23. Online: https://doi.org/10.53169/204022

117 verdi (2023): Wichtige Arbeit – hohe Belastung. Online: https://gesundheit-soziales-bildung.verdi.de/mein-arbeitsplatz/rettungsdienst/++co++583c3262-929a-11ee-bc0a-d306c5d294f7

118 Regierungskommission für eine moderne und bedarfsgerechte Krankenhausversorgung. Neunte Stellungnahme und Empfehlung der Regierungskommission für eine moderne und bedarfsgerechte Krankenhausversorgung. Reform der Notfall- und Akutversorgung: Rettungsdienst und Finanzierung., S. 7. Online: http://www.bundesgesundheitsministerium.de/krankenhauskommission-stellungnahme-rettungsdienst.pdf

Medikamentenplan, Vorsorgevollmacht, Versichertenkarte: Was sollte griffbereit sein, wenn der Rettungsdienst kommt?

Ruft man von zuhause an hat man durch die bundesweit etwas unterschiedliche Hilfsfrist meist zwischen maximal 10 bis 14 Minuten Zeit, um ein paar Dinge zu erledigen, die dem Rettungsdienst helfen können. So man nicht selbst Erste Hilfe leisten muss, sollte man die Zeit daher nutzen, um die Eingangs- oder Wohnungstür zu öffnen und gegen Zufallen zu sichern, Haustiere in ein anderes Zimmer zu bringen und TV, Herd oder Ofen auszustellen. In Zukunft sollen relevante, medizinische Informationen für den Rettungsdienst über eine auf der Gesundheitskarte gespeicherte Kurzform der elektronischen Patientenakte implementiert werden. Bis es soweit ist, lohnt es sich besonders bei chronisch kranken, älteren oder auch pflegebedürftigen Menschen, bestimmte Informationen und Unterlagen gemeinsam in einer Mappe oder ähnlichem aufzubewahren und griffbereit zu haben. Bestenfalls wissen alle im Haushalt wo die entsprechenden Unterlagen zu finden sind, sodass man diese dem Rettungsdienst schon bereitlegen kann:

- **Versicherten- bzw. Gesundheitskarte**: Danach wird **immer** gefragt, denn diese benötigt sowohl RTW als auch NEF zur Abrechnung mit der Krankenkasse. Dafür wird die Karte in einem mitgebrachten Tablet eingelesen und nach dem Transport in die Klinik in der Notaufnahme abgegeben. Bei fehlender Karte hilft im Notfall vorübergehend aber auch der Name der Kasse, in der Klinik muss die Karte aber nachgereicht werden. Bei fehlender Karte, Falschangaben oder Unklarheiten wird die Rechnung an Patient:in geschickt, bis ein Nachweis der Krankenkasse erfolgt ist. Im Notfall unternehmen Rettungsdienst und Notaufnahmen alles, was nötig ist, um schnellstmöglich beste medizinische Hilfe zu gewähren – natürlich auch wenn keine Versichertenkarte oder sonstige Personalien vorliegen!
- **Medikamentenplan**: Bei manchen Einsätzen werden dem Rettungsdienst bei der Frage nach regelmäßig eingenommen Medikamenten gerne mal eine Tablettenbox mit einzelnen Pillen oder gar ganze Kartons voller verschiedener Schachteln gezeigt. Und manchmal werden auch kleine handschriftliche Notizen auf einem Stück Papier oder abgerissene Kartonstückchen mit dem Tablettennamen der Medikamentenpackung gereicht. Wesentlich besser ist aber ein übersichtlicher

Medikamentenplan. Dieser gibt Hinweise auf chronische Erkrankungen und bestimmte Risiken. So bringen sogenannte Antikoagulanzien wie der Wirkstoff Apixaban oder Thrombozytenaggregationshemmer wie ASS, umgangssprachlich „Blutverdünner", ein erhöhtes Einblutungs-Risiko mit sich. Sie verdünnen aber nicht das Blut, sondern hemmen die Blutgerinnung. Damit sollen Thromben (kleine Blutgerinnsel) z. B. bei Herzrhythmusstörungen prophylaktisch verhindert werden, um die Gefahr von Schlaganfällen zu verringern.
Wer regelmäßig bestimmte Medikamente verschrieben bekommt, hat Anspruch auf einen solchen Plan und erhält diesen durch die haus- oder fachärztliche Praxis. Bestenfalls sollte eine Kopie davon stets im Geldbeutel oder der Tasche mitgeführt werden und bestenfalls darauf auch alle nicht verschreibungspflichtigen Medikamente vermerkt sein, z. B. Ibuprofen, pflanzliche Schlaftabletten, Nahrungsergänzungsmittel, usw.

- **Ärztliche Briefe der letzten Krankenhausaufenthalte**: Dort stehen meist auch andere Diagnosen, die bei früheren Untersuchungen gestellt wurden und geben dem Rettungsdienst wichtige Hinweise, um aktuelle Symptome in Kontext mit bestehenden Erkrankungen zu setzen. Sollte der Rettungsdienst schon einmal zuhause gewesen sein, aber nicht transportiert haben, wurde eventuell ein *Einsatzprotokoll* hinterlassen. Auch dieses sollte hier hinterlegt werden.
- **Vorsorgevollmacht mit Ansprechpersonen und Telefonnummer für Nachfragen:** So zutreffend, werden die in der Vorsorgevollmacht vermerkten Kontakte im Falle eines Notfalls für Rückfragen angerufen, z. B. wenn es um Absprachen zur weiteren medizinischen Versorgung geht. Besonders wichtig bei pflegebedürftigen und betreuten Personen.

Patientenverfügung: Für jeden wichtig, nicht erst, wenn eine schwere Krankheit oder gar der Sterbeprozess einer Person absehbar ist. Auch (Ehe-)Paare, Familien und Ledige profitieren von einer klaren, nachweisbaren Regelung ihrer Wünsche. Im Falle einer Reanimation entscheidet das Vorliegen einer Patientenverfügung darüber, ob dem Wunsch der Betroffenen entsprochen werden und eine Wiederbelebung unterlassen oder abgebrochen wird bzw. ob und wie eine medizinische Versorgung im Falle eines schweren Unfalls und/oder schwerer Behinderung und Koma aussehen soll. Eine praktische Lösung zur Hinterlegung ist eine einmalige etwa

20 Euro günstige Registrierung auf dem **Zentralen Vorsorgeregister**[119] der *Bundesnotarkammer.* Über dieses Register können Kliniken im Notfall jederzeit online die Patientenverfügung und etwaige Vorsorgen abrufen. Auch auf der elektronischen Patientenakte (ePA) soll die Hinterlegung der Patientenverfügung digital möglich werden, noch ist dies für den Rettungsdienst Stand Januar 2026 aber nicht implementiert. Bei der Erstellung sollte dringend fachkundige Beratung in Anspruch genommen werden, um eine rechtssichere und der medizinischen Realität entsprechende Verfügung anzufertigen, da verallgemeinernde, zu grob gehaltene Festlegungen nicht sicherstellen, dass der eigene Wille gewahrt wird. → *Wer darf im Pflegefall über mich entscheiden?*

- **Implantantausweis(e)-Ausweise** zu Schrittmacher/Defibrillator/Insulinpumpe/Stents etc.
- **Allergien- und Impfpass:** Die meist eher kleinen Heftchen sind wichtige Unterlagen, die am besten zusammen aufbewahrt werden sollten. Die Kopie des Schrittmacher-Ausweises sollte bestenfalls im Geldbeutel o.ä. stecken, damit man diesen im Notfall finden kann. Auf die Aktualität der Impfungen sollte eigenständig geachtet werden. Gerade der Tetanus-Schutz ist im Rahmen einer Verletzung mit offenen Wunden sehr wichtig und wird durch Rettungsdienst oder in der Notaufnahme abgefragt. Bei unklarem Schutz wird dieser meist prophylaktisch in der Klinik aufgefrischt.
- **Befreiungsbescheid:** Das Vorlegen des *Befreiungsbescheid* ist für den Transport im RTW nicht nötig, da die Abrechnung des Einsatzes (außer bei Privatversicherten) direkt an die Krankenkasse geht und dort ja bereits hinterlegt ist.
- **Neue Medikamente, Erbkrankheiten, anstehende OPs, Blutungsneigung etc.:** Da der Rettungsdienst innerhalb von wenigen Minuten eine Einschätzung von Situation und Gesundheitszustand vornehmen muss, ist jede Information hilfreich. Daher aktiv und frühzeitig auf bald anstehende Operationen, auf eine bestehende Bluterkrankheit, Erb- und chronische Krankheiten, Allergien gegen bestimmte Medikamente, akute Infekte oder einen bald anstehenden Batteriewechsel des Herzschrittmachers hinweisen, selbst wenn nicht explizit danach gefragt

119 Bundesnotarkammer (o. J.): Das Zentrale Vorsorgeregister. Online: https://www.vorsorgeregister.de

wird. Dasselbe gilt für chronisch Kranke, die eventuell ein neues Medikament verschrieben bekommen haben und vermuten, ihre aktuellen Symptome könnten damit zusammenhängen. Je besser das Wissen um die eigene Erkrankung ist und je mehr davon dem Rettungsdienst durch Patient:in oder An- und Zugehörige mitgeteilt werden kann, umso schneller und besser kann geholfen werden.

- **Notfallbox und Notfallarmband:** Was, wenn man bewusstlos zuhause oder auf der Straße zusammenbricht? Dann sucht der Rettungsdienst aktiv nach Hinweisen wie Medikationsplan oder Schrittmacherausweis in Jacken- oder Hosentaschen, Geldbeutel oder Rucksack. Etwas moderner sind Notfallarmbänder, über die via QR-Code relevante Informationen auslesbar sind. Allerdings müssen sie dafür stets getragen werden. Zuhause können sogenannte Notfallboxen im Kühlschrank hinterlegt werden. Das sind etwas größere Pillendosen, in welchen eine Kopie des Medikationsplans, Notfallkontakte, Patientenverfügung und weitere gesundheitsbezogen relevante Informationen hinterlegt werden können. Diese wird standartmäßig im Kühlschrank aufbewahrt. Zu der Dose gehören spezielle Aufkleber, von denen einer außen auf dem Kühlschrank sowie einer auf der Innenseite der Eingangstür geklebt werden müssen, um Helfende darauf aufmerksam zu machen.

Was sind klassische Vorurteile, Mythen und Fehlannahmen beim Rettungsdienst?

Praxis | *14:00 Uhr. Gerade steht das Team noch mit einer kleinen Gruppe Rettungsdienstler einer anderen Hilfsorganisation auf dem RTW-Parkplatz hinter der Notaufnahme, da piept es erneut: „Unfall im Gewerbegebiet. Sturz < 3 Meter, Verletzte Extremität, Einweiser vor Ort." Auf der Anfahrt nutzt die Notfallsanitäterin schnell die Möglichkeit, ihren Thermoskannen-Kaffe zu trinken, wenige Minuten später fahren die beiden bereits in der Halle einer Baufirma vor. Noch bevor sie aussteigen können, kommt ihnen bereits eine Frau mittleren Alters mit Hilfe zweier Kolleginnen entgegengehumpelt. Sie habe eine unscheinbare, niedrige Stufe übersehen, sei umgeknickt und habe nun Schmerzen im Sprunggelenk. So schlimm sei es zwar nicht, „-aber beim BG-Fall sollen wir immer die Rettung rufen!",* *sagt eine der Frauen, während sie dabei hilft, die Patientin auf die Trage zu setzen.*

Mythos 1: „Bei Arbeitsunfällen muss immer der RTW gerufen werden!"

Ein weit verbreiteter Irrtum. Klar ist: Schwere und schwerste Unfälle wie Stürze aus großer Höhe, schwere und tiefe Schnitt- und Risswunden, Verletzungen mit Kettensägen, Stürze in Schächte, Einklemmungen in Maschinen oder Baumfällarbeiten usw. sind ohne Frage ein Grund, den Rettungsdienst zu rufen. Ebenso, wenn die Ersthelfenden des Betriebes Grund zur Annahme haben, dass professionelle Hilfe vor Ort oder auf dem Transport dringend nötig ist, etwa weil innere Verletzungen vermutet werden. Bei allen anderen Fällen, ob am Arbeitsplatz oder bei Wegeunfällen (außer bei Beteiligung Dritter, wie beispielsweise bei einem Verkehrsunfall) ist es vollkommen ausreichend, die Verletzten auch im Privat-PKW zur/m nächsten D-Ärzt:in zu bringen.[120] Die meisten Betriebe haben die nächstgelegene D-Praxis oder D-Klinik zusammen mit den Unterlagen der jeweiligen BG hinterlegt. → *Was ist die gesetzliche Unfallversicherung?*

Praxis | *16.17 Uhr. Nachdem das RTW-Team ihre verbrauchten Materialien auf Wache auffüllen und eine 15-minütige Pause genießen konnte, piept der Melder erneut: „Nachforderung/Fachanforderung. Schwäche, Atemnot. Pflegestation Melchior, Bereich 2". Vor Ort angekommen bringt ein etwas genervt wirkender Pfleger die Sanitäterinnen zum Zimmer. Dort sitzt eine Frau mittleren Alters neben dem Pflegebett, in dem eine leicht adipöse, ältere Frau Mitte 80 trocken hustend im Bett liegt. Die jüngere Frau stellt sich als Tochter der Patientin vor und erzählt, ihre Mutter habe seit gut zwei Wochen Bronchitis, die seit vorgestern mit einem vom Hausarzt verschriebenen Antibiotikum behandelt werde. Noch immer gehe es ihrer Mutter aber schlecht, das Husten bereite ihr Schmerzen, sie sei immer noch schlapp und müsse deswegen dringend in die Klinik, denn: „so gehe es nicht weiter!". Nachdem sich beide Sanitäterinnen zum Infektionsschutz*

---

120 Schnitzler, H.; Unger, R. (2020): Wie kommt die Verletzte zum Arzt. In: etem. Online: https://etem.bgetem.de/4.2020/themen/wie-kommt-die-verletzte-zum-arzt

eine Maske aufgesetzt und die Patientin mithilfe des Pflegebettes in eine sitzende Position gebracht haben, erheben sie die Vitalwerte der Patientin, prüfen den Medikationsplan und fragen auch die laut Pflegeunterlagen stark dementen Patientin selbst, wie es ihr gehe. Auskultation der Lunge, Sauerstoffsättigung des Blutes, Blutdruck und EKG zeigen: krank ja, aber keine vitale Gefährdung. Entgegen der Alarmierung hat die Patientin auch keine Atemnot, wirkt ruhig und entspannt. Als die NotSan fragt, weshalb denn die Wirkung des Antibiotikums nicht abgewartet und der durch die Entzündung schmerzende Husten nicht mit den auf dem Nachttischchen liegenden Medikamenten symptomatisch behandelt werde, entgegnet die Tochter forsch und mit Seitenblick auf den gequält schauenden Pfleger: „Darauf kann man sich hier nicht verlassen, sonst wäre es ja schon besser geworden! Ich würde mich selbst darum kümmern, aber wir fahren über das Wochenende in den Urlaub". „Und so-" – sie spuckt das Wort regelrecht verächtlich Richtung Pfleger aus „- kann ich meine Mutter definitiv nicht hierlassen! Mit Ihnen kommt sie ja schneller dran, dann wird sie auch endlich adäquat versorgt" und zur älteren Frau gewandt: „Gell, Mutti? da wirst Du mal richtig durchgecheckt!" Die ältere, demente Dame lächelt etwas abwesend und greift nach der Hand ihrer Tochter: „ja, meine Gute".

Mythos 2: „Mit Ihnen komme ich schneller dran!"

Mythos 3: „Das muss mal richtig durchgecheckt werden!"

Zwei Klassiker, die definitiv nicht stimmen. Notaufnahmen agieren nach dem Prinzip der **Triage**. Das bedeutet, Notfälle werden nach Schwere der Verletzung je nachdem wie zeitkritisch eine Versorgung beginnen muss, eingeteilt. In Deutschland erfolgt dies meist nach dem *Manchester Triage System*. Jeder kann nachvollziehen, dass ein Unfallopfer eines Verkehrsunfalls, das lebensbedrohlich verletzt ist, dringender Hilfe benötigt als eine Person mit einer, ohne Frage schmerzhaften, aber nicht tödlichen Unterarmfraktur. Fälle, die weder dringend noch lebensbedrohlich und damit per Definition eigentlich auch keine Fälle für die Notaufnahme wären, haben daher das größte Zeitfenster, bis eine Untersuchung durch pflegerisches und ärztliches Personal erfolgen soll. Auch durch den Rettungsdienst eingelieferte Patient:innen werden vor Ort in der Notaufnahme in ein Dringlichkeitskategorie eingeteilt und warten dann bei unkritischen Symptomen und Krankheitsbildern genauso lange, als wären sie selbst in die Notaufnahme gekommen.

Da sowohl Rettungsdienst als auch Notaufnahmen im Kern für die Notfallrettung bzw. Notfallmedizin zuständig sind, ist ihre Kernaufgabe auch die Behandlung ebensolch lebensgefährlicher Symptome. Die Hoffnung, mit Einlieferung durch den Rettungsdienst einmal in der Klinik „rundum durchgecheckt", chronische oder neue nicht lebensbedrohliche Leiden oder Erkrankungen diagnostiziert zu bekommen, bei der Blutabnahme „alle Werte abklären zu lassen", Medikamentendosen neu eingestellt oder die fachärztliche Untersuchung zu bekommen, für die man einfach keinen zeitnahen Termin bekommen konnte, ist definitiv einer der größten Mythen. Für die umfassende diagnostische und langfristige Behandlung ist der ambulante Bereich der haus- und fachärztlichen Versorgung zuständig, denn die Realität in der Notaufnahme sieht so aus: Vermeintliche Notfälle werden in der Notaufnahme auf die wesentlichen Symptome und Vitalwerte überprüft und erhalten – so nötig – eine Erstversorgung. Zum Beispiel eine Infusion bei Erbrechen im Rahmen einer Magen-Darm-Infektion, Schmerzmittel und Ultraschall bei abdominellen Schmerzen etc. Nach dieser *Anbehandlung* erfolgt so notwendig eine Verlegung auf Station oder die Entlassung nach Hause. Es findet kein großer Rundumcheck nach möglichen weiteren Erkrankungen statt, außer der Zustand von Patient:in ist kritisch und die Ursache unklar. Dann erfolgen weitere Untersuchungen. So kann es dann passieren, dass auf dem Entlassbrief plötzlich mehrere Diagnosen stehen, weil diese durch Zufall während der Behandlung in der Klinik gefunden wurden. Nicht jedoch, weil aktiv und prophylaktisch nach etwaigen Problemen gesucht wurde. Erboste Stimmen, die sich über lange Wartezeiten und dann nur begrenzte Diagnostik und Behandlung in Notaufnahmen beschweren haben leider zweierlei nicht verstanden:

1. Rettungsdienst und Notaufnahmen sind für lebensbedrohliche Notfälle da.
2. Je mehr Menschen sich als Notfall sehen, eine Vorstellung in der Klinik wünschen und/oder eigenständig die Notaufnahmen mit Bagatellen aufsuchen, die haus- und fachärztlich behandelt werden könnten, umso voller werden die Notaufnahmen und umso länger die Wartezeiten.

Praxis | *Nachdem die Tochter der älteren Dame als deren gesetzliche Betreuerin auf eine Vorstellung in der Klinik bestand und das RTW-Team nach Lüften und Desinfektion des RTW sich durch den dank zweier Baustellen nur stockenden Feierabendverkehr Richtung Wache quälen, piept just an der engsten Stelle der verengten Fahrbahn eine halbe Stunde vor Feierabend erneut der Pieper. Beide stöhnen entnervt auf, beim „Pünktlicher-Feierabend-Roulette" haben sie also verloren. Als sie die Meldung lesen, werden beide ernst: „Verkehrsunfall PKW/Motorrad. Einweiser vor Ort. Polizei auf Anfahrt". „Ohman, das ist jetzt alles Mist hier" grummelt die RettSan und meint den dichten Verkehr vor und hinter dem RTW. Um Chaos zu verhindern, wartet sie die nächste Grünphase der etwa 20 Meter vor dem RTW liegenden Ampel-Kreuzung ab, nach einer quälenden Minute schaltet die Ampel um, die PKW fahren los und der RTW bahnt sich mit Blaulicht und Martinshorn einen Weg hindurch. Zwei ältere Herren, die das ganze an der Kreuzung beobachtet haben, schütteln den Kopf. „Das würde ich auch gerne können" meint der eine. „Schön mit Blaulicht und Horn über die Kreuzung rauchen." Und der andere: „Naja, die jungen Leute wollen halt in den Feierabend. Du weißt doch, dieses Work-Life-Benz oder wie das heißt, steht heutzutage über allem".*

Mythos 4: Mit Blaulicht über die Kreuzung in den Feierabend

Beliebt, aber falsch. Die einzige Indikation zur Nutzung von Blaulicht und Martinshorn sind in §35 und §38 StVO geregelt: das Verhindern von Tod und schwerer Krankheit sowie Folgen daraus. Ob ein solcher Grund gegeben ist, entscheidet nach Notrufannahme die Leitstelle und sobald Patient:int transportiert wird das RTW-Team. Die rechtmäßige Nutzung der auch *Sonder- und Wegerechte* genannten Paragrafen ist für jeden Einsatz durch die Leitstelle bzw. im Einsatzprotokoll vermerkt und wird immer kontrolliert, etwa wenn ein RTW auf Alarmfahrt geblitzt oder in einen Unfall verwickelt wird.

Große Unsicherheit verursachen Rotlichtblitzer, bei denen besonders die PKW in erster Reihe zögerlich sind auf die Kreuzung aufzufahren, um Einsatzfahrzeugen Platz zu machen. Werden die PKW dann geblitzt, sind die RTW auf den Bildern im Hintergrund bzw. sobald diese selbst über die Ampel fahren auf dem Blitzerbild zu erkennen, wodurch der Verstoß nicht weiterverfolgt wird. Um sicher zu gehen, kann Zeitpunkt, Ort und fall noch möglich Kennzeichen oder zumindest die auf dem RTW sichtbare Organisation notiert werden. Mit diesen Daten und Verweis auf eine Einsatzfahrt eines RTW kann dann Einspruch eingelegt werden, falls doch ein Bescheid im Briefkasten landet. Das Amt prüft dann, ob ein Einsatz zu diesem Zeitpunkt vorlag. Beim Ausweichen gilt: Schäden, die am eigenen Auto entstehen, geschehen auf eigene Gefahr, etwa wenn auf zu hohe Bordsteinkanten aufgefahren oder ein anderes Auto gerammt wird. Daher beim Ausweichen mit Bedacht vorgehen, bei einer Ampelgrünphase bestenfalls geradeaus, dann seitlich auf die Kreuzung ausweichen und stehen bleiben. Niemals in Kurven oder parallel zu anderen PKW zum Stehen kommen!

Praxis | *Diesmal stimmte Meldung und Notfall tatsächlich überein. Zusammen mit dem etwas später eintreffenden NEF kümmert sich das RTW-Team um den schwerverletzten, schockraumpflichtigen jungen Motorradfahrer, der etwas außerhalb der Stadt bei einsetzendem Nieselregen vermutlich zu stark beschleunigte und in den Gegenverkehr geraten war. Knapp 20 Uhr und mit zwei Überstunden kommt das RTW-Team nach einem 14 Stunden Tag erschöpft und verschwitzt auf Wache an. Zum Glück übernimmt die Nachfolgeschicht Reinigung und Auffüllen des blutverschmierten RTW. Denn der nächste Schichtbeginn wartet schon: morgen früh, 5:30 Uhr.*

---

3. Psychiatrische und psychotherapeutische Versorgung

Die psychiatrische und psychotherapeutische Versorgung ist im deutschen Gesundheitssystem ein Teilbereich mit eigenen Systemlogiken. Wer an einer psychischen Erkrankung leidet, erhält entsprechende Hilfe entweder ambulant, teilstationär oder stationär, mit Erwachsenen und Kindern sowie Jugendlichen als eigenständige Teilbereiche. Ebenfalls wird unterschieden in psychiatrische oder psychotherapeutische Behandlungsformen oder einer Mischung daraus. Der *Gemeinsame Bundesausschuss (G-BA)* koordiniert als höchstes Entscheidungsgremium der Selbstverwaltung im deutschen Gesundheitssystem Deutschlands welche Methoden und Therapien im Rahmen der psychiatrischen und psychotherapeutischen Behandlung anerkannt und durch die Gesetzlichen Krankenkassen übernommen werden. Das sind aktuell: Systemische Therapie, tiefenpsychologisch fundierte Psychotherapie, Analytische Psychotherapie und Verhaltenstherapie.

Die Behandlungen erfolgen durch Psychotherapeut:in oder Psychiater:in. Diese rechnen die entsprechende Behandlung nach einem zuvor bewilligten Stundenumfang dann mit den Gesetzlichen Krankenkassen ab. Privatversicherte sind nicht auf Praxen mit Kassensitz angewiesen, sie können auch Privatpraxen nutzen, deren Terminvergabe meist schneller möglich sind, da die Kosten durch die Versicherten selbst übernommen werden müssen und keine Beantragung der Therapie bei den Kassen nötig ist. Die Kosten der Behandlung müssen Privatversicherte selbst begleichen, manche PKV übernehmen die Kosten je nach Tarif. Natürlich steht auch gesetzlich Versicherten die Wahl einer Privatpraxis auf Selbstkostenbasis frei. Diese arbeiten meist mit denselben anerkannten Therapie, bieten jedoch auch nicht durch den G-BA übernommene Methoden und Verfahren an.

Weil die Fachbereiche der Neurologie sowie der Psychiatrie und Psychotherapie in Deutschland über einen langen Zeitraum als *Nervenheilkunde* zusammengefasst wurden, führt dies heutzutage manchmal noch zu Verwechslungen. Die Neurologie befasst sich jedoch mit neurodegenerativen Erkrankungen des zentralen Nervensystems, also beispielsweise mit Parkinson, Epilepsie, Demenz, Chorea Huntington und Multiple Sklerose und agiert inzwischen als eigenständiger Fachbereich. In der praktischen Versorgung arbeiten jedoch alle drei interdisziplinär zusammen.

Ambulante Versorgung findet dabei klassischerweise in psychotherapeutischen Praxen oder Ambulanzen statt. Die Behandlung erfolgt dann meist in wöchentlichen Einzel- oder Gruppensitzungen. Eine Art Zwischenlösung ist die teilstationäre Behandlung in Tageskliniken. Hier findet die Behandlung für einen klar definierten Zeitraum tagsüber und unter der Woche statt, die Nächte und Wochenenden werden zuhause verbracht. Bei stationärer Behandlung erfolgt die Therapie vollständig auf einer entsprechend nach Krankheitsbild und Alter der Erkrankten differenzierten Station in der Klinik. Dann gelten bestimmte Tages- und Behandlungsabläufe mit entsprechenden Beschränkungen in Bezug auf Freizeitverhalten, Ausgang, Tagesplanung und Besuchszeiten. *Offene Stationen* sind dabei von *geschlossenen* bzw. *geschützten Stationen* zu unterscheiden. Letztere sind auf die Bedürfnisse von Patient:innen mit Selbst- und Fremdgefährdung ausgerichtet, d. h. die Zugänge zur Station sind verschlossen und Zu- oder Abgang ist nur über das Personal möglich, Fenster und Türen sind besonders gesichert, es existieren zusätzliche Sicherheitsmaßnahmen und Fluchtwege für das Personal und die Zimmer sind reizarm und zerstörungsgesichert ausgestattet.[121] Hiervon abzugrenzen ist der sogenannte *Maßregelvollzug* in forensisch-psychiatrischen Kliniken, in dem straffällig gewordene Patient:innen behandelt werden.

Psychiatrie und Psychotherapie werden häufig synonym verwendet, haben aber jeweils eigene Ansätze und Behandlungsmethoden. Psychiater:innen (auch: ärztliche Psychotherapeut:innen) genannt, haben Medizin studiert und die fachärztliche Ausbildung für Psychiatrie und Psychotherapie beendet. Sie sind also medizinische Fachärzt:innen, die auch körperliche Ursachen einer neuropsychiatrischen Erkrankung behandeln können, die etwa durch Tumore oder Schilddrüsenerkrankungen Grundlage der psychischen Beschwerden sind. Sie verschreiben Psychopharmaka, die zur Besserung oder zum Unterdrücken der Krankheitssymptome genutzt werden, etwa Methylphenidat bei ADHS oder Antidepressiva bei Depressionen. Laut *Bundesärztekammer (BÄK)* arbeiten etwa 12.400 der bundesweit tätigen 416.000 Ärzt:innen als Psychiater:innen, etwa 2.700 als Kinder- und Jugendpsychiater:innen sowie etwa 4.100 in der Psychosomatischen Medizin und Psychotherapie, die als interdisziplinäres Fachgebiet durch

121 Sicheres Krankenhaus (2019): Psychiatrische Stationen. Online: https://www.sicheres-krankenhaus.de/planungsbuero/anforderungen-pflegebereiche/psychiatrische-stationen

psychische Prozesse verursachte, körperliche Erkrankungen untersucht und behandelt.[122]

◆ Psychotherapeut:innen[123] hingegen haben Psychologie studiert, Kinder- und Jugendlichenpsychotherapeut:innen Pädagogik. Seit 1999 dürfen beide in der psychotherapeutischen Behandlung aktiv sein. Wer nach dem Studium den Weg zur Psychotherapeutin oder zum Kinder- und Jugendlichenpsychotherapeuten beschreitet, wurde bzw. wird je nach Zeitpunkt der Aufnahme dieses Weges entweder als PiA oder PiW bezeichnet. Bis zur Gesetzesreform von 2020 folgte auf das Studium nämlich zwingend eine meist 3–5-jährig aufbauende Ausbildung zur Psychotherapeut:in, die selbst finanziert und häufig ohne sozialversicherungspflichte Anstellung absolviert werden musste. Erst dann erhielten die Psychotherapeut:innen in Ausbildung (PiA) die benötigte Approbation. Diese prekären Ausbildungsbedingungen sollten mit der 2020 erfolgten Novellierung des *Psychotherapeutengesetzes (PsychThG)* durch eine Umwandlung der Ausbildung in eine finanzierte und geregelte Weiterbildung aufgelöst werden. Seit der Novellierung erhalten die fertigen Psychotherapeut:innen die erforderliche Approbation zwar mit dem Studienabschluss, dürfen damit aber nicht Kassenpatient:innen behandeln. Hierfür ist zwingend eine etwa fünfjährige Weiterbildung zum Erlangen der *Psychotherapiefachkunde* nötig, deren Finanzierung und damit Vergütung der Psychotherapeut:innen in Weiterbildung (PiW) bisher aber zum Teil noch immer ungesichert ist.[124] Durch die fragliche Übernahme der Kosten zur Weiterbildung und Beschäftigung verzögern sich häufig die nächsten Schritte in Praxen, Weiterbildungsambulanzen und Kliniken oder werden ganz verwehrt. Eigentlich sollte mit der Gesetzesänderung schneller der händeringend benötigte psychotherapeutische Nachwuchs zur Entlastung und auch Erweiterung von dringend benötigten Behandlungsplätzen in vielen ambulanten Praxen ausgebildet werden, mangelhaft gesetzliche und politische Regelungen erschweren

---

122 Wissenschaftliche Dienste. Deutscher Bundestag. 2022. WD 9 – 3000 – 062/22. Zur psychotherapeutischen Versorgung in Deutschland. Aktuelle Daten zur Zahl der Therapeut:innen., S. 5. Online: https://www.bundestag.de/resource/blob/918608/7391ca2b2cc017ebb7a80507544472d7/WD-9-062-22-pdf-data.pdf

123 Vor der Gesetzesreform 2020 auch als Psychologische Psychotherapeut:innen oder Kinder- und Jugendlichenpsychotherapeut:innen bezeichnet.

124 Eine Lösung sollte im Rahmen des Gesundheitsversorgungsstärkungsgesetz (GVSG) getroffen werden, wozu es durch das Ampel-Aus im November 2024 nicht mehr kam.

dies bisher jedoch.[125] Ursprünglich rechnete das Bundesministerium für Gesundheit so mit jährlich 2.500 Neuapprobationen der Psychotherapie, die ausreichend sein sollten, um den Bedarf an Therapieplätzen zu sichern.[126] Tatsächlich klafft durch die ungesicherte Finanzierungsfrage nun weiterhin eine große Lücke in einem System, in welchem das Angebot an Therapieplätzen für psychisch Erkrankte schon seit Jahren die Nachfrage nicht decken kann. So mussten etwa Praxen und Medizinische Versorgungszentren (MVZ), die PiWs anstellten und somit mehr Patient:innen behandeln konnten, aufgrund bestehender Regelungen befürchten, dass Arbeit der PiWs als unzulässige Vergrößerung des Praxisumfangs gewertet und mit Einnahmenkürzungen bestraft wurde. Eine Anfang 2025 durch den Bundesrat beschlossene Anpassung sollte dies verhindern und den anstellenden Praxen zukünftig mehr Sicherheit geben.[127] Psychotherapeut:innen arbeiten hauptsächlich in Einzel- oder Gruppentherapiesettings mit verschiedenen Methoden der Gesprächsführung und anerkannten, therapeutischen Verfahren. Kinder- und Jugendlichenpsychotherapeut:innen haben sich dabei auf die Diagnostizierung und Behandlung von Menschen bis zur Vollendung des 21. Lebensjahres spezialisiert.

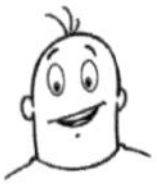

Wissen | Heilpraktiker:innen sind keine Psychotherapeut:innen

Hinter einer „Praxis für Psychotherapie nach dem Heilpraktikergesetz" oder „Heilpraktiker für Psychotherapie" und ähnlichen Bezeichnungen steckt kein anerkannter Beruf und keine offiziell geregelte Ausbildung. Häufig kommen Therapiemethoden ohne nachweisliche Wirksamkeit oder Eignung zur Behandlung psychisch erkrankter Menschen zur Anwendung. Entsprechend *Psychotherapeutengesetzes (PsychThG)* sind die

125 DGVT (2024): Stellungnahme Psychosoziale und psychotherapeutische Versorgung von Menschen mit psychischer Erkrankung stärken! Finanzierung der psychotherapeutischen Weiterbildung sichern! Online: https://www.dgvt.de/aktuelles/news-details/psychosoziale-und-psychotherapeutische-versorgung-von-menschen-mit-psychischer-erkrankung-staerken-finanzierung-der-psychotherapeutischen-weiterbildung-sichern/

126 Bundesministerium für Gesundheit (2019): Fragen und Antworten zur Novellierung des Psychotherapeutengesetzes. Online: https://www.bundesgesundheitsministerium.de/psychotherapeutenausbildung/faqs-psychthgausbrefg.html sowie bdp online: https://www.bdp-verband.de/studierende-im-bdp/psychthg-1

127 BPtK (2025): Ein erster Schritt für ambulante Weiterbildung in Praxen ist gemacht. Online: https://www.bptk.de/pressemitteilungen/ein-erster-schritt-fuer-ambulante-weiterbildung-in-praxen-ist-gemacht/

Bezeichnungen *Psychologischer Psychotherapeut:in* und *Kinder- und Jugendlichenpsychotherapeut:in* bzw. seit 2020 *Psychotherapeut:in* nur approbierten Fachleuten vorbehalten.[128] Dennoch finden sich häufig Umgehungen dieser gesetzlichen Vorgabe durch Namen oder Werbetexte, die entsprechende Assoziationen schaffen, indem etwa wörtliche Umschreibungen oder adjektivische Formen wie „Ganzheitliche Psychotherapie", „Psychotherapeutische Heilpraktikerin", „Alternativmediziner für Psychotherapie" genutzt werden. Laien suggeriert dies, sie hätten es mit einem medizinischen Fachberuf zu tun, was nicht der Fall ist.

Auf Grundlage des *Gesetzes über die berufsmäßige Ausübung der Heilkunde ohne Bestallung (Heilpraktikergesetz – HeilprG)* von 1939 (!) reicht der sogenannte *kleine Heilpraktikerschein* aus, um die *beschränkte Heilpraktikererlaubnis für den Bereich Psychotherapie* zu erlangen, also Heilkunde bei psychisch Erkrankten ausführen zu dürfen. Die Hürden dafür sind gering: Wer mindestens 25 Jahre alt ist, ein ärztliches Attest, ein polizeiliches Führungszeugnis ohne Eintragungen vorweisen und im Gesundheitsamt im Rahmen einer *Unbedenklichkeitsprüfung* bei einem Multiple Choice Test 21 von 28 Fragen richtig sowie eine mündliche Prüfung bestehen kann, darf im Nachgang Zwangs- und Angststörungen, minore Depressionen und sogar Traumatisierungen behandeln. Das Verschreiben von Medikamenten ist jedoch nicht erlaubt. Obwohl schwere Störungen offiziell ausgeschlossen und an psychiatrisch oder psychotherapeutisch Behandelnde weitergeleitet werden müssten, werden wiederholt aus Überschätzung der vermeintlich eigenen Befähigung oder durch Nicht-Erkennen der Schwere eines Krankheitszustandes dennoch „therapiert" und eine korrekte Behandlung damit verzögert oder gar eine Verschlechterung provoziert. Regelmäßig stehen Heilpraktiker:innen für Psychotherapie daher auch aufgrund schlechter oder falscher Behandlungsmethoden vor Gericht.[129]

Die meist privaten Heilpraktikerschulen sind nicht reguliert und unterliegen keiner staatlichen Kontrolle. Auch der Besuch einer Schule zur Vorbereitung auf die Prüfung ist weder verpflichtend, noch sind Inhalte und Curriculae der jeweiligen Heilpraktikerschulen einheitlich oder staatlich vorgegeben, noch die gelehrten Techniken und Therapiemethoden offiziell in ihrer Wirksamkeit bestätigt. Aus diesem Grund dürfen Heil-

128 §1 Abs. 1 Satz 3 PsychThG.

129 Tagesschau (2022): Psychotherapie bei Heilpraktikern. Eine Anmaßung von Kompetenzen. Online: https://www.tagesschau.de/investigativ/swr/vollbild-heilpraktiker-101.html

praktiker:innen auch nicht an der *kassenärztlichen Versorgung* teilnehmen. Das unregulierte Angebot ist dabei groß: Von Coachings, die Hilfe bei Sinnkrisen, Familienkonflikten oder Selbstoptimierung anbieten, über esoterische Pendel- oder schamanische Reinigungsrituale finden sich durchaus auch studierte und erfahrene Psycholog:innen, die sich in bestimmten Maßnahmen langjährig weitergebildet haben und tatsächlich fachliches Know-How mitbringen.

Welche und ob überhaupt fachliche Kompetenz zu erwarten ist, gleicht einem Roulette-Spiel. Wer sich in die meist privat zu zahlende Behandlung bei Heilpraktiker:innen für Psychotherapie begeben möchte, sollte vorab genau die angebotenen Therapiemaßnahmen recherchieren und beim Erstgespräch kritisch er- und hinterfragen, mit welchen Behandlungsmethoden vorgegangen wird.[130] Im Rahmen heilpraktischer Behandlungen wird nämlich nicht selten die angeblich korrumpierte, sogenannte „Schulmedizin" als Kampfbegriff der guten „Natur-/Alternativmedizin" gegenübergestellt, die „ganzheitlich" das Wohl der Menschen im Sinn habe und nicht durch pharmazeutische Unternehmen gekauft sei. Häufige Argumente sind: „wer heilt, hat recht" oder die Schulmedizin wolle Menschen krankhalten, um von ihnen finanziell zu profitieren. Vorsicht daher vor Behandelnden, die durch ihre Methode Heilung bei Krankheiten und Symptomen versprechen, bei denen Mediziner:innen bisher „versagt" hätten. Vielen heilpraktischen Methoden kann tatsächlich keine der versprochenen Wirkungen über den Placeboeffekt hinausgehend nachgewiesen werden, manche sind gar nachweislich schädlich.[131] *→ Kapitel 3: Wissenskasten: Germanische Medizin und Social Media.*

Für Laien ist der Unterschied zwischen Heilpraktiker:innen und Psychotherapeut:innen häufig nicht erkennbar. Durch die langen Wartezeiten auf einen Therapieplatz und den teils beschwerlichen Weg der Beantragung greifen viele Menschen aus der Not geboren nach dem Strohhalm, den ihnen Heilpraktiker:innen für Psychotherapie entgegenhalten. Da sie keine *Approbation* haben, sind Heilpraktiker:in-

130 therapie.de (2020): Vergabe der Heilerlaubnis an Psychologen. Online: https://www.therapie.de/psyche/info/psychotherapie-ausbildung/wissenswertes/heilerlaubnis-fuer-psychologen/

131 Ernst, E. (2005): Komplementärmedizinische Diagnoseverfahren. In: Deutsches Ärzteblatt. Online: https://www.aerzteblatt.de/archiv/komplementaermedizinische-diagnoseverfahren-0d2989aa-a450-4f1a-a074-5e4a507eeb7e

nen auch keine Mitglieder der *Heilberufskammern,* unterliegen also auch keiner Berufsaufsicht besitzen aber wie echte Mediziner:innen Therapiefreiheit und sind bei der Behandlung nicht an bestimmte Therapien oder Verfahrensvorgaben gebunden. Um Patient:innen zu schützen wird daher seit langem ein Verbot des Heilpraktikerberufs[132] oder zumindest eine rasche und umfängliche Standardisierung von Ausbildung und Behandlungen gefordert.[133]

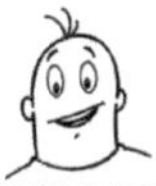

Linktipp | SWR-Dokus

Heilpraktiker: Quacksalber oder sanfte Alternative?
https://s.narr.digital/e1dt3

Undercover: So gefährlich sind manche Heilpraktiker
https://s.narr.digital/lobxc

Wie steht es um die psychische Gesundheit der deutschen Bevölkerung?

Psychischer Belastungsdruck nahm während der Covid-19-Pandemie erheblich zu: Anfragen auf Erstgespräche und Therapieplätze stiegen 2021 laut *Deutscher Psychotherapeuten Vereinigung (DPtV)* im Vergleichsjahr vor der Pandemie um durchschnittlich 40 % bei nur marginalen Unterschieden zwischen Großstädten und ländlicheren Gebieten. Da kassenärztliche Praxen für Psychotherapie jedoch bereits vor Pandemie und Lockdown überlaufen waren, führte dies zu einem Anfragezuwachs um 61 % bei Privatpraxen,

132 Deutsches Ärzteblatt (2017): Reformdiskussion um Heilpraktikerberuf geht weiter. Online: https://www.aerzteblatt.de/news/reformdiskussion-um-heilpraktikerberuf-geht-weiter-e38e718f-e339-4140-84f8-8dd10ee7b79b sowie Deutsches Ärzteblatt (2017): Bundespsychotherapeutenkammer will heilpraktischen Psychotherapeuten abschaffen. Online: https://www.aerzteblatt.de/news/bundespsychotherapeutenkammer-will-heilpraktischen-psychotherapeuten-abschaffen-32d0c525-764d-4057-abfa-d963f749520f sowie Tagesschau (2022): Eine Anmaßung von Kompetenzen. Online: https://www.tagesschau.de/investigativ/swr/vollbild-heilpraktiker-101.html

133 Maibach-Nagel, Egbert (2017): Heilpraktikerwesen: Selbstbestimmung und Gefahr. In: Deutsches Ärzteblatt. Online: https://www.aerzteblatt.de/archiv/heilpraktikerwesen-selbstbestimmung-und-gefahr-8a45ef23-63a3-45ca-a77d-01124a561bdb

an welche sich viele Menschen in ihrer Not wandten.[134] Mehrere laufende und abgeschlossene Langzeitstudien belegen, dass die Folgen der Coronajahre die psychische Verfassung bis heute weltweit negativ und nachhaltig beeinflussen: Schulschließungen, Ausgangsbeschränkungen im Lockdown, Isolation, Existenzängste – viele der Pandemie bedingten Einschränkungen von 2020 bis 2023 und zusätzliche Belastungen des 2022 einsetzenden Angriffskrieges Russlands auf die Ukraine sowie Preissteigerungen bei Lebensmitteln und Energie führten laut internationaler Studien für einen Anstieg an Angststörungen und Depressionen um je 25 %.[135] In Deutschland ließen sich hohe Fehlzeiten durch Angst- und Anpassungsstörungen, sowie etwas weniger stark durch Schlafstörungen und Depressionen verzeichnen. Hier fiel auf, dass nicht erstmalig aufgetretene, sondern die Zahl wiederkehrender Depressionen anstieg, was den Rückschluss zulässt, dass die Pandemiejahre psychisch vorbelasteten Menschen besonders stark zusetzten[136]: durch die Kontakteinschränkungen verschlechterte sich die Versorgung psychisch Erkrankter während der Pandemie drastisch, was nicht nur zu Rückfällen, sondern auch gerade im zweiten Lockdown zu Verschlechterungen des Krankheitsverlaufs bis hin zu Suizidversuchen führte.[137] Laut RKI litten 2024 insbesondere junge 18–29-jährige Deutsche unter einer schlechten psychischen Verfassung. Fast 38 % gaben ein niedriges psychisches Wohlbefinden an, bei den Erwachsenen waren es etwa 28 %. Das Geschlecht spielt dabei nur eine geringe Rolle, niedriger sozioökonomischer Status dafür umso mehr.[138]

Auch schon vor dem Einfluss der Covid-19-Pandemiejahre zeigt der *DAK-Psychoreport* 2024, dass durch psychische Erkrankungen verursachte Fehlzeiten über die Jahre bereits seit 2013 um 52 % beständig angestiegen

134 DPtV (2021): 40 Prozent mehr Patientenanfragen: Corona kommt in Praxen an. Pressemitteilung vom 19.02.2021. Online: https://www.dptv.de/aktuelles/meldung/40-prozent-mehr-patientenanfragen-corona-kommt-in-praxen-an/

135 DPtV (2023): eport Psychotherapie 2023. Sonderausgabe Psychische Gesundheit in der COVID-19-Pandemie, S. 14. Online: https://www.dptv.de/fileadmin/Redaktion/Bilder_und_Dokumente/Wissensdatenbank_oeffentlich/Report_Psychotherapie/DPtV_Report_Psychotherapie_2023.pdf

136 Ebd., S. 12f.

137 Stiftung Deutsche Depressionshilfe und Suizidprävention (2021): Sondererhebung Deutschland-Barometer Depression. Online: https://www.deutsche-depressionshilfe.de/forschungszentrum/deutschland-barometer-depression/id-2021

138 Robert Koch Institut (2025): Psychisches Wohlbefinden. Gesundheitsberichterstattung des Bundes. Online: https://www.gbe.rki.de/DE/Themen/Gesundheitszustand/SubjektiveGesundheit/Wohlbefinden/PsychischesWohlbefinden/PsychischesWohlbefinden_node.html

waren, wobei Depressionen den größten Anteil ausmachten und Belastungsreaktionen sowie Angststörungen um knapp 30 % zunahmen. Mit einer durchschnittlichen Dauer von 33 Tagen liegen psychische Erkrankungen damit auf Platz 3 der häufigsten Krankschreibungsursachen. Von allen wirtschaftlichen Teilbereichen fällt die psychische Belastung mit entsprechenden Fehltagen im Gesundheitswesen besonders hoch aus: 2023 wurden hier 472 Fehltage je 100 Versicherten gemeldet, gefolgt von öffentlicher Verwaltung mit 378 Fehltagen. Mit 195 Tagen verzeichnete das Baugewerbe die wenigsten Fehlzeiten.[139]

Damit ist auch die Volkswirtschaft vom Zuwachs psychischer Belastungen der Bevölkerung betroffen: Laut *Bundesanstalt für Arbeitsschutz und Arbeitsmedizin (BAuA)* waren 16 % aller Fehltage der GKV-Versicherten 2023 auf die Diagnosegruppen „F00–F99 psychische und Verhaltensstörungen" zurückzuführen, die ein Gesamtvolumen von 20,5 Milliarden Euro volkswirtschaftliche Produktionsausfallkosten nach sich zogen.[140] Und bereits vor den belastenden Pandemie-Jahren stellte die *Deutsche Rentenversicherung (DRV)* zwischen 2002 und 2022 einen Zuwachs an medizinischen Rehabilitationen aufgrund psychischer Erkrankungen von 16,7 % auf 20,2 %[141] fest. Das bedeutet, dass zunehmend mehr in Arbeit stehende Menschen erkrankt und medizinische Hilfe gegen die Chronifizierung und drohende Frühverrentung benötigten. Auch hier nahmen mehr Frauen als Männer die medizinische Unterstützung zur Wiedereingliederung ins Berufsleben nach psychischer Erkrankung wahr. Einerseits lässt sich das mit dem geschlechtsbezogen unterschiedlichen Umgang mit Erkrankungen erklären, andererseits damit, dass Frauen ihre psychische Gesundheit laut *Axa Mental Health Report* von 2024 mit 49 % im Vergleich zu Männern mit 39 % durchschnittlich schlechter einschätzen und durch das bereitwillige und

139 DAK (2024): Psychreport 2024. Entwicklungen der psychischen Erkrankungen im Job: 2013–2023. Online: https://caas.content.dak.de/caas/v1/media/57370/data/0114eed547a91f626b09d8265310d1e5/dak-psychreport-ergebnis-praesentation.pdf

140 BAuA (2023): Volkswirtschaftliche Kosten durch Arbeitsunfähigkeit 2023, S. 2. Online: https://www.baua.de/DE/Themen/Monitoring-Evaluation/Zahlen-Daten-Fakten/Kosten-der-Arbeitsunfaehigkeit

141 Deutsche Rentenversicherung (2023): Verändertes Krankheitsspektrum in der medizinischen Rehabilitation. Online: https://www.deutsche-rentenversicherung.de/DRV/DE/Ueber-uns-und-Presse/Presse/Meldungen/2023/231227-medizinische-reha-krankheitsspektrum.html

frühere Hilfesuchen in absoluten Zahlen betrachtet öfter eine psychische Erkrankung diagnostiziert bekommen.[142]

Wenn die Wiedereingliederung jedoch nicht glückt oder die psychische Erkrankung das Arbeiten vor dem eigentlichen Renteneintrittsalter teilweise oder ganz unmöglich macht, greift die sogenannte *Erwerbsminderungsrente (EM-Rente),*[143] deren aktuelle und individuell geltende Auszahlungshöhe sich jederzeit auf den regelmäßig zugesandten *Renteninformationsbescheiden* ablesen lässt. Laut Deutscher Rentenversicherung sind psychische Erkrankungen mit etwa 47 % der häufigste Grund für eine Erwerbsminderungsrente bei Frauen (bei Männern sind es 31 %): Von den 2022 insgesamt 164.000 erstmalig ausgezahlten EM-Renten entfielen damit etwa 64.600, also knapp 40 %, auf die Ursache „Psychosomatik und -therapie".[144] Bei Männern rechnet man mit einer unklaren Dunkelziffer, die keine Hilfe suchen und damit auch nicht erfasst werden. Diese leiden dann häufiger an den Folgen des Substanzmissbrauchs von Alkohol und anderen Drogen und haben häufig weniger „standardisierte" Symptome des Krankheitsbildes, weshalb die Diagnose Depression nur halb so oft gestellt, viele erkrankte Männer durchs Raster und deren Fallzahlen daher offiziell niedriger ausfallen.[145]

Depressionen und ihre Folgen belasten einen großen und zunehmenden Teil der gesamtdeutschen Bevölkerung. Das zeigen die seit 2017 jährlich erhobenen Ergebnisse des *Deutschland-Barometer Depression* der Stiftung Deutsche Depressionshilfe und Suizidprävention: Etwa 45 % aller Deutschen sind entweder durch eigene Erkrankung (24 %) oder indirekt als Angehörige (26 %) von Erkrankten von Depression betroffen.[146] Jede zweite an Depres-

---

142 AXA (2024): AXA Mental Health Report 2024. Online: https://www.axa.de/mediathek/studien-und-forschung/mental-health-report-2024

143 Deren individuelle Höhe lässt sich auf der jährlich zugesandten Renteninformation ablesen.

144 Deutsche Rentenversicherung (2024): Erwerbsminderungsrenten im Zeitablauf 2024. Online: https://www.deutsche-rentenversicherung.de/SharedDocs/Downloads/DE/Statistiken-und-Berichte/statistikpublikationen/erwerbsminderungsrenten_zeitablauf.html

145 Forschung & Lehre (2023): Psychische Leiden bei Männern. Online: https://www.forschung-und-lehre.de/forschung/wie-maenner-mit-psychischen-erkrankungen-umgehen-6037

146 Stiftung Deutsche Depressionshilfe und Suizidprävention (2024): Deutschland-Barometer Depression 2024. Online: https://www.deutsche-depressionshilfe.de/forschungszentrum/deutschland-barometer-depression

sion erkrankte Person und bereits 25 % aller Deutschen klagen zusätzlich über Einsamkeit, Isolation und Fragmentierung von anderen Menschen.[147]

Warum dauert es so lange, bis Hilfesuchende einen Therapieplatz bekommen? ◆

Die Pandemie-Jahre von 2020–2023 zeigten umso mehr, wie überlastet die Strukturen psychiatrischer und psychotherapeutischer Versorgung in Deutschland sind. Laut Bundespsychotherapeutenkammer (BPtK) habe sich der Bedarf an psychotherapeutischer Behandlung zwar bereits in den letzten 20 Jahren, also seit Beginn der 2000er beinahe verdoppelt, die aktuelle Bedarfsplanung habe es aber verpasst, diese Entwicklung zeitnah und adäquat abzudecken.[148] Folglich sind lange Wartezeiten von mehreren Monaten bis zum Beginn einer Therapie keine Ausnahme, sondern für einen Großteil der Betroffenen Normalität.[149]

Die **Bedarfsplanung** ist ein jahrzehntealtes Steuerungsinstrument, mit dem bundesweit auf Grundlage des SGB V sowie der *Bedarfsplanungsrichtlinie* des G-BA im Rahmen des gesetzlichen Sicherstellungsauftrags dafür Sorge getragen werden soll, dass alle gesetzlich Versicherten einen vergleichbaren, bedarfsgerechten Zugang zur psychotherapeutischen Versorgung erhalten. Weder soll es in Ballungsgebieten und Großstädten zu einer *Überversorgung*, noch in ländlichen oder unbeliebten Vierteln zu einer *Unterversorgung* kommen. Grundsätzlich dürfen haus-, fach- und psychotherapeutische Praxen überall in Deutschland eröffnet werden. Soll die Behandlung allerdings mit den gesetzlichen Krankenkassen erfolgen, gelten für die Wahl des Praxisstandorts in Form des sogenannten Kassensitz die Vorgaben durch die Bedarfsplanung. Für die Erfassung und Bewertung der je Bundesland bestehenden Versorgungssituation psychotherapeutischer Behandlung sind die jeweiligen *Kassenärztlichen Vereinigungen (KV)* zustän-

---

147 Stiftung Deutsche Depressionshilfe und Suizidprävention (2021): Deutschland-Barometer Depression 2021. Online: https://www.deutsche-depressionshilfe.de/forschungszentrum/id-2021

148 BPtK (2019): Krankenkassen blockieren sachgerechte Reform der Bedarfsplanung. Pressemitteilung vom 16.05.2019. Online: https://api.bptk.de/uploads/20190516_pm_bptk_bedarfsplanung_6d4e1d3d6c.pdf

149 BPtK (2021): Monatelange Wartezeiten bei Psychotherapeut*innen. Pressemitteilung vom 29.03.2021. Online: https://www.bptk.de/pressemitteilungen/bptk-auswertung-monatelange-wartezeiten-bei-psychotherapeutinnen/

dig. Die KV schreibt bei Bedarf in Absprache mit den Krankenkassen neue Kassensitze aus und vergibt diese über ihre Zulassungsausschüsse. Eben diese Zulassungsausschüsse sind es auch, die bei besonderem lokalen Versorgungsbedarf neue Sitze über die statistische „Vollversorgung" hinausschaffen dürften.[150] Ist in einem Gebiet eine Versorgung von 110 % erreicht, wird dieser Bereich als „überversorgt" gesperrt und keine weiteren Sitze vergeben.

Vollversorgung bedeutet, alle in einer Region verfügbaren psychotherapeutischen Praxissitze sind vergeben, der Versorgungsauftrag pro forma also erfüllt. Nicht damit gemeint ist jedoch, ob die tatsächliche Nachfrage auch bedient wird. Die Bedarfsplanung ist dabei nämlich ein Rechenkonstrukt von 1999. Zu diesem Zeitpunkt wurde in komplexer Berechnung ermittelt, wie viele psychotherapeutische Praxen in Relation zur Bevölkerungsdichte existieren und dies als Versorgungsnorm für die Zukunft festgelegt. Besonders drastisch für Ostdeutschland: Da hier historisch durch die Gesundheitspolitik der DDR keine wie in Westdeutschland gewachsene Struktur mit niedergelassenen psychotherapeutischen Praxen bestand, wurde für die ostdeutschen Bundesländer der Mittelwert der bereits bestehenden Praxen der westdeutschen Bundesländer als neuer Soll-Standard übertragen. Das bedeutet: nicht der tatsächliche Bedarf wurde als Maßstab genommen, sondern eine statistische Größe. Ähnlich wurde bei der Verteilung von städtischer und ländlicher Versorgung gerechnet: Weil man davon ausging, dass Menschen aus ländlichen Regionen medizinische und psychotherapeutische Hilfe von sich aus in größeren Städten aufsuchen würden, sieht die Bedarfsplanung laut Bedarfsplanungs-Richtlinie (Bpl-RL) im ländlichen Raum für je etwa 6.000 Menschen eine:n Psychotherapeut:in vor. In den Städten ist das Verhältnis mit etwa 3000:1 doppelt so hoch. Auch hier spielten reale Erkrankungszahlen keine Rolle. Dadurch liegt auch in der Bedarfsplanung ein Grund für die mitunter längsten Wartezeiten in ländlichen Regionen und steigende Wartezeiten in den Städten, deren Praxen den steigenden Bedarf der ländlichen Bevölkerung – wie vorgesehen – zusätzlich abfangen soll und muss.

So gilt bis heute, dass in Gebieten, in denen Voll- bzw. bei 110 Prozent Überversorgung gilt, keine neuen KV-Sitz Praxen aufgebaut werden dürfen,

150 Gemeinsamer Bundesausschuss (o. J.): Bedarfsplanung für die vertragsärztliche Versorgung. Online: https://www.g-ba.de/themen/bedarfsplanung/bedarfsplanungsrichtlinie /

obwohl die Anzahl der Kassensitz-Praxen nicht mit dem zunehmenden Realbedarf an ambulanter psychotherapeutischer Versorgung mitgewachsen ist. Patient:innen warten aktuell nach dem Erstgespräch bis zu sechs Monate bis zum Beginn ihrer Therapie, besonders strukturschwache und ländliche Regionen leiden unter der Unterversorgung und auch die psychotherapeutische Versorgung von Kindern und Jugendlichen ist unzureichend. Psychotherapeut:innen und für Kinder und Jugendliche und jene für Erwachsene werden bis dato nämlich zusammen in einer gemeinsamen statistischen Größe ins Verhältnis zur Bevölkerung gesetzt, wodurch die Gesamtgröße der proportional immer schon in geringerer Zahl zugelassenen Therapeut:innen für Kinder und Jugendliche unter dem tatsächlichen Bedarf zurückbleibt. Die Bundespsychotherapeutenkammer fordert daher zur Bedarfsrechnung eine eigene *Arztgruppe* für Psychotherapeut:innen für Kinder und Jugendliche, um die schlechte Versorgungslage deutlich zu verbessern[151] sowie dem gestiegenen Bedarf in der Versorgung von psychisch schwer erkrankten Kindern und Jugendlichen Rechnung zu tragen.[152]

Die Diskussion um die Frage, ob die offizielle Voll- bzw. Überversorgung eine tatsächliche Unterversorgung nur verschleiere, wird seit Jahren hitzig geführt. Fachgremien wie BPtK, aber auch G-BA fordern etwa die Freigabe neuer Kassensitze und eine grundlegende Reform der psychotherapeutischen Bedarfsplanung.[153] GKV-Spitzenverband und *Deutsche Gesellschaft für Psychosomatische Medizin und ärztliche Psychotherapie (DGPM)* hingegen betonen, die Versorgungslage sei wesentlich besser als häufig kritisiert und im internationalen Vergleich vorbildlich. So seien Wartezeiten auf einen Therapiebeginn seit Einführung der Terminservicestellen und gesetzlicher Fristen bis zum Erstgespräch im Durchschnitt wesentlich kürzer als dies

151 Deutsches Ärzteblatt (2023): Zuwachs vor allem bei Kinder- und Jugendlichenpsychotherapeuten. Online: https://www.aerzteblatt.de/news/zuwachs-vor-allem-bei-kinder-und-jugendlichenpsychotherapeuten-17ad9fa8-8040-4340-abaa-c8d98b489298

152 Dgkjp (2023): Die Versorgung von Kindern und Jugendlichen mit psychischen Erkrankungen Pressemitteilung vom 03.05.20223. Online: https://www.dgkjp.de/die-versorgung-von-kindern-und-jugendlichen-mit-psychischen-erkrankungen/

153 BPtK (2023): Salamitaktik bei Analyse der Wartezeiten verschleiert realen Umfang – vdek-Auswertung zu Wartezeiten in der Psychotherapie. Pressemitteilung vom 14.07.2023. Online: https://www.bptk.de/pressemitteilungen/salamitaktik-bei-analyse-der-wartezeiten-verschleiert-realen-umfang/ sowie BPtK (2022): Sofortprogramm für psychisch kranke Menschen. Pressemitteilung vom 14.05.2022. Online: https://api.bptk.de/uploads/20220514_pm_bptk_Sofortprogramm_fuer_psychisch_kranke_Menschen_392d363cf1.pdf

die Umfragen von Krankenkassen und BPtK nahelegten. Auch würden Patient:innen bereits den Zeitraum zwischen Erstgespräch und eigentlichem Behandlungsbeginn durch die vorbereitende Anamnese und probatorischen Sitzungen als Therapiebeginn wahrnehmen. Dies würde bereits wesentlich zur Zufriedenheit und dem Gefühl des Hilfebekommens beitragen. Statt zusätzlicher Kassensitze müsse daher also eine bessere Erreichbarkeit, Terminvergabe und kürzere Wartezeiten durch die Praxen sichergestellt werden.[154]

Bereits 2019 wurde die Bedarfsplanung durch den sogenannten Morbiditätsfaktor reformiert. Dieser ermöglicht in einer mehrstufigen Berechnung eine realitätsgetreuere Abbildung der Erkrankungszahlen in Relation zur Bevölkerungsanzahl sowie Alter und Krankheitslast regional und bundesweit. Dadurch kann eine bessere Aussage über die regionale Lage psychotherapeutischer Versorgung gemacht werden. Bei überdurchschnittlich morbider Bevölkerung, also in Regionen mit besonders viel erkrankten Menschen, Behandlungszahlen und psychotherapeutischer Nachfrage kann dann die Versorgungslage etwa mit mehr Kassensitzen adaptiert werden. Regionen, in denen eine geringe Morbidität vorliegt, die Menschen also weniger psychisch erkrankt sind, wird die Niederlassungsmöglichkeit eingeschränkt. Alle zwei Jahre werden die entsprechenden Faktoren neu berechnet und adaptiert und so die Abweichung zu den Soll-Werten der Bedarfsplanung offengelegt.[155] Damit soll ein schnelleres Reagieren auf Mangelsituationen gewährleisten werden und die demografische Entwicklung sowie regionale Unterschiede in der Häufung von Krankheitsfällen abgebildet und in die Versorgungsplanung miteinbezogen werden. 2019 kamen so im Zuge der Reform etwa 800 zusätzlichen Kassensitzen zustande.[156]

Wer nach einer Praxis sucht und die angebotenen Therapieverfahren durchliest, könnte das Gefühl bekommen, einige seien wesentlich häufiger verbreitet als andere. Dies trügt nicht, denn die Beschränkung der

---

154 DGPM (2024): Psychotherapeutische Versorgung in Deutschland ist besser als vermutet. Online: https://www.dgpm.de/presse/presseinformationen/psychotherapeutische-versorgung-in-deutschland-ist-besser-als-vermutet/ sowie GKV (o. J.): Fokus: Ambulante Psychotherapie. Online: https://www.gkv-spitzenverband.de/gkv_spitzenverband/presse/fokus/psychotherapie.jsp

155 Hier findet sich eine Karte, die den Morbiditätsfaktor visuell bundesweit je nach ärztlichem Bereich darstellt. Online: https://gesundheitsdaten.kbv.de/cms/html/17014.php

156 therapie.de (2022): Kassensitze als Handelsware. Online: https://www.therapie.de/aktuell/artikel/handelsware-kassensitze/

Kassensitze macht sich auch in der **Nachbesetzung von psychotherapeutischen Praxen** bemerkbar. Wird ein Kassensitz frei, wählen nicht die Vorgänger, sondern die Zulassungsstelle der KV aus allen Bewerbenden die neue Nachfolge aus. So soll sichergestellt werden, dass bei solchen Praxisnachbesetzungen für alle Therapieverfahren eine gewisse Abdeckung sichergestellt ist und nicht etwa bestimmte recht beliebte Verfahren übermäßig angeboten werden. Allerdings lässt sich bundesweit beobachten, dass bei der Praxisnachfolge häufig dasselbe Therapieverfahren ausgewählt wird, welches bereits zuvor in der Praxis angeboten wurde und so historisch gewachsene Strukturen verfestigt und regionale Therapieschwerpunkte verstärkt werden.

Diese Vergabepraktik ist kritisch, da so nur wenig auf tatsächliche Nachfrage oder lokale Anfordernisse reagiert werde kann. Beispielsweise könnte sich die Zusammensetzung eines Stadtviertels innerhalb der letzten 20 Jahre so sehr gewandelt haben, dass die deutlich kürzere Verhaltenstherapie eine sinnvolle Nachbesetzung der nachfolgesuchenden Praxis wäre. Da diese allerdings zuvor die zeitlich umfangreichere analytische Psychotherapie anbot, erhält eine Nachfolge mit eben jener Therapieausrichtung den Zuschlag. Aus solchen Dynamiken heraus ist die erst 2020 für Erwachsene und 2024 für Kinder und Jugendliche in die Psychotherapie-Richtlinie und damit vertragsärztliche Versorgung aufgenommene Systemische Therapie daher beispielsweise bundesweit unterrepräsentiert. Die Verbreitung und der Zugang zu bestimmten Therapieverfahren spielt deswegen eine Rolle, weil die gesamte Behandlungszeit sich je Verfahren mitunter drastisch unterscheidet und die jeweiligen Behandlungsplätze daher unterschiedlich schnell wieder für neue Patient:innen freiwerden. Dies lässt sich gut an den regelhaft durch die Kassen übernommenen Stundenkontingenten sichtbar machen, die Patient:in je Verfahren in der Praxis behandelt wird: Analytische Psychotherapie bis zu 300 Stunden, tiefenpsychologisch fundierte Psychotherapie bis zu 100 Stunden, Verhaltenstherapie bis zu 80 Stunden, Systemische Therapie bis zu 48 Stunden.[157] Je nach Vereinbarung über Einzel- oder Doppelsitzungen und individuellen Entwicklungen erstrecken sich die Verfahren dabei also zwischen mehreren Monaten bis hin zu mehreren Jahren.

157 vdek (2022): Forderungspapier. Für eine gute psychotherapeutische Versorgung, S. 2ff. Online: https://www.vdek.com/magazin/ausgaben/2023-01/psychotherapeutische-versorgung-forderungspapier.html

Da Kassensitze durch die aktuelle Bereichsplanung als rares Gut gelten, sind die Preise beim Praxisverkauf entsprechend hoch. Qua Gesetz darf die KV-Zulassung selbst zwar nicht monetarisiert werden, durch Kopplung an den Verkauf der Praxis selbst können aber Preise bis zu mehreren zehn- bis hunderttausend Euro gefordert werden. Dies teilweise selbst für einen halben Kassensitz, für den sich frisch Approbierte am Anfang ihrer Karriere aus Kostengründen und wegen des aufwändigen, bürokratischen Praxismanagements häufig entscheiden. Seit 2007 kann je ein halber Kassensitz im Praxisverbund durch zwei Psychotherapeut:innen besetzt werden. Als positiver Nebeneffekt einer fehlerhaften Strukturplanung und goldwerten Kassensitzen werden dadurch mehr Patient:innen pro Kassensitz behandelt. Bei Renteneintritt oder aus sonstigen Gründen die Praxis zu verkaufen ist im haus- und fachärztlichen Bereich zwar grundsätzlich Usus. Jedoch werden in der Regel mit dem aufgerufenen Verkaufspreis auch Einrichtung, Medizintechnik, teilweise Personal und der Patientenstamm mitveräußert – was auf psychotherapeutische Praxen aber so gut wie nicht zutrifft. Meist existieren keine teuren medizinischen Geräte und Patient:innen werden nach erfolgter Therapie ja eben kein Stammklientel, was den Verdacht erhärtet, dass alleinig der Wert des Kassensitzes selbst den Preis diktiert.[158] 1999 erhielten die psychotherapeutischen Praxen ihre Kassenzulassung im Übrigen noch kostenlos.

Es fehlen also aufgrund einer auf alten Zahlen basierenden Bedarfsplanung Kassensitze, deren Weitergabe aufgrund des Mangels gerade in Städten und umso mehr in beliebten Vierteln bei Nachfolgesuche hohe Preise von frisch Approbierten abfordern. Weil die meisten ehemaligen Psychotherapeut:innen in Ausbildung (PiA) vor der Ausbildungsreform häufig bereits viele zehnttausende Euro in ihre Ausbildung investiert haben und auch die seit 2020 existierenden Praxistherapeut:innen in Weiterbildung (PiW) die Aufwendung hoher Ablösesummen nach ihrer Approbation nicht leisten können oder wollen, nimmt in der Folge auch die Anzahl privater psychotherapeutischer Praxen zu. Diese können zwar nicht mit den Krankenkassen abrechnen, haben dafür aber auch nicht mit den entsprechenden bürokratischen KV-Vorgaben zu kämpfen und sind in der Wahl ihrer The-

158 Tagesschau (2024): Kasse machen Kassensitze. Online: https://www.tagesschau.de/wirtschaft/arbeitsmarkt/kassensitze-psychotherapie-praxen-100.html sowie Doctolib (2025): Kassensitz Psychotherapie – Kaufen, Kosten und Verdienst. Online: https://info.doctolib.de/blog/kassensitz-psychotherapie-kaufen-kosten-und-verdienst/

rapieausrichtung frei. Während kassenärztliche Praxen mit bestimmten Therapieausrichtungen durch Standortvorgaben der KV begrenzt sind, können private Praxen diesen frei wählen. Es existierten also genug nachkommende Psychotherapeut:innen. Aufgrund aktueller Strukturregelungen finden diese jedoch nur unzureichend einen Weg in die kassenärztliche Versorgung und weichen stattdessen auf die Gründung von Privatpraxen aus.

Doch selbst, wenn die Kassensitze stiegen, bliebe ein Paradoxon der psychotherapeutischen Behandlung in Deutschland bestehen: Je mehr Versorgungsplätze und Möglichkeiten angeboten werden, umso mehr Menschen fragen diese nach. Um daher zu prüfen, wie gut und vor allem nachhaltig die aktuellen Versorgungs- und Behandlungsleitlinien in Deutschland tatsächlich sind, wurde Anfang 2025 ein Pilotprojekt in Nordrheinwestfalen gestartet. Das *QS-Verfahren Psychotherapie* soll dabei über sechs Jahre erheben, ob und wie die Behandlung von psychisch Erkrankten ablief, ob die Wahl des Therapieverfahrens stimmig und das Therapieziel erreicht wurde. Die Erkenntnisse der Studie sollen Klarheit über die Frage bringen, wie effizient und effektiv die durchgeführten psychotherapeutischen Behandlungen in Deutschland tatsächlich sind und diese dann in weitere Strukturanpassungen einfließen lassen.[159]

Haben psychische Erkrankungen in der Bevölkerung zugenommen?

„Früher gab's das nicht!"
„Heute hat ja jeder gleich Burnout!"
„Vor 40 Jahren hatten wir weder ADHS noch Autismus!"

Solche und ähnliche Aussagen finden sich sowohl in den Kommentarspalten auf Social Media, in den O-Ton-Aufnahmen in Straßenumfragen oder natürlich bei Stammtisch und Familienfeiern. Die vermehrte Thematisierung psychischer Krankheiten hängt dabei jedoch mit einem zunehmend besseren Verständnis dieser Erkrankungen, dem Thematisieren potenziell krankmachender psychischer Belastungen und der *Entstigmatisierung* sich

---

159 Gemeinsamer Bundesausschuss (o. J.): Patienteninformation zur Datenerhebung bei gesetzlich versicherten Patienten. Online: https://www.g-ba.de/downloads/17-98-5751/2024-03-21_G-BA_Patienteninformation-QS-amb-PT_bf.pdf

frühzeitig professionelle Hilfe zu holen zusammen. Historisch betrachtet gingen psychische Erkrankungen stets mit *Stigmatisierungen* einher und wurden noch bis vor einigen Jahrzehnten als individuelle Unzulänglichkeit abgetan. So zeigt eine über den Zeitraum von 30 Jahren durchgeführte Längsschnittstudie eindrücklich, dass Menschen zunehmend ein besseres Verständnis von Depressionen entwickelt haben, als dies noch vor einigen Jahrzehnten der Fall war. Statt sie als nicht gesellschaftsfähige Sinnkrise zu bagatellisieren, die man bestenfalls für sich behielt oder falls nötig mit verschwiegenen Seelsorgenden der Kirche besprechen sollte, wurde sie zunehmend als Krankheitsbild erkannt, für das man sich proaktiv in professionelle, psychotherapeutische Hilfe begeben sollte. Da die Menschen die Symptome der Erkrankung besser nachfühlen und eine potenzielle eigene Betroffenheit im Leben zunehmend für möglich hielten, war auch eine gewisse Entstigmatisierung und damit ein positiver Paradigmenwechsel bei der Bewertung von Depression zu beobachten.

Unter **Stigmatisierung** versteht man in der Soziologie eine Zuschreibung bestimmter meist negativer Merkmale und Eigenschaften, die betroffenen Personen wie ein Etikett anhaften, weshalb analog auch der Begriff *Etikettierung* genutzt wird. So werden etwa Äußerungen, Verhalten oder Erscheinungsbild auf die Erkrankung oder ein anderes, negativ bewertetes Merkmal zurückgeführt oder negativ überzeichnet und geächtet, weshalb betroffene Menschen ausgegrenzt, gemieden oder benachteiligt werden. Etwa, wenn HIV-Infizierte am Vollbild der AIDS-Erkrankung leiden und das Umfeld aus Unwissenheit selbst das Händeschütteln oder Umarmen zur Begrüßung verweigert. Stigmatisierung kann Menschen aber auch nach einer Therapie anhaften, etwa wenn eine Kollegin aufgrund einer Reha-Behandlung nach diagnostizierter Depression mit Burnout an den Arbeitsplatz zurückkehrt und für weniger leistungsfähig gehalten wird. Oder wenn hinter dem Rücken des Kollegen, der sich als trockener Alkoholiker geouteten hat, die Zeit bis zu dessen Rückfall in die Krankheit gewettet wird.

Um die gesellschaftliche Bewertung einer Krankheit einzuschätzen, wird die sogenannte **Soziale Distanz** genutzt. Mit dem Begriff wird in der Soziologie beschrieben, wie wahrgenommene oder angenommene Merkmale sich auf nahbares oder distanziertes Verhalten zwischen Menschen auswirken. Also ob und wie stark nicht erkrankte Menschen mit Erkrankten eines bestimmten Krankheitsbildes im sozialen Setting von Freizeit, Beruf oder öffentlichem Raum interagieren wollen, ob sie diese nur tolerieren aber keinen weiteren Kontakt suchen oder diesen sogar gezielt meiden. Durch mehrere Studien ist gut belegt, dass gerade schwer erklärungsbedürftige psychische Erkrankungen wie Schizophrenie aber vor allem *Substanzgebrauchsstörungen* bzw. *Suchterkrankungen* den geringsten Anteil sozialer Akzeptanz haben, Betroffene also am meisten gemieden werden. Besonders Suchterkrankte sind hochgradig stigmatisiert, weil ihnen ein hohes Maß an Selbstverschulden als Grund ihrer Krankheit zugeschrieben wird.[160]

Durch Social Media fand in den letzten Jahren auch zum Thema psychische Erkrankungen eine auffällige Verbreitung spezieller Thematiken und Begriffe statt, die zuvor nur Fachleuten zugänglich und gebräuchlich waren. So war nicht nur eine positiv zu bewertende Zunahme von Informationen und Aufklärung zu beobachten, sondern auch die inflationäre Nutzung meist falsch und popularisiert eingesetzter Begrifflichkeiten wie „toxisch", „triggern" oder „narzisstisch". So haben Bagatellisierungen von Prozessen mit tatsächlichem Krankheitswert Einzug in den allgemeinen Sprachgebrauch gehalten, etwa wenn schon bei kleineren Konflikten oder Ärgernissen von „Traumatisierung" gesprochen, das Verhalten der Expartner als narzisstisch gelabelt, oder die eigene Unordentlichkeit, Sprunghaftigkeit und Prokrastination mit vermeintlich selbstdiagnostiziertem ADHS entschuldigt wird. Tatsächlich verleiten die vielen Inhalte auf Instagram oder TikTok von selbsternannten Expert:innen gerade auch junge Menschen zur **Selbstdiagnose** mit verschiedensten Krankheitsbildern. Diese sind dabei jedoch häufig falsch, stark verkürzt oder gar verniedlichend dargestellt, wie dies etwa bei Inhalten über Autismus oder ADHS der Fall ist.[161] Die kurzen, durchschnittlich 15-60 Sekunden langen Reels arbeiten mit starken Vereinfachungen und sind teilweise auch humoristisch überzeichnet, reproduzieren damit aber nicht nur Fehlannahmen, Mythen und Stigmata, sondern fördern auch die Selbstdiagnosen von ADHD, Hochsensibilität, Autismus und weiteren. Unter dem Stichwort *Neurodivergenz* finden sich so inzwischen Inhalte, die normales Verhalten teilweise pathologisieren, als Teil einer vermeintlichen Störung darstellen und humoristisch für eigenes sprunghaftes Verhalten

---

160 Schomerus, G.; Spahlholz, J.; Speerfock, S. (2023): Die Einstellung der deutschen Bevölkerung zu psychischen Störungen. Bundesgesundheitsblatt 66, S. 416–422. Online: https://doi.org/10.1007/s00103-023-03679-3

161 Spiegel (2025): Populäre TikTok-Videos zu ADHS enthalten oft Fehlinformationen. Online: https://www.spiegel.de/netzwelt/apps/populaere-tiktok-videos-zu-adhs-enthalten-oft-fehlinformationen-a-f4014449-50a0-4334-9a65-46752d988e5b?utm_source=firefox-newtab-de-de

oder nichtkonformes Verhalten heranziehen:[162] „Sorry I'm late! My ADHD made me do it! (will happen again)". Oder in der deutschen Variante: „Meine Stärke? Definitiv Konzentra... oh, ein Eichhörnchen!"

Das Einsickern von komplexem Fachwissen in die auf Schnelligkeit und Unterhaltung ausgerichtete Welt der Social Media hat jedoch auch seine positiven Seiten. So weckt das Thematisieren von psychischer Gesundheit und informieren über psychische Belastungen und Krankheiten nicht nur Interesse, es kann im Rahmen der Förderung von Gesundheitskompetenz auch zu einer besseren Wahrnehmung eigener Belastung und psychischem Gesundheitszustand beitragen.[163] Tatsächlich gibt es wie auch bei somatischen Erkrankungen wie Herzinfarkten oder Schmerzsyndromen auch bei psychischen Erkrankungen Unterschiede zwischen den Geschlechtern. Die Aufmerksamkeitsdefizitstörung mit oder ohne Hyperaktivität (ADHS) wird beispielsweise bei Mädchen wesentlich seltener bzw. erst viel später als bei Jungen diagnostiziert. Das liegt häufig daran, dass Mädchen aufgrund ihrer *Sozialisierung* und dem *erwarteten Sozialverhalten* in Gruppen die klassischen Symptome wesentlich besser *maskieren* können oder müssen als Jungen. Die rege Auseinandersetzung schafft online also einen Raum für Aufklärung und *Awareness*, andererseits sollten Kinder und Jugendliche gerade in Anbetracht vieler Falschinformationen nicht mit den Inhalten allein gelassen werden. Um digitale Medienkompetenz aufzubauen, sollten Erziehungsberechtigte, Bezugspersonen oder Lehrkräfte das Gesehene gemeinsam einordnen, diskutieren und Sorgen ernst nehmen, um fehlgedeutete Selbstdiagnosen oder Körperbildstörungen frühzeitig aufzufangen.[164]
⟶ *Was ist Digital Literacy und was hat sie mit Gesundheitskompetenz zu tun?*

---

162 Sonnenmoser, M. (2023): Jugendliche und junge Erwachsene: Normales wird pathologisiert. In: Deutsches Ärzteblatt. Online: https://www.aerzteblatt.de/archiv/jugendliche-und-junge-erwachsene-normales-wird-pathologisiert-90c5e6b6-e83e-42df-b20a-f506cde019c6

163 SWR (2023): Psycho-Selbstdiagnose mittels Social Media – hilfreich oder gefährlich? Online: https://www.swr.de/wissen/psychologie-in-sozialen-medien-100.html

164 Helios (2023): Selbstdiagnose dank Social Media – ein gefährlicher Trend. Online: https://www.helios-gesundheit.de/magazin/news/03/selbstdiagnose-social-media/ sowie Schweitzer, J. (2025): Soziale Medien können ein Trigger für Essstörungen sein. In: Zeit. Online: https://www.zeit.de/gesundheit/2024-02/social-media-essstoerung-jugendliche-koerperbild-studie

Welche Folgen hat der Vermerk einer psychischen Erkrankung in der Patientenakte?

Zehn Jahre lange werden medizinische Diagnosen und erbrachte Leistungen bei den Krankenkassen gespeichert. Ein langer Zeitraum, in dem sich ein gesamtes Leben ändern kann. So kann der Verlust eines nahestehenden Menschen etwa eine depressive Episode mit Brüchen in der Erwerbsarbeit nach sich ziehen, die Geburt eines Kindes alle bisherigen Entscheidungen in Frage stellen oder auch die eigenen Eltern pflegebedürftig werden. Leider können insbesondere psychische Erkrankungen sich noch Jahre nach der Diagnostizierung negativ auf gänzlich andere Bereiche des Lebens auswirken.

So etwa bei Abschluss einer *Berufsunfähigkeitsversicherung (BU)*. Diese soll den Verlust der eigenen Arbeitskraft etwa durch eine Erkrankung finanziell durch eine monatliche Rente absichern. Für die Beantragung müssen jedoch akribisch alle Erkrankungen innerhalb eines gewissen Zeitraumes von meist mehreren Jahren offenbart und bei der gewünschten Versicherung eingereicht werden. Bei Unterschlagung, ob vergessen oder bewusst, kann sich diese beim Eintreten des Versicherungsfalls sonst weigern zu zahlen. Eine diagnostizierte und damit in der individuellen Patientenakte vermerkte, psychischen Erkrankung kann dazu führen, dass eine BU bereits von vorneherein abgelehnt, eine Auszahlung beim Arbeitsausfall bedingt durch psychische Erkrankungen ausgeschlossen oder erhöhte Risikozuschlägen verlangt werden. Auch Rheuma, multiple Sklerose, Asthma oder ähnlich chronische Krankheiten sowie gefährliche Berufe oder Hobbies können je nach Versicherungsanbieter zur Ablehnung oder Teuerung einer BU führen. Dasselbe trifft auf *Lebensversicherungen* sowie manche privaten Krankenversicherungen zu. Eine sogenannte *anonyme Risikoanfrage* kann bei entsprechenden Diagnosen Klarheit über mögliche Folgen auf die Beantragung einer BU haben. Alternativ kann es helfen, abzuwarten, bis die vorgegebene Frist von meist zehn Jahren zur Offenlegung aller in diesem Zeitraum gestellten Diagnosen abgelaufen ist. Welche Diagnosen wann gestellt wurden, ist jederzeit über die eigene Krankenkasse erfragbar, denn diese ist verpflichtet eine Übersicht aller abgerechneten Leistungen offenzulegen. Wer sicher gehen will, dass eine psychische Erkrankung und eine psychotherapeutische Behandlung nicht in seiner Patientenakte auftauchen, kann dies meist nur als Selbstzahlerin oder Selbstzahler realisieren. Wer eine

BU für sich für sinnvoll erachtet, sollte daher dringend eine Beratung durch unabhängige Versicherungsmakler:innen nutzen.

Wer eine *Verbeamtung* anstrebt, etwa als Lehrkraft an Schulen, als Polizeibeamtete, bei Gericht oder sonstigem Staatsdienst oder wer in *Hochrisiko-Berufen* wie etwa der Luftfahrt arbeiten möchte, weiß meist schon vor Beginn oder während Ausbildung und Studium über die möglichen negativen Folgen einer aktenkundigen, psychischen Erkrankung auf ihre Verbeamtung Bescheid. Für die Verbeamtung ist eine amtsärztliche Untersuchung nötig. Sollte während dieser allerdings aufgrund einer zurückliegenden psychischen Erkrankung und/oder Behandlung ein frühzeitiges Ausscheiden aus dem Beruf befürchtet werden, etwa weil eine mittelschwere Depression stationär behandelt wurde, kann die Umwandlung einer *Anwartschaft* auf lebenslange Verbeamtung abgelehnt werden.

Noch immer ist eine psychische Erkrankung und etwaige Psychotherapie daher ein mögliches Ausschlusskriterium für die Verbeamtung oder auch ein Grund zur Arbeitsuntauglichkeit mit möglichem Kündigungsgrund. Um die eigene berufliche Zukunft nicht zu riskieren, verschweigen daher viele Betroffene ihre Erkrankung, nehmen notwendige medizinische oder psychotherapeutische Behandlung nicht wahr oder ignorieren ihre Symptome jahrelang. Mit dem Germanwings-Absturz 2015 durch einen depressiv erkrankten Piloten wurde die ganze Tragweite dieser Problematik in den Blick der Öffentlichkeit gerückt und seitdem psychische Erkrankungen in der Luftfahrt als schwerwiegendes Problem erkannt. Seit 2013 liegt die Beweislast der Arbeitsuntauglichkeit im öffentlichen Dienst beim Dienstherren, nicht jede psychische Erkrankung ist noch ein Grund zur Dienstunfähigkeit und es gibt die Möglichkeit, sich mit einem Gegengutachten gegen eine abgelehnte Verbeamtung zu wehren. Unter den aktuellen Bedingungen bleibt es jedoch ein potenzielles Risiko, das Menschen von einer frühzeitigen Aufnahme von Therapie und Hilfesuche abhält[165] oder nur den kostspieligen Weg als Selbstzahlerin und Selbstzahlerin übriglässt.

165 info-beihilfe.de (o. J.): Verbeamtung trotz Psychotherapie. Online: https://info-beihilfe.de/verbeamtung-trotz-psychotherapie/

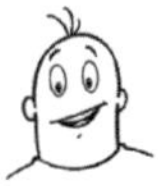

Wissen | Elektronischen Patientenakte ◆

Wie für alle anderen fachärztlichen Untersuchungen und Behandlungen sind auch Psychotherapeut:innen verpflichtet, ab Ende 2025 die neu eingeführte ePA mit Daten ihrer Behandlung zu befüllen. Bei psychischen Erkrankungen handelt es sich allerdings um solch hochsensible Daten mit Potenz zur Stigmatisierung, sodass bei Beginn einer Therapie jede:r Patient:in aktiv auf das Widerspruchsrecht hingewiesen und falls wahrgenommen, dieses auch nachweisbar in der Dokumentation der Behandelnden hinterlegt werden muss. So kann verhindert werden, dass auf der ePA sensible Inhalte der Behandlung einsehbar sind, wenn die Versichertenkarte bei anderen haus- oder fachärztlichen Praxen eingelesen wird. Dennoch liegen sie der jeweiligen Krankenkasse und in den Unterlagen der behandelnden psychotherapeutischen Praxis vor und sind in bestimmten Fällen nachprüfbar. Wenn einer Speicherung der Behandlungsunterlagen und -daten auf der ePA zugestimmt wird, sind Psychotherapeut:innen verpflichtet, alle relevanten Diagnosen, Behandlungsverläufe, so zutreffend verschriebene Medikation und ähnliches digital zu dokumentieren. Nicht hochladen müssen sie jedoch die meist handschriftlichen Notizen und Gesprächsaufzeichnungen aus einzelnen Sitzungen.

Frühzeitig Hilfe holen: Welche niedrigschwelligen Hilfsangebote gibt es bei Belastungen und Krisen? ◆

Hilfsangebote bei psychischen Belastungen und Krisen gibt es viele, leider mangelt es aber an einer gemeinsamen, übergeordneten Struktur, welche die Möglichkeiten schnell und zielgerichtet einsehbar machen könnte. Eine mittelfristige Lösung dieses Problems könnte in der für 2026 geplanten, bundesweit kostenlosen Notrufnummer 113 für psychische Notfälle liegen. → *Was ist die 113?*

Bis dahin müssen Hilfesuchende sich aktiv informieren, welche Möglichkeiten ihnen zur Verfügung stehen. Die meisten Beratungsstellen arbeiten nach dem Prinzip der Prävention und Schadensminimierung und bieten häufig kostenlose, anonyme Unterstützung in den unterschiedlichsten Lebens- und Krisensituationen an. Für viele Belastungssituationen und Krisen kann so schnell eine Entlastung und möglicherweise Lösungen gefunden werden, bevor die Probleme größer oder Symptome schwerwiegender werden. Beratungsstellen stehen für Lebensfragen und -krisen offen, vermitteln bei Problemen mit Beziehung, Ehe und Familie und bieten niedrigschwellige Möglichkeiten Gehör und gemeinsame Lösungsmöglichkeiten zu finden. Das Ziel lautet: frühzeitig Eingreifen, um Krankheit und Psychotherapie zu verhindern. Einige Beispiele werden nachfolgend ohne Anspruch auf Vollständigkeit vorgestellt. Manchmal ändern die Anbieter ihre Verlinkungen, über die Schlagwort-Suche des entsprechenden Ratgebers oder in den Suchmaschinen findet man dann dennoch das Gesuchte.

Seit 1956 für alle, jederzeit: Die Telefonseelsorge

Die Telefonseelsorge ist eine anonyme und kostenlose Möglichkeit an jedem Tag der Woche auch nachts telefonisch, per Mail und via Chat Kontakt zu ehrenamtlichen, extra geschulten Personen aufzunehmen. Die Gespräche können keine therapeutische Behandlung ersetzen, können aber für den Übergang der Wartezeit bis auf einen Therapieplatz oder bereits weit vorher als Möglichkeit dienen, sich über ein Thema zu entlasten. Klarnamen müssen nicht genannt werden. Die zunehmend psychische Belastung der Bevölkerung zeigt sich allerdings auch bei der hohen Auslastung der Telefonseelsorge, sodass Wartezeiten gerade auch nachts nicht unüblich und Chat-Termine nach einer kurzen Registrierung meist vorab gebucht werden müssen und aufgrund der hohen Anfrage auf einen Chat pro Tag begrenzt sind. Seit 2020 bietet die Telefonseelsorge auch die kostenlose App „Krisenkompass" an, die über die klassischen App-Stores verfügbar ist. Sie bietet im Sinne der Hilfe zur Selbsthilfe einen Werkzeugkoffer verschiedener Möglichkeiten und niedrigschwelligen, eigenständig durchführbarer Interventionen für Menschen in Krisensituationen an und soll insbesondere als Prävention vor Suizid dienen. Die App richtet sich aber auch an Zu- und Angehörige, die durch Suizid einer nahestehenden Person betroffen sind oder diese durch eine suizidale Krise begleiten möchten.

- Bundesweit kostenlos: 0800/1110111 oder 0800/1110222 oder 116 123
  https://www.telefonseelsorge.de

Für Jugendliche und Erziehungsberechtigte: Die Nummer gegen Kummer

Ebenfalls eine etablierte Größe und seit 1980 aktiv ist die „Nummer gegen Kummer", die Kindern und Jugendlichen Gesprächsmöglichkeiten für alle Thematiken von Liebeskummer über Streit mit den Eltern bis Mobbing und psychischer Belastung via Telefon, Mail und Chat anbietet. Medizinische, rechtliche und psychotherapeutische Beratung ist jedoch nicht möglich. Auch hier engagieren sich ehrenamtliche, geschulte Personen aus allen sozialen und fachlichen Bereichen der Gesellschaft. Samstags beraten ausschließlich Jugendliche zwischen 16 und 27 Jahren. Auch Eltern und Erziehungsberechtigte erhalten hier Hilfe bei Überforderung, Erziehungsproblemen oder Rat-Suche außerhalb rechtlich, medizinischer und psychotherapeutischer Inhalte.

- Für Kinder und Jugendliche:
  Telefonisch Mo-Sa 14:00–20:00 Uhr: 116 111
- Für Eltern und Erziehungsberechtigte:
  Mo–Fr 9:00–17:00 Uhr, Di+Do zusätzlich bis 19:00 Uhr:
  Telefon: 0800/1110550
  https://www.nummergegenkummer.de

Die Professionellen: Krisenchat für alle bis 25 Jahre

Einen etwas anderen Fokus legt das 2020 aus den Eindrücken der Coronapandemie heraus gegründete Krisenchat. Es arbeitet nur via WhatsApp Chats und mit einem Kernteam aus über 120 Angestellten, die einen fachlich für die psychische soziale Beratung qualifizieren Berufsabschluss wie etwa Psychologie, Psychotherapie, Sozialarbeitenden oder im Kinderschutz vorweisen und häufig professionelle Beratungserfahrung mitbringen und achtet bei ihren ehrenamtlichen auf einen ebenfalls passenden, fachlichen Hintergrund. Krisenchat möchte neben einem offenen Ohr auch die Beratung zu weiteren Hilfs- und Behandlungsmöglichkeiten bieten und damit frühzeitig und präventiv Kinder und Jugendliche erreichen. Die kostenlosen Chats sollen dabei während maximal 45–60 Minuten als Kurzzeitintervention dienen und Impulse zur Selbsthilfe geben. Eine Langzeitbegleitung ist nicht möglich. Auch hier ist besonders abends/nachts mit einem hohen Anfragenaufkommen zu rechnen.

- https://www.krisenchat.de

Selbsthilfe bei Depressionen für Jugendliche: Forum und Chat von FIDEO

Hinter dem Akronym FIDEO „Fighting Depression Online" steckt das Diskussionsforum Depression e. V. der Stiftung Deutsche Depressionshilfe. Hier sollen an Depression erkrankte Jugendliche zwischen 14 und 25 Jahren oder auch Zu- und Angehörige von Erkrankten Hilfe zur Selbsthilfe erhalten. Das speziell auf Jugendliche ausgerichtete FIDEO bietet auf seiner Website auch Lehrkräften kostenlose Unterrichtsmaterialien zur Thematisierung der Erkrankung an und möchte so zu einer weiteren Entstigmatisierung von Depressionen beitragen.

- https://www.fideo.de

Psychologische Beratungsstellen der Universitäten

Die meisten Universitäten bieten ihren Studierenden inzwischen eine Beratung bei psychischer Belastung, Erkrankung oder auch bei Sinn- und Lebenskrisen mit und neben dem Studium an. Für erste Impulse und Beratung oder auch als Adresse für weiterführende Stellen oder universitäre Selbsthilfegruppen einen Versuch wert.

Für Zu- und Angehörige psychisch Erkrankter: Seelefon des BApK

Der Bundesverband der Angehörigen psychisch erkrankter Menschen e. V. (BApK) möchte explizit für jene da sein, die nicht selbst erkrankt, aber durch eine Erkrankung unmittelbar als Familienangehörige oder Befreundete betroffen sind. Die Beratung via Telefon oder Mail übernehmen hier selbstbetroffene Angehörige, die mit ihren Erfahrungen sowie möglichen Anlaufstellen zur Seite stehen und helfen Möglichkeiten zur Entlastung zu suchen und finden. Bei der „Initiative Forensik" werden Angehörige von erkrankten Menschen im Maßregelvollzug mit entsprechend ebenso betroffenen Ansprechpersonen verbunden. Auch hier gilt: Längerfristige Beratung oder Psychotherapie kann und soll das Angebot nicht ersetzen. Über die Website des BApK lässt sich auch eine Übersichtskarte zu verschiedenen Selbsthilfegruppen finden.

- https://www.bapk.de

Für An- und Zugehörige nach Suizid einer nahestehenden Person: AGUS e.V.

Die AGUS e. V. (Angehörige um Suizid) richtet sich an Betroffene von Suizid, die Austausch, Trost und Hilfe beim Verarbeiten suchen. Das Angebot umfasst lokale und digitale AGUS-Selbsthilfegruppen und Trauerseminare, Online Ressourcen und Telefonberatungen. Die Beratung ist kostenfrei und richtet sich auch an Menschen, die beruflich vom Thema Suizid betroffen sind, etwa Einsatzkräfte o.ä.

- https//www.agus-selbsthilfe.de

Für Ältere und Senior:innen ab 60 Jahren: Silbernetz e.V.

Silbernetz richtet sich mit seinem „Silbertelefon" explizit an ältere Menschen, denen die Einsamkeit zu schaffen macht. Gespräche sind anonym und kostenlos und auch Telefonfreundschaften sind möglich, bei denen einmal wöchentlich ein fixer gemeinsamer Gesprächstermin mit denselben Ehrenamtlichen vereinbart werden kann. Wenn gewünscht, kann auch ein Generationen-Tandem vermittelt werden, bei dem jüngere und ältere Menschen aus Altenheimen miteinander ins Gespräch kommen.

- Telefon: 030/54453300
  täglich von 8:00–22:00 Uhr
  https://www.silbernetz.org

Fremdsprachige Angebote

„BPtK Ratgeber für Flüchtlingseltern": Ratgeber für Kinder mit Belastungssymptomen nach Flucht- und Migrationserfahrung

Mit dieser Website möchte die Bundespsychotherapeutenkammer (BPtK) betroffenen Eltern, Erziehungsberechtigten und Helfenden einen niedrigschwelligen und leicht verständlichen Ratgeber zum besseren Umgang mit dem Verhalten von Kindern nach Belastungs- und Krisensituationen etwa durch Flucht zur Verfügung stellen. Die Website ist in Deutsch, Englisch, Arabisch, Kurdisch, Persisch, Ukrainisch und Russisch verfügbar.

- https://www.elternratgeber-fluechtlinge.de/

Die BPtK bietet auch einen Ratgeber für haupt- oder ehrenamtliche Flüchtlingshelfende an, die sich über Erkennen und Umgang mit psychischer und traumatischer Belastung informieren wollen:

- https://s.narr.digital/gzivb

Infodienst Migration, Flucht und Gesundheit der Bundeszentrale für gesundheitliche Aufklärung.

Das Informationsportal des Bundesinstituts für Öffentliche Gesundheit (BIÖG) bietet als Teil der Bundeszentrale für gesundheitliche Aufklärung (BZgA) eine umfangreiche Übersicht zum Thema Migration, Flucht und Gesundheit. Neben Fachliteratur findet sich hier eine alphabetisch sortierte Übersicht aller Anlaufstellen für Geflüchtete, sowie Materialien, Veranstaltungen und mehr. Ebenfalls aufgelistet werden mehrsprachige Gesundheitsinformationen mit der jeweilig verfügbaren Sprache. Das Portal richtet sich dabei sowohl an Fachpersonen als auch interessierte Laien.

- https://s.narr.digital/ib65l

Muslimische Seelsorgetelefon

Die muslimischen, ehrenamtlich Helfenden von MuTeS bieten seit 2019 unter Trägerschaft von Islamic Relief Seelsorge für Muslima an. Sie ist erreichbar unter 030/443509821.

- https://www.mutes.de

Hilfetelefon Gewalt gegen Frauen: 116016

Unter der bundesweit kostenlosen Rufnummer erhalten Frauen, die aktuell oder in der Vergangenheit Gewalt erfahren haben jederzeit Hilfe über Telefon, Chat oder Mail. Dank Dolmetscherinnen kann das telefonische Hilfsangebot in 18 Sprachen angeboten werden. Chat und Mail sind jedoch nur in Deutsch sowie in Gebärdensprache und Leichter Sprache verfügbar.

- https://www.hilfetelefon.de

Hilfetelefon Gewalt gegen Männer: 0800/1239900

Die bundesweit kostenlose Rufnummer richtet sich explizit an Männer, die häusliche, sexuelle oder Gewaltkriminalität erfahren haben. Noch immer hochstigmatisiert und gesellschaftlich häufig noch belächelt, soll das Hilfetelefon vertraulich und auf Wunsch anonym für betroffene Männer da sein, die Beratung und Hilfe bei weiterführende Stellen suchen oder einfach nur reden wollen.

- Telefon: 0800/1239900
  8:00–20:00 Uhr, Fr 8:00–15:00 Uhr
  Chat: Mo–Do 12:00–15:00 Uhr sowie 17:00–19:00 Uhr
  https://www.maennerhilfetelefon.de

Hilfe bei sexualisierter Gewalt, Mord und anderen Straftaten: Weißer Ring e.V.

Die ehrenamtlich Helfenden des Weißen Ring e. V. bieten betroffenen von Strafdelikten wie sexualisierter Gewalt, Mobbing, Mord, Körperverletzung und andere Straftaten Beratung und offenes Ohr vor Ort, via Telefon und Chat. Sie verstehen sich als Lotsen für das umfangreiche Hilfenetzwerk, können Auskunft über weitere rechtliche Schritte geben und helfen beim Schriftverkehr mit Ämtern und anderen Stellen. Über den Weißen Ring erhalten vergewaltigte Frauen etwa schnelle Hilfe bei den Schritten der vertraulichen Spurensicherung, auch wenn noch keine Strafanzeige gestellt wurde oder gestellt werden soll. Auch Ersthelfende, die selber Opfer von Gewalt wurden, finden beim Weißen Ring Hilfe. Bundesweit kostenlose Telefonnummer 116 006, täglich 7:00–22:00 Uhr.

- https://www.weisser-ring.de

Apps und Onlinetherapien: Viele GKV und PKV übernehmen Kosten

Inzwischen werden dem technischen Fortschritt und Nutzungsverhalten der Menschen entsprechend zunehmend mehr digitale Inhalte, Apps und Onlinetherapien, auch *DIGA – digitale Gesundheitsanwendungen* genannt, entwickelt und umgesetzt. Viele gesetzliche und private Krankenkassen übernehmen inzwischen Kosten für solche Inhalte, es lohnt sich daher bei der eigenen Kasse explizit danach zu fragen oder auf der jeweiligen Website nachzusehen. Für Privatversicherte gilt dabei, was im jeweiligen Tarif abgedeckt ist. Für die Kostenübernahme von Apps muss zumeist eine Überweisung durch hausärztliche oder psychotherapeutische Praxen erfolgen, danach kann meist mithilfe eines durch die GKV zugesandten Codes die App oder das Onlineangebot freigeschaltet und die Kosten übernommen werden. Aufgrund der aktuellen Psychotherapie-Richtlinie muss in Deutschland vor Beginn einer Onlinepsychotherapiebehandlung eine persönliche Ersteinschätzung in einer psychotherapeutischen Praxis erfolgen. Achtung: Nicht alles, was man in Appstores zu Thema psychische Gesundheit findet, ist professionell und vertrauenswürdig. Wer sicher gehen will, fragt bei der Krankenkasse nach oder checkt vorher diese Liste offiziell geprüfter „DiGAs“ des Bundesinstituts für Arzneimittel und Medizinprodukte (BfArM):

- https://diga.bfarm.de/de

Übersichtskarte und Vermittlung – Initiative Mut-Atlas

Die bundesweite gemeinnützige Onlineübersichtskarte soll verfügbare Hilfs- und Präventionsangeboten im Bereich psychischer Gesundheit sichtbar machen. Die Angebote werden laut Betreibenden regelmäßig aktualisiert und geprüft und sollen einen Überblick der vielen verstreuten Hilfsmöglichkeiten in Deutschland bieten. Die Angebote können nach Wohnort, Themenbereich und weiteren Kategorien eingegrenzt und gezielt gesucht werden.

- https://www.mut-atlas.de

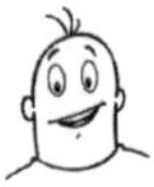

Linktipp

FUNK. Die Frage. TelefonSeelsorge: Was passiert, wenn ich anrufe?
In dem etwa 20-minütigen Video gibt es kleine Einblicke in Telefonseelsorge und Krisenchat.
https://s.narr.digital/6zprv

Bundespsychotherapeuten Kammer: Elternratgeber Psychotherapie
Die Onlinebroschüre bietet zu allen Entwicklungsstufen von Kindern und Jugendlichen Wissen und weiterverweisende Hilfestellen an, klärt

auf und bietet Eltern und Erziehungsberechtigten Einblicke in psychische Gesundheit von Kindern und Jugendlichen.
https://s.narr.digital/dja4g

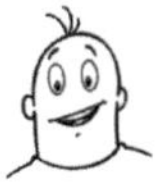

Wissen | Was ist die 113? ◆

Es mangelt in Deutschland an einer bundesweiten, strukturellen Vernetzung der vielen Hilfsangebote zum Thema psychische Gesundheit, Prävention und Selbsthilfe. Niedrigschwellig und schnell Hilfe zu bekommen kann daher eine unlösbare Aufgabe sein. Wer dann in psychische Not gerät kann dann bisher nur den für solche Einsätze bedingt geeigneten Rettungsdienst unter 112 rufen. Um diese Lücke zu schließen soll im Rahmen des *Gesetz zur Stärkung der nationalen Suizidprävention* bis Mitte 2026 ein Konzept *„zum Aufbau und Betrieb einer zentralen und unentgeltlichen Rufnummer mit der bundesweit einheitlichen Rufnummer 113 für Menschen mit Suizidgedanken, Sterbewillige, Personen in Krisensituationen, Angehörige, nahestehende Personen, Hinterbliebene, professionelle Bezugspersonen und Medienschaffende mit der Möglichkeit der unmittelbaren technischen Weiterleitung an bereits regional verfügbare Krisendienste"* entwickelt werden.[166]
Das Ziel: Ähnlich der 110 für Polizei und 112 für Rettungsdienst und Feuerwehr soll sich die 113 als bundesweite psychische Krisennotrufnummer etablieren und als Lotse und erste Anlaufstelle bei psychischen Notlagen dienen. Als Vorbild kann hier Bayern gelten, das mit der kostenlosen 0800/6553000 bereits Hilfe und qualifizierte Beratung bei psychosozialen Krisen und Notfällen anbietet. Die 113 soll Ende 2026 offiziell starten.

166 Bundesministerium für Gesundheit (2024): Referentenentwurf. Entwurf eines Gesetzes zur Stärkung der nationalen Suizidprävention vom 28.11.2024, S. 10. Online: https://www.bundesgesundheitsministerium.de/fileadmin/Dateien/3_Downloads/Gesetze_und_Verordnungen/GuV/S/RefE_SuizidPraevG.pdf

Wie erhält man Psychotherapie?

Für die Regelversorgung der psychotherapeutischen Behandlung in Deutschland gelten einige Grundregeln, hier in Kürze:

Kostenübernahme: Kosten für die Regelversorgung psychotherapeutischer Behandlungen werden durch gesetzliche Kassen übernommen, wenn die Behandlung durch Praxen mit Kassensitz erfolgt. Übernommen wird dabei stets die günstigste und passende Therapievariante. Kosten für private Praxen werden nicht bzw. nur in besonderen Fällen bezahlt. Für Privatversicherte gilt: Sie können jede Praxis nutzen, sind nicht auf Kassensitz-Praxen beschränkt. Je nach Tarif unterscheiden sich aber die Höhe der Kostenübernahme, des Selbstbehalts und wie viele Psychotherapiesitzungen im Jahr übernommen werden. Daher ist es dringend empfehlenswert vorab bei der eigenen PKV nachzufragen, was für den eigenen Tarif im Detail gilt. Bei privaten Praxen und als Selbstzahlerin oder Selbstzahler kann eine explizit gewünschte Therapie bzw. solche, die nicht durch die Kassen übernommen werden, gewählt werden. Methoden und Therapieverfahren, die erfolgreich angewandt werden, sind u.a.: EMDR bei PTBS, Dialektisch-Behaviorale Therapie (DBT) bei Borderline-Persönlichkeitsstörung oder auch Kunst- und Musiktherapie.

Ob eine Praxis offen für gesetzlich Versicherte ist, wird auf der Website, in Datenbanken oder telefonisch mitgeteilt. Gleiches gilt für Apps und Onlineangebote. Wer einen Vermerk in der eigenen Patientenakte verhindern möchte, der kann psychotherapeutische Behandlungen auch auf Selbstzahlerbasis begleichen. Dann gilt wie für Privatversicherte und Beihilfe-Versicherte die *Gebührenordnung für Ärzte (GOÄ)* bzw. *Gebührenordnung für Psychotherapeuten (GOP).* Eine meist 50-minütige verhaltenstherapeutische Einzelsitzung kostet dann zwischen 100 bis 153 Euro.[167]

Ablauf psychotherapeutischer Behandlung: Am Beginn einer psychotherapeutischen Behandlung steht das **Erstgespräch**. Dieses muss nach Psychotherapie-Richtlinie persönlich und vor Ort in einer psychotherapeutischen Praxis erfolgen und dient dazu festzustellen, ob eine psychische Erkrankung vorliegt, eine Therapie begonnen werden sollte und welche Therapie dazu vorgeschlagen wird. Nach dem Erstgespräch kann man entscheiden, ob man bei dem oder der Psychotherapeut:in bleibt oder es

---

167 GOÄ-Ziffer: 870, einsehbar z. B. online: https://abrechnungsstelle.com/goae/gop-ziffern/

nochmal woanders versucht. Es kann aber auch passieren, dass gar kein Platz frei ist, denn nur das Erstgespräch muss gesetzlich verpflichtend angeboten werden, ein tatsächlicher Behandlungsplatz aber nicht. So oder so erhält man einen Nachweis mit Vermittlungscode.

Mit dem **Nachweisformular PTV11** und einem **Vermittlungscode** kann nach dem Erstgespräch ein Therapieplatz gesucht und beantragt werden, entweder bei der Praxis in der das Erstgespräch abgehalten wurde oder in einer anderen Praxis. In der Realität haben Patient:innen dabei selten freie Wahl, sondern müssen aufgrund der hohen Nachfrage jeden Platz annehmen, der überhaupt zu Verfügung steht. Zusätzlich muss dann ein hausärztlicher Check-Up erfolgen, um körperliche Ursachen der psychischen Belastung auszuschließen. Die ersehnten, ersten Sitzungen in der gewählten Praxis werden dann **Probatorische Sitzungen** genannt. Das geht auf das lateinische *probare* (prüfen, für gut befinden) zurück und ist genau das, was die ersten Sitzungen ermöglichen solchen: Ein gegenseitiges Kennenlernen und Ausloten, ob eine gemeinsame Therapie auf persönlicher Ebene funktionieren kann. Nicht nur die erkrankte Person muss für sich entscheiden, ob sie sich gegenüber ihrer potenziellen Therapeut:in öffnen kann und will, auch Behandler:in prüft so, ob sie die richtige Person mit dem passenden Therapieangebot ist oder etwa aus eigener Befangenheit keine professionelle Therapie anbieten kann oder möchte. Die meisten Kassen übernehmen meist bis zu vier (bei Kindern und Jugendlichen bis zu sechs) dieser probatorischen Sitzungen, auch wenn man die Praxis wechselt. Manche PKV und die Beihilfe verlangen nach den probatorischen Sitzungen ein Gutachten über die Notwendigkeit einer Behandlung.

Wenn das persönliche Verhältnis stimmt, wird vorab die Art der Behandlung sowie Dauer und Umfang festgelegt, dann bei der jeweiligen GKV oder PKV beantragt und auf die Bestätigung gewartet. Für Selbstzahlende entfällt diese Beantragung, ebenso für den Beginn von Notfall Akut-Therapien. Nach Bewilligung werden die regelmäßigen Sitzungstermine vereinbart. Folgende vier Therapieformen werden dabei von der GKV übernommen: Systemische Therapie, tiefenpsychologisch fundierte Psychotherapie, Analytische Psychotherapie und Verhaltenstherapie.

Wenn sich im Laufe der Therapie abzeichnet, dass das durch die Kassen vorab bewilligte *Stundenkontingent* nicht ausreicht, um die Therapie erfolgreich zu beenden, kann ein Antrag auf Verlängerung gestellt werden. Diesem müssen die Kassen erneut zustimmen, meist ist dies aber eher Formsache. Falls die Therapie bereits früher als im bewilligten Stundenkontingent erfolgreich war, kann sie auch entweder früher beendet oder die übrigen Sitzungen in größeren Abständen oder nur noch bei Bedarf genutzt werden, um beispielsweise etwaige Rückfälle zu vermeiden.

Eine klassische Sitzung wird je nach vorheriger Absprache und dem Krankheitsbild entsprechend meist wöchentlich und im Rahmen von 50 Minuten gehalten. Akuttherapien zur schnellen emotionalen Stabilisierung haben einen Umfang von meist 12 Sitzungen. Ebenso Kurzzeittherapien, bei denen bei Bedarf weitere 12 Sitzungen beantragt oder gänzlich in eine Langzeittherapie umgewandelt werden können. Langzeittherapien hingegen werden mit 60 bis 160 Sitzungen (etwa bei der umfangreichen analytischen Psychotherapie) geplant.[168] Selbstzahlende müssen sich nicht an die meist fixen Vorgaben durch die GKV halten, sondern können einen individuellen Therapieumfang mit ihrer Psychotherapeut:in besprechen.

Nach Ende einer beantragten Therapie greift für gesetzlichen Versicherte eine zweijährige Frist innerhalb dieser nicht erneut eine Therapie zum selben Krankheitsbild und identischer Therapieform begonnen werden kann. Ausgenommen hiervon ist unter anderem das Auftreten einer neuen Krankheit, der Bedarf einer Akuttherapie oder wenn sich durch das gewählte Verfahren kein Therapieerfolg eingestellt hat.

Akute und langfristige Hilfe: Welche Möglichkeiten stehen bei psychischer Erkrankung zur Verfügung? ◆

Akute Hilfe

Rettungsdienst 112: Psychosen und Suizidalität sind Notfälle! Wenn kein Herankommen an die betroffene Person mehr möglich und akute Eigen- und Fremdgefährdung vorliegt, müssen Rettungsdienst und eventuell auch Polizei gerufen werden.

Psychiatrische Institutsambulanzen (PIA) der Kliniken: Hier werden meist täglich unter der Woche Akutsprechstunden angeboten, die eine Ersteinschätzung bei akuten Krisen anbieten und ggf. in eine Vermittlung in weitere ambulante oder stationäre Behandlung lotsen können. Auch eine medikamentöse Empfehlung kann ausgestellt und für die hausärztliche Versorgung mitgegeben werden. Grundsätzlich sind die Notfallambulanzen

168 Deutsches Psychotherapeuten Netzwerk (o. J.): Was bezahlen Krankenkassen? [1] Online: https://dpnw.de/was_bezahlen_Kassen_ausfuehrlich

24/7 erreichbar, können aber ähnlich wie bei der Notaufnahme nur eine Erstversorgung und etwaige Stabilisierung mit initialer oder übergangsweisen Behandlung leisten und sind kein Ersatz für die psychotherapeutischer Therapie in einer Praxis. Auch können über die PIA keine verkürzten Wartezeiten auf einen Therapieplatz oder ähnliches erwirkt werden. Die jeweiligen Standorte sind online beispielsweise über Google Maps Suche auffindbar bzw. telefonisch über die 116117.

Akute Hilfe nach einem traumatischen Ereignis bei Ersthelfenden oder im Rahmen eines Einsatzes bei professionell Helfenden

Wenn Rettungskräfte, Polizei und Feuerwehr oder auch Ersthelfende etwa bei einem Verkehrsunfall Zeugen potenziell traumatischer Ereignisse werden, können diese eine akute Belastungsreaktion auslösen. Betroffene haben dann wiederkehrend, störende und plötzlich gegen den eigenen Willen einschießende Erinnerungen an Details oder Szenen des Erlebten (*intrusive Gedanken*), Alpträume und Schlafstörungen, stehen neben sich, sind wütend oder schreckhafter als sonst oder bemerken, dass ihr Alltag belastet ist. Diese Reaktionen sind vollkommen normale Reaktionen auf unnormale Ereignisse und verschwinden in der Regel meist innerhalb eines Monats wieder. Wenn die Beschwerden allerdings bleiben und/oder sich verschlechtern besteht die Gefahr einer sich entwickelnden *Posttraumatischen Belastungsstörung*, die dringend behandlungsbedürftig ist. Umso wichtiger ist, dass belastende Situationen im Rahmen des Berufs oder als Ersthelfende Person notiert und bei Beschwerden frühzeitig ärztliche Hilfe aufgesucht wird, denn hier besteht Versicherungsschutz über die gesetzliche Unfallversicherung (DGUV). Das weitere Prozedere und Kosten übernehmen dann die gesetzlichen Unfallkassen des jeweiligen Bundeslandes bzw. Berufsgenossenschaften, mit eigenen psychotherapeutischen Verfahren, Zugangswegen und Abläufen.

Nochmals: Auch Ersthelfende sind im Rahmen ihres Einsatzes bei einem Unfall o.ä. versichert und nicht auf sich alleingestellt. Wer eine Ersthelfendenkarte am Unfallort etwa durch Polizei oder Feuerwehr erhalten kann, kann darüber Kontakt mit der Unfallkasse aufnehmen, doch auch ohne Karte ist dies jederzeit mit Bezug auf den Unfall möglich.

Linktipp

Unfallkasse Berlin – Gesetzlicher Unfallschutz für Ersthelferinnen und Ersthelfer
Die Website der Unfallkasse-Berlin bietet exemplarisch Hinweise zum Versicherungsschutz für Ersthelfende sowie zum Umgang nach belastenden Ereignissen für Erwachsene und Kinder.
https://s.narr.digital/gj11n

PSU Helpline – Kollegiale Beratung für Personal aus dem Gesundheitswesen
Die PSU-Helpline bietet allen Berufsgruppen des Gesundheitsbereichs bundesweit kostenlose und anonyme psychosoziale Unterstützung (PSU) im Rahmen der Kollegialen Beratung an. Die Beratenden sind dabei selbst aus dem Gesundheitsbereich und entsprechend geschult, um Erstreaktionen nach belastenden Ereignissen abzufangen.
Telefon: 0800/0911912 täglich von 9:00–21:00 Uhr
https://www.psu-helpline.de

Langfristige Hilfe

Praxen für Erstgespräche und probatorische Sitzungen finden: 116117 – Terminservicestelle der kassenärztlichen Vereinigung

Seit 2017 müssen psychotherapeutische Praxen ein zeitliches Extrakontingent für sogenannte „Erstgespräche" freihalten. Diese sind als Erstkontakt gedacht und sollen klären, ob und welche psychische Erkrankung vorliegt und ob eine Therapie begonnen werden sollte. Nach dem gesetzlich verpflichtende Erstgespräch wird eine Behandlungsempfehlung auf dem offiziell „PTV 11" gennannten Formular und ein Vermittlungscode ausgestellt, mit dem dann ein Therapieplatz gesucht bzw. eine Akuttherapie begonnen werden kann. Wer bereits mit einer psychischen Diagnose aus einer Klinik entlassen wurde, benötigt kein PTV11 Formular und Erstgespräch mehr.

Seit 2020 muss die 116117 im Auftrag der Kassenärztlichen Vereinigungen im Rahmen des *Terminservice- und Versorgungsgesetz (TSVG)* Hilfe bei der Suche nach einem Therapieplatz anbieten. Wer noch kein Erstgespräch mit Vermittlungscode hat, erhält dann innerhalb einer Woche über die 116117 einen Ersttermin. Wer Nachweis und Vermittlungscode bereits hat, erhält ebenfalls innerhalb einer Woche einen Termin für eine Praxis zum Beginn der probatorischen Sitzungen. Der erste Termin muss dann innerhalb von maximal 4 Wochen angeboten werden. Bei auf PTV11 vermerkter Akuttherapien ist ein Termin innerhalb von zwei Wochen verpflichtend. Wichtig: Es besteht kein Anspruch auf einen Termin bei einer Wunschpraxis, auch können die entsprechenden Praxen außerhalb des Wohnortes liegen und längeren Fahrtzeiten müssen potenziell in Kauf genommen werden. Bis zu drei Erstgespräche und bis zu vier probatorische Sitzungen (bei Kindern und Jugendlichen bis zu sechs) werden von den Kassen übernommen.[169]

Auf der Website findet sich auch eine Datenbank mit Karte, auf welcher für den eigenen Wohnort alle psychotherapeutischen Praxen angezeigt bzw. gezielt gesucht werden können.

- https://arztsuche.116117.de/

Wer bereits einen Vermittlungscode hat, kann auch online einen Termin auf der Website der 116117 buchen: https://www.eterminservice.de/terminservice

Tipp: wer eigenständig verschiedene psychotherapeutische Praxen anruft, jedoch immer wieder Absagen erhält, sollte dringend dokumentieren welche Praxen angerufen wurden. Damit kann bei der eigenen GKV ein Antrag auf Kostenerstattungsverfahren gestellt werden, wodurch die Kosten einer Privatpraxis übernommen werden könnten. Unter welchen Bedingungen es dazu kommt, sollte am besten bei der Kasse angefragt und bei erstmaliger Ablehnung des Antrags Widerspruch eingelegt werden. Auch diese Abläufe sind anstrengend und sollten bestenfalls von einer nahestehenden Person unterstützt werden. Auch können so im Nachgang bereits als Selbstzahler-Basis beglichene Kosten für eine private psychotherapeutische Praxis übernommen werden. Dies sind jedoch häufig Einzelentscheidungen und sollten vorab (!) mit der Kasse, einer Beratungsstelle oder der entsprechenden Praxis besprochen werden.

Übersichtskarte psychotherapeutische Praxen

Über die Website der Deutschen Psychotherapeutenvereinigung (DPtV) können psychotherapeutische Praxen sowohl für Erwachsene als auch Kin-

169 Deutsches Psychotherapeuten Netzwerk (o. J.): Was bezahlen Krankenkassen? [2] Online: https://dpnw.de/was_bezahlen_Kassen

der- und Jugendliche gesucht und dabei nach verschiedenen Kategorien wie Praxen mit Kassensitz, Sprache, Einzel- oder Gruppentherapie, Therapieverfahren und mehr eingegrenzt werden.

- https://s.narr.digital/vpgaf

Übersichtskarte für Gruppentherapien: Gruppenplatz.de

Gruppentherapien sind meist etwas leichter zu bekommen als Einzeltherapieplätze, werden zu Anfang aber häufig eher gemieden, sei es aus Scham oder weil angenommen wird, nur die Einzelbehandlung könne wirklich helfen. Tatsächlich haben Gruppentherapien bis auf wenige Ausnahmen wie etwa bei PTBS-Erkrankungen aber eine genauso erfolgreiche Therapieleistung wie Einzelgespräche, verzeichnen etwa bei Zwangs- und Angsterkrankungen viel positives Feedback und sind fest etablierter Bestandteil in der (teil-)stationären Versorgung.[170] Die Therapie in der Gruppe lebt dabei vom Austausch, dem Feedback und den Einblicken ins eigene und fremde Erleben mit und durch die Erkrankung. Die Gruppentherapie ist also keine Therapie zweiter Wahl, sondern eine je nach Krankheitsbild effektive und meist schneller zugängliche Behandlungsmöglichkeit. Die ersten Sitzungen finden dabei wie auch in der Einzeltherapie mit dem/der Therapeut:in statt und seit 2021 werden auch Sitzungen im Gruppensetting als Probatorische Sitzungen durch die Kassen übernommen. Auch bei Gruppentherapien kann gewechselt werden, wenn die Chemie nicht stimmt. Wer einen passenden Platz in Wohnortnähe sucht, findet bei Gruppenplatz.de eine bundesweite Onlinesuche, die nach verschiedenen Kategorien eingeschränkt werden kann und offene Gruppentherapieplätze und Kontaktmöglichkeiten vorschlägt.

- https://www.gruppenplatz.de

Ausbildungs- und Hochschulambulanzen

Bei den Ausbildungs- und Hochschulambulanzen bzw. Lehrpraxen arbeiten Psychotherapeut:innen in Ausbildung (PiA) bzw. seit der Gesetzesänderung 2020 Psychotherapeut:innen in Weiterbildung (PiW), also jene studierten

170 vdek (2023): Für eine gute psychotherapeutische Versorgung. Online: https://www.vdek.com/magazin/ausgaben/2023-01/psychotherapeutische-versorgung-forderungspapier.html

und teils bereits approbierten Psycholog:innen mit Diplom oder Master, welche den rechtlich verpflichtenden letzten Teil zur Erlangung der Psychotherapiefachkunde durchlaufen um als niedergelassene Psychotherapeut:innen mit Kassenzulassung zu arbeiten. Hier bieten die angehenden Psychotherapeut:innen Psychotherapie unter *Supervision* erfahrener Kolleg:innen an, die den Verlauf der psychotherapeutischen Behandlung mitbegutachten und bei Fragen jederzeit zur Stelle sind. Meist erfolgen die Supervisionen dabei nicht während der Sitzungen selbst, sondern im Nachgang, sodass eine psychotherapeutische Behandlung in Ausbildungs- oder Hochschulambulanzen meist nach aktuellsten Erkenntnisse und unter denselben gesicherten Umständen ablaufen wie klassische Therapiesitzungen in niedergelassenen Praxen. Die Kosten werden von den Kassen übernommen und bis zu vier probatorische Sitzungen sind auch hier die Regel, um sich gegenseitig kennenzulernen und einen gemeinsamen Therapiestart zu prüfen. Die entsprechend angewandte Therapiemethode hängt dabei von der jeweiligen Ausbildungs- bzw. Hochschulambulanz ab und wird meist online bzw. im Gespräch geklärt.

Die jeweiligen Approbationsbehörden der Bundesländer können Auskunft über die gemeldeten Ausbildung-, Hochschul- und Lehrpraxen geben. Eine unvollständige Übersicht bietet auch die Seite „Anerkannte Ausbildungsinstitute für Psychotherapie" des Berufsverband Deutscher Psycholog:innen:

- https://s.narr.digital/2el5j

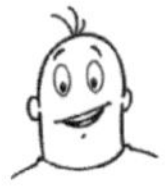

Wissen | Was ist Eigen- und Fremdgefährdung

Eines der fundamentalsten Patientenrechte ist die Selbstbestimmung über den eigenen Körper. Dazu gehört auch das Recht Behandlungen abzulehnen. Daher kann einer psychisch erkrankten Person auch nur dann geholfen werden, wenn sie Krankheitseinsicht zeigt, also tatsächlich wahrnimmt und akzeptiert, dass sie krank ist und deswegen Hilfe möchte. Autonomie bedeutet auch, das Leben nach eigenem Ermessen zu gestalten. Daher gilt jederzeit auch das „Recht auf Verwahrlosung", also auf jegliche Hilfe verzichten zu dürfen, selbst wenn dies Alltag, Gesundheit oder Beziehungen zu anderen etwa durch Isolation, emotionale Verflachung und mangelnder Körper- oder Wohnhygiene negativ beeinflusst. Für das Umfeld kann das nur schwer zu ertragen sein, gegen den eigenen Willen kann und darf in Deutschland aber nicht ge- und behandelt werden. Eine Ausnahme davon stellt die sogenannte Eigen- oder Fremdgefährdung dar, die im Zusammenhang mit einer psychischen Ausnahmesituation oder krankheitsbedingt durch Depression, Zwangsstörungen, Schizophrenie, Suchterkrankungen und dergleichen eintreten kann. Eigengefährdung bedeutet, dass es glaubhafte und dringende Gründe zur Annahme gibt, dass die Person sich akut und zeitnah umbringen möchte. Oder aber, dass andere Menschen akut durch das Verhalten oder Ankündigungen in ihrer körperlichen Unversehrtheit gefährdet sind, etwa weil eine Person während eines psychotischen Schubs paranoider Schizophrenie Stimmen hört, die ihr befehlen andere Menschen anzugreifen oder umzubringen.

Im Falle eines Suizidversuchs, selbst der glaubhaften Androhung, müssen daher Maßnahmen ergriffen werden, die auch gegen den Willen der betroffenen Person gehen können. In Kliniken kann dies in Form einer ärztlich angeordneten **Sitzwache** als 1:1 Betreuung erfolgen. Hierbei ist die akut gefährdete Person lückenlos unter Beobachtung und in Begleitung einer extra dafür eigeteilten Pflegefachkraft. Sitzwachen werden falls nötig auch für Patient:innen mit Delir nach Operationen, bei Demenzerkrankten, Halluzinationen oder bei selbstverletzendem Verhalten als Sicherheitsmaßnahme und Überwachung durchgeführt.[171]

Im Notfall kann eine **Fixierung** nötig werden. Hier wird die betroffene Person mit einem Gurtsystem aus starken Manschetten, meist einer *Fünf- oder Sieben-Punkt-Fixierung* ans Bett gebunden, um sich und anderen keinen Schaden zuzufügen oder eine medizinische Behandlung wie Zwangsernährung oder Zwangsmedikation zu ermöglichen. Für diesen extremen Eingriff in die individuellen Freiheitsrechte muss ein entsprechend dringender, medizinscher Rechtfertigungsgrund wie etwa Eigen- oder Fremdgefährdung und eine ärztliche Anordnung sowie bei einer Dauer über 30 min eine richterliche Genehmigung vorliegen bzw. diese nachträglich zeitnah eingeholt werden. Die Fixierung darf nur für die Dauer der Gefährdung aufrechterhalten werden und muss immer in den Behandlungsunterlagen dokumentiert werden. Auch in nicht-psychiatrischen Kliniken können Fixierungen als letztes

171 Nicht hiermit zu verwechseln ist die gleichlautende Sitzwache im Rahmen der meist ehrenamtlichen Sterbebegleitung.

Mittel genutzt werden, wenn Patient:in etwa auf Intensivstation selbstgefährdend im medikamentös induzierten Delir venöse oder arterielle Zugänge, Beatmung oder Ernährungssonden zu ziehen versuchen oder anderweitig gefährdend agieren, etwa weil sie meinen entführt worden zu sein und das Pflegefachpersonal angreifen.

Außerhalb von Kliniken können Menschen bei akuter Eigen- und Fremdgefährdung durch das im jeweiligen Bundesland geltende *Psychisch-Kranken-Gesetz (PsychKG)* gegen ihren Willen durch Rettungsdienst, Behörde und Polizei in einem psychiatrischen Fachkrankenhaus untergebracht werden (Unterbringung nach PsychKG). Gründe sind Gefährdungen im Rahmen von (substanzinduzierten) Psychosen, bipolare Störung, Schizophrenie, Depression, Suchterkrankungen usw.

Binnen der folgenden 24 Stunden wird die Unterbringung richterlich geprüft und die betroffene Person persönlich angehört. Wird die Unterbringung richterlich nicht bestätigt, können der:die betroffene Patient:in die Klinik also am Folgetag ihrer Unterbringung auf eigenen Wunsch wieder verlassen.[172] 2022 wurden 93.161 solcher Unterbringungsverfahren nach PsychKG umgesetzt.[173]

Manche Krankheitsbilder sorgen dafür, dass Menschen einer Behandlung nicht zustimmen, obwohl sie dies außerhalb einer akuten Psychose sehr wohl täten. Die *Deutsche Gesellschaft für Psychiatrie und Psychotherapie, Psychosomatik und Nervenheilkunde e. V. (DGPPN)* rät für solche Ausnahmezustände eine Patientenverfügung für den Bereich psychischer Gesundheit mit expliziten Therapiewünschen bei akut fehlender Einwilligungsfähigkeit zu erstellen. Dieses Dokument sollte bei psychischen Vorerkrankungen handschriftlich unterzeichnet und bei sich getragen werden. Eine Vorlage mit Ausfüllhilfen und weiteren Informationen findet sich unter: https://www.dgppn.de/schwerpunkte/selbstbestimmung/patientenverfuegung.html

172 Beispiel für einen Patientenflyer zur Unterbringung nach PsychKG von Evangelisches Klinikum Bethel finden Sie online: https://evkb.de/fileadmin/evkb-content/psychiatrie-psychotherapie/dokumente/evkb-psychiatrie-psychotherapie-psychkg-flyer-201709.pdf

173 DGPPN e.V. (2025): Basisdaten Psychische Erkrankungen. S. 4. Online: https://www.dgppn.de/schwerpunkte/zahlenundfakten.html

4. Apothekensystem

Weshalb gibt es in Deutschland Medikamente nur in Apotheken zu kaufen?

Deutsche USA Reisende staunen nicht schlecht, wenn sie in Supermärkten oder Tankstellen neben allerlei Alltäglichem dank 24/7 Öffnungszeiten jederzeit auch Nasenspray, Hustensaft und große Vorratsdosen Schmerz- oder Schlafmittel kaufen können. In Sachen pharmakologischer Versorgung ticken die Uhren in den Staaten tatsächlich anders. Neben Neuseeland sind die USA das einzige Land, das verschreibungspflichtige Medikamente aktiv bewerben darf – auch Krebsmittel oder stark wirkende *Anti-Depressiva* mit verheerenden Nebenwirkungen. Cineastische teils minutenlange TV-Spots preisen deren Vorteile farbenfroh an und rufen aktiv dazu auf, den bzw. die Ärzt:in um Verschreibung des Mittels zu bitten.

In Deutschland dürfen Medikamente im Rahmen des in der *Apothekenbetriebsordnung (ApBetrO)* festgelegten *Selbstbedienungsverbots* nur in Apotheken und nur durch pharmazeutisches Personal verkauft werden (§17 ApBetrO). Mit einer festen Abgabestelle soll nicht nur sichergestellt werden, dass Dosis und Wirkstoffe der Medikamente korrekt und die Packungen keine Fälschungen sind. Sondern auch, dass Lagerbedingungen etwa bei temperaturempfindlichen Medikamenten nachweislich eingehalten wurden. Auch deswegen ist der Verkauf durch Privatleute, egal ob persönlich oder online, verboten und strafbar. Da es sich bei den Nutzenden von Medikamenten meistens um medizinische und pharmakologische Laien handelt, fällt den Apotheken auch der *Aufklärungs- und Beratungsauftrag* zu, was zusätzlich Patientensicherheit beim Umgang mit Medikamenten sicherstellen soll (§20 ApBetrO). Die meisten kennen das aus eigener Erfahrung, wenn sie beim Kauf eines Medikaments gefragt werden, ob sie mit der Einnahme bereits vertraut sind oder Hilfe bei der Dosierung benötigen, falls diese nicht ärztlich vermerkt wurde. Oder wenn beim Kauf eines Nasensprays auf die abhängig machende Wirkung hingewiesen und die Einnahme auf wenige Tage empfohlen wird. In Deutschland wird zwischen verschreibungspflichtigen, apothekenpflichten auch OTC (over the counter) genannten sowie frei verkäuflichen Medikamenten unterschieden.

Verschreibungspflichtige Medikamente sind dabei jene, die aufgrund starker Wirkungs- oder Nebenwirkungsprofile schaden können und daher nur nach ärztlicher Diagnostizierung verschrieben und ausschließlich in Apotheken abgegeben werden dürfen. Das ist in §48 *Arzneimittelgesetz (AMG)* geregelt und trifft etwa auf Antibiotika, Medikamente zur Behandlung onkologischer Erkrankungen, Antikontrazeptiva wie die Pille und starke bis stärkste Schmerzmittel zu. Aus diesem Grund erhält man auch Ibuprofen, das man nach einer Weisheitszahn-OP zur Schmerzkontrolle zuhause verschrieben bekommt, ab einer Dosierung von 600 mg nur auf Rezept. Gleiches gilt für sehr starke Schmerzmittel wie etwa Morphin oder Fentanyl. Letzteres wird u. a. in Form von Pflastern häufig bei chronischen, stärksten Schmerzen verschrieben. Starke Schmerzmittel fallen unter das *Betäubungsmittelgesetz (BTM-G)* und deren Abgabe ist mit zusätzlichen, strengen und engmaschigen Kontrollen verbunden. Aber auch weit verbreitete Medikamente wie Blutdrucksenker, Anti-Depressiva, PDE-5 Hemmer wie das Potenz steigernde Viagra, starke Schlafmittel, Benzodiazepine wie Tavor und viele andere mehr fallen unter die Rezeptpflicht. Welche Medikamente unter die Verschreibungspflicht fallen, entscheidet das *Bundesinstitut für Arzneimittel und Medizinprodukte (BfArM).* Auch die Preise für verschreibungspflichtige Medikamente sind auf Grundlage der *Arzneimittelpreisverordnung (AMPreisV)* staatlich reguliert, daher in allen Apotheken gleich und unterliegen meist eigens mit den Krankassen ausgehandelten *Rabattverträgen.* Gesetzlich Versicherte müssen dadurch unabhängig vom tatsächlichen Preis des Medikaments nur 10 % und maximal 10 Euro Zuzahlung leisten. Für die meisten Medikamente bedeutet das: mindestens 5 Euro und maximal 10 Euro aber nie mehr als der tatsächliche Preis. → *Was ist aut idem und was sind Generika?*

Apothekenpflichtige **Over-the-Counter- (OTC)** oder **Non-Rx-Arzneimittel** dürfen ohne Rezept über den Handverkaufstisch einer Apotheke verkauft werden. Daher auch der Name. Weil die Nebenwirkungen sich bei üblichem Gebrauch im Rahmen halten, ist keine ärztliche Verschreibung oder Diagnosestellung nötig, allerdings sollte die Abgabe nicht ohne Beratung zu Einnahme, Dosierung und etwaigen Wechsel- und Nebenwirkungen mit anderen Medikamenten erfolgen. Daher sind auch diese Medikamente verpflichtend nur über die Apotheke zu beziehen. Das trifft auf die meisten Erkältungs- und leichteren Schmerzmittel und Fiebersenker, aber auch einige höher dosierte Nahrungsergänzungsmittel, leichtere Schlafmittel und einiges mehr zu.

Auf Grundlage des *GKV-Modernisierungsgesetzes* übernimmt die GKV seit 2004 im Gegensatz zu verschreibungspflichtigen Medikamenten keine Kosten mehr für rezeptfreie, apothekenpflichte Medikamente. Daher sind die Preise auch nicht mehr staatlich vorgegeben und Apotheken können abweichend von der unverbindlichen Preisempfehlung der Arzneimittelherstellenden ihre Preise frei kalkulieren. Eine Ausnahme bei der Kostenübernahme besteht für Kinder bis 12 Jahren und Jugendliche mit Entwicklungsstörungen bis 18 Jahren. Hier werden Husten- oder Fiebersäfte und andere Erkältungsmedikamente häufig übernommen. Das gilt auch für Medikamente, die auf der *OTC-Ausnahmeliste* des *Gemeinsamen Bundesausschusses (GBA)* für meist schwere und/oder chronische Erkrankungen gelistet sind,[174] wenn die Medikamente zum Therapiestandart z. B. bei Krebs oder nach Herzinfarkten gehören.[175]

Die angebliche Wirkung von *homöopathischen Mitteln* wie Globuli, Bachblüten oder Schüssler Salzen geht nicht über den *Placebo-Effekt* hinaus. Die vermeintlich gespürte Wirkung ist also nur der *erwarteten* Wirkung und keinem tatsächlichen Wirkstoff zuzuschreiben. Aus diesem Grund werden die Kosten für homöopathische Mittel nicht mehr grundsätzlich von der GKV übernommen. Einige gesetzliche und private Krankenkassen bieten ihren Mitgliedern die Kostenübernahme aber im Rahmen freiwilliger Zusatzleistungen an.

Arzneimittel, von denen aufgrund des Wirkstoffs oder geringer Dosierungen keine gesundheitliche Gefährdung ausgeht, sind **freiverkäuflich**, auch in Drogerien oder Supermärkten. Meist haben diese keine nachgewiesene Wirkung gegen eine Krankheit, werden aber zur Linderung oder Vorbeugung von Beschwerden genutzt, etwa Erkältungstees, Heilerde, Meerwassernasensprays, leichte pflanzliche Beruhigungsmittel wie Baldrian, Heilwässer oder Nahrungsergänzungsmittel. Auch hier gibt es keine staatliche Preisbindung. Wer regelmäßig über längere Zeiträume mehrere Medikamente einnimmt, sollte vor der Einnahme freiverkäuflicher Mittel aber dringend gegenprüfen, ob es dadurch eventuell zu Wechselwirkungen kommen kann, gerade auch bei pflanzlichen Arzneimitteln. Bestenfalls lässt

---

174 Gemeinsamer Bundesauschuss (o. J.): OTC-Übersicht der verordnungsfähigen, nicht verschreibungspflichtigen Arzneimittel. Online: https://www.g-ba.de/themen/arzneimittel/arzneimittel-richtlinie-anlagen/otc-uebersicht/

175 Bundesministerium für Gesundheit (2024): Zugang zu Arzneimittel. Online: https://www.bundesgesundheitsministerium.de/themen/krankenversicherung/online-ratgeber-krankenversicherung/arznei-heil-und-hilfsmittel/zugang-zu-arzneimitteln.html

man sich dazu in der Apotheke beraten und dort oder durch die hausärztliche Praxis einen Medikamentenplan erstellen. → *Was ist ein Medikationsplan?*

Ob ein Medikament in die Kategorie freiverkäuflich, apothekenpflichtig oder rezeptpflichtig fällt, wird bei der Zulassung durch das *Bundesinstitut für Arzneimittel und Medizinprodukte (BfArM)* festgelegt. Danach richtet sich auch, in welchem Bereich der Apotheke diese zu finden sind: im Bereich der Freiwahl, Sichtwahl oder im Bereich verschreibungspflichtiger Medikamente. In der Freiwahl werden freiverkäufliche Medikamente, Tees, Nahrungsergänzungsmittel und weiteres angeboten und können von Kund:innen angefasst und begutachtet werden. Die Sichtwahl befindet sich hinter den Verkaufstresen und ist nicht zugänglich. Hier stehen die apothekenpflichtigen Medikamente. Die verschreibungspflichtigen Medikamente sind in einem separaten, nicht einsehbaren und nur durch pharmazeutisches Fachpersonal zugänglichen Raum gelagert. Außer bei Betäubungsmitteln[176] werden sie bei Bestellung meist über den Kommissionierautomaten durch mechanische Luken oder sonstige Vorrichtungen in den Verkaufsraum verbracht oder nach vorne geholt. Betäubungsmittel sind nach §15 Betäubungsmittelgesetz (BtMG) nochmal gesondert in Wertschutzschränken verwahrt und gegen Unbefugte gesichert. Weil die Abgabe hier gesetzlich besonders stark kontrolliert wird, sind Abgabenachweise drei Jahre in der Apotheke aufzubewahren.

Ist Werbung für Medikamente verboten?

Ob in Radio, TV oder beim Streamen, egal ob Kopfschmerzen oder Kombi-Präparat gegen Erkältungssymptomen, stets endet der Werbespot für ein Medikament mit dem berühmten Satz *„Zu Risiken und Nebenwirkungen lesen Sie die Packungsbeilage und fragen Sie Ihre Ärztin, Ihren Arzt oder in Ihrer Apotheke"*. Dass der Name *Aspirin* bei Kopfschmerzen fast weltweit stellvertretend für Schmerztabletten des erstmalig 1897 synthetisierten Wirkstoffs Acetylsalicylsäure genannt wird, ist der erfolgreichen Markengestaltung der Firma Bayer AG zu verdanken. Ein Werbeverbot für Medikamente existiert also nicht, oder doch? Jein.

176 Höhn, M. (2014): Apotheker fordern BtM-Lagerung im Kommissionierer. In: Pharmazeutische Zeitung. Online: https://www.pharmazeutische-zeitung.de/apotheker-fordern-btm-lagerung-im-kommissionierer-145967/

Fast alle Länder der Welt regulieren Werbung für Medikamente. Eine der Ausnahmen sind die USA, die mit zum Teil überzogenen Leistungs- und Heilversprechen aktiv Arzneimittel mit stärksten Nebenwirkungen und Wirkungsprofilen in teuer produzierten Werbekampagnen und TV-Spots vermarkten – sowohl für Laien als auch ärztliches Personal. Mit teils verheerenden Folgen für die Bevölkerung, wenn etwa besonders erfolgreich und vollmundig beworbene Medikamente in großer Menge verschrieben oder auch von überzeugten Patient:innen in der Praxis angefragt wird. Selbst, wenn diese das Medikamente gar nicht benötigen, das Medikament nicht geeignet, die Nebenwirkungen von den herstellenden Pharmafirmen unzureichend aufgeklärt wurden oder die Wirkung viel zu stark ist. So wie bei dem 1996 auf den Markt gekommenen, stark wirkenden und schnell abhängig machenden Oxycodon, das durch eine besonders erfolgreich werbende Pharmafirma schon für leichtere und mittlere Schmerzen und dem Versprechen, nicht abhängig zu machen, vermarktet wurde. Damit wurde der Grundstein einer seit etwa zwei Jahrzehnten bestehenden Opioid-Krise in den USA gelegt[177] und die äußerst liberale Werbefreiheit durch die zuständige *Federal Drug Administration (FDA)* und vielen anderen Stellen zunehmend scharf kritisiert.[178]

In Deutschland ist die Direktwerbung für verschreibungspflichtige Medikamente wie etwa Anti-Depressiva, stärkste Schmerz- oder potenzsteigernde Mittel laut §10 Abs. 1 *Heilmittelwerbegesetz – (HWG)* verboten. Damit soll ein expliziter *Konsumwunsch* bei Patient:innen verhindert werden, die sonst eventuell auf ein konkretes Medikament bestehen würden, obwohl sie dessen Wirkung und therapeutische Indikation nicht abschätzen können. Das Verbot von Werbung dient damit analog zu EU-rechtlichen Vorgaben dem Verbraucherschutz.[179]

Erlaubt hingegen ist Werbung für *OTC/NonRx*, also rezeptfreie, apothekenpflichtige Medikamente. Allerdings nur mit Auflagen und unter zwei

177 Elsenbruch, N. (2022): Valium für das Volk. In: Süddeutsche Zeitung. Online: https://www.sueddeutsche.de/kultur/sackler-purdue-pharma-empire-of-pain-opioidkrise-1.5526724

178 John Hopkins Bloomberg School of Public Health (2023): A Perilous Prescription: The Dangers of Unregulated Drug Ads. Online: https://publichealth.jhu.edu/2023/the-dangers-of-unregulated-drug-ads sowie FDA (2025): The bad ad program. Online: https://www.fda.gov/drugs/office-prescription-drug-promotion/bad-ad-program

179 Deutscher Bundestag (2023): Keine Werbung für verschreibungspflichtige Arzneimittel. Online: https://www.bundestag.de/presse/hib/kurzmeldungen-944518

Prämissen: Es muss zwingend auf die *Beratungsbedürftigkeit* und etwaige Nebenwirkungen hingewiesen werden, was in Print, Online, TV oder Radiowerbung über den oben zitierten Disclaimer erfolgt. Und es dürfen keine *Heilversprechen* ausgelobt werden. Das gilt explizit auch für frei verkäufliche Mittel wie Tees oder Nahrungsergänzungsmittel. Erst 1990 wurde daher der damals noch *„Zu Risiken und Nebenwirkungen lesen Sie die Packungsbeilage und fragen Sie Ihren Arzt oder Apotheker"* lautende Satz gesetzlich für alle Werbe- und Informationsmaterialien die sich nicht an medizinische oder pharmazeutische Fachkreise richten, verpflichtend eingeführt (§5 Abs. 3 Satz 1 HWG). Davor wurden im Fernsehen alle relevanten Informationen und Nebenwirkungen als Text eingeblendet. Zeitgleich und meist in sehr kleiner Schrift und damit für Verbraucher:innen keine sinnvolle Lösung. Kurzzeitig stand daher sogar ein komplettes Verbot rezeptfreier OTC-Arzneimittel im Raum. Um dies zu verhindern, wurde auf Bestreben des Branchenverbands *Pharma Deutschland* die Werbung für das Medikament von der nachträglichen Aufklärung zu Risiken und Nebenwirkungen getrennt. Zusätzlich sollte die Beratungsleistung in Apotheken und Praxen betont werden, weswegen der ikonische Schlusssatz bis heute in TV und Radio vorgelesen werden muss und 2023 dem aktuellen Sprachgebrauch angepasste wurde.[180]

Werbung für *verschreibungspflichtigen Medikamente (Rx)* ist verboten und es dürfen weder kostenlose Probierpäckchen oder Arzneimittelmuster ausgegeben noch Rabatt- und auffällige oder unseriöse Werbeaktionen gestaltet werden. Für frei verkäufliche und OTC-Produkte ist das Verschenken von Probierpäckchen frei verkäuflicher Bonbons, mit Vitamin C angereicherten Hustenteebeutelchen oder Taschentücher hingegen erlaubt. Ebenso die Auslage von Flyern und Werbung auf Social Media, per Posteinwurf, im Radio oder Fernsehen. Frei verkäufliche und OTC-Produkte dürfen auch durch Rabatt- oder Werbeaktionen beworben werden, solange nicht nur ein expliziter Hersteller fokussiert wird.[181] Ein seit vielen Jahrzehnten bekanntes Werbeformat ist dabei die *Apotheken Umschau*, ein Magazin das kostenfrei

---

180 Pharma Deutschland (o. J.): Fragen Sie Ihre Ärztin, Ihren Arzt oder in Ihrer Apotheke. Online: https://www.pharmadeutschland.de/unsere-themen/selbstmedikation/fragen-sie-ihre-aerztin-ihren-arzt-oder-in-ihrer-apotheke/

181 Weger, O. (2021): Werbung von Apotheken: Was ist erlaubt – und was nicht? Online: https://www.wws-gruppe.de/de/aktuelles-detail/werbung-von-apotheken-was-erlaubt-ist-und-was-nicht/

in Apotheken ausgelegt wird und einen redaktionell aufbereiteten Mix aus Aufklärung, Wissensvermittlung und Werbung darstellt.

Auch Werbung in haus-, zahn- und fachärztlichen Praxen, Physiotherapien und anderen Akteuren des Gesundheitsbereichs ist durch das *HWG, SGB V* und *Musterberufsverordnung für Ärzte (MBO-Ä)* reguliert. Geringwertige Werbegeschenke wie etwa kleine Zahnpastatuben in zahnärztlichen Praxen oder die Auslage von Flyern ist erlaubt, muss aber berufsbezogen und sachlich sein. Direkte Werbung für Behandlungen und Maßnahmen und damit einhergehende Behandlungsversprechen wie etwa durch Vorher-Nachher Bilder bei Schönheits-OPs sind weder in der Praxis noch online erlaubt. Vertragsärztliche Praxen dürfen nach §73 Abs. 7 SGB V auch keine geldwerten oder sonstigen Vorteilsbeziehungen mit Pharmafirmen, Apotheken oder sonstigen Akteuren des Gesundheitswesen führen und sich auch nicht über Dritte gegenseitig empfehlen lassen (Umgehungsverbot). Ebenso ist es Praxen durch das sogenannte *Zuweisungsverbot (§31 MBO-Ä)* untersagt, konkrete Apotheken für die Einlösung der von ihnen ausgestellten Rezepte zu empfehlen. Das gilt auch andersherum: Apotheken dürfen keine spezielle Praxis für eine bestimmte Behandlung empfehlen. Damit soll Korruption verhindert, Patient:innen eine freie Wahl ohne Bevormundung aufgrund geschäftlicher Hintergrundbeziehungen zugesichert und Vertrauen darin geschaffen werden, dass die ärztlichen Empfehlungen medizinisch statt finanziell motiviert sind. Um also die Trennung zwischen medizinischer Behandlung und etwaigen wirtschaftlichen Interessensbeziehungen zu Pharmafirmen oder Medizinprodukteherstellern sicherzustellen, dürfen Praxen außer im Rahmen von Notfallbehandlungen durch das sogenannte *Depotverbot* auch keine Arznei oder medizinischen Hilfsmittel kostenlos oder gegen Geld ausgeben. Deswegen kann man nicht schon direkt beim Termin in der Praxis die nötigen Blutdrucksenker, Kompressionsstrümpfe, Rollatoren, Verbandsmaterial oder Verhütungsmittel usw. mitnehmen.[182]

Die strenge Reglementierung von Werbung bei Arznei und medizinischen Behandlungen zielt also auf die Sicherheit von Patient:innen ab und soll explizit eine Verquickung zwischen Medizin und Wirtschaft, wie sie etwa in den USA zu beobachten ist, verhindern. Bei der Frage „qui bono" – wem

182 KBV (2016): Richtig Kooperieren. Mit Praxisbeispielen und Informationen zum Anti-Korruptionsgesetz, S. 19. Online: https://d-nb.info/1278504249/34 und siehe auch Bundesärztekammer (2017): Arzt – Werbung – Öffentlichkeit. Online: https://www.bundesaerztekammer.de/fileadmin/user_upload/_old-files/downloads/pdf-Ordner/Recht/Arzt-Werbung-Oeffentlichkeit.pdf

nützt es, soll bei medizinischen Fragen stets das Patientenwohl stehen und nicht der Profit.

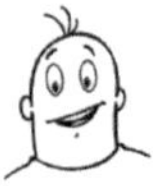

Wissen | Apotheken Umschau

Die Apotheken Umschau ist ein seit 1956 vom *Wort & Bild Verlag* verlegtes Kundenmagazin, das kostenfrei in den Apotheken ausgegeben wird. Laut Allensbacher Markt- und Werbeträgeranalyse (AWA), welche seit 1959 regelmäßig statistische Daten zu Einstellungen, Konsum- und Mediengewohnheiten in Deutschland erheben und auswerten lässt, ist sie mit knapp 16 Millionen Lesenden monatlich seit über 25 Jahren das von 22 % aller Deutschen meistgelesene Gesundheitsmagazin und damit reichweitenstärkste Printmedium Deutschlands.[183]
Aufgrund der Altersstruktur ihrer zu 66 % hauptsächlich weiblichen[184] Leserschaft wird sie liebevoll auch *Rentner-Bravo*[185] genannt, denn knapp 40 % davon sind bereits über 70 Jahre, 22 % über 60 Jahre und 17 % über 50 Jahre alt.
Das Magazin verbindet seit seiner Gründung Werbung für OTC-Medikamente mit Themen zu Gesundheit, Wohnen, Reisen und Lebensführung, sowie Rezept- und Rätselseiten, thematisiert jedoch auch zunehmend politische Aspekte der Apothekenversorgung und bietet in verschiedenen Themenreihen leicht verständliche niedrigschwellig medizinische Aufklärung wie etwa zu regelmäßig verschriebenen Medikamenten an. Selbst die gleichnamige Website verzeichnet Stand 2020 8,69 Millionen monatliche sogenannte *unique visits*, also je einer Person bzw. IP-Adresse zuordbare Aufrufe und ist damit eines der meistbesuchten Gesundheitsportale.[186]

183 Wort&Bild Verlag (2024): AWA 2024: Apotheken Umschau ist seit 25 Jahren in Folge die Nummer 1. Online: https://www.wub-service.de/news/awa-2024-apotheken-umschau-ist-seit-25-jahren-folge-die-nummer-1

184 720 Health Media (2025): Apotheken Umschau – Leserschaftsstruktur AWA 2025. Online: https://www.720health.media/leserstrukturdaten#tab-4163

185 Süddeutsche Zeitung (2011): Der Siegeszug der „Rentner-Bravo". Online: https://www.sueddeutsche.de/medien/seniorenmagazine-der-siegeszug-der-rentner-bravo-1.1127996

186 Wort&Bild Verlag (2020): apotheken-umschau.de: Platz 1 unter den Gesundheitsportalen. Online: https://www.wub-service.de/news/apotheken-umschaude-platz-1-unter-den-gesundheitsportalen

Durch denselben Verlag wurden über die Jahre Themenhefte für unterschiedliche Zielgruppen angeboten. Etwa das seit 1975 existierende *Medizini* für Kinder, das den meisten wegen seiner großen Tierposter und für Kinder aufbereitetem Medizinwissen, Comics und Rätseln bekannt ist. Mit einem Anteil von 36 % der 30–39-jährigen Frauen,[187] richtet sich das vormals als *Baby und Familie* bekannte Magazin *Eltern* Stand 2024 an eine Leserschaft von 1,62 Millionen,[188] während sich *Senioren Ratgeber* (Stand 2022: 4,42 Millionen) und *Diabetes Ratgeber* (Stand 2022: 2,73 Millionen)[189] thematisch auf Belange ihrer entsprechenden Leserschaft fokussieren. Dem zunehmenden Trend folgend, hat auch die Apotheken Umschau ein umfangreiches Angebot verschiedenster Podcasts von allgemeiner Wissensvermittlung für Kinder *(Taxi in Mich)*, für Berufstätige aus dem Gesundheitswesen *('ne Dosis Wissen)* bis hin zu Medizingeschichte *(Siege der Medizin)* und aktueller, technischer Entwicklungen *(diagnose digital)*.
Die Apotheken Umschau ist nicht das einzige kostenlose Kundenmagazin, das in Apotheken ausgegeben wird. Bis 2024 gab es noch das *Apotheken Magazin* der Avoxa Mediengruppe Deutscher Apotheker und unter Herausgabe der Bundesvereinigung Deutscher Apothekerverbände (ABDA), das im Sommer 2024 jedoch aus wirtschaftlichen Gründen eingestellt wurde. Seit 2019 ist auch der Burda Verlag mit seinem Magazin *My Life* in einer monatlichen Auflage von 2,3 Mio Exemplaren[190] sowie dem *My Life Senioren* für Lesende ab 70 Jahren sowie pflegende Angehörige erhältlich. Die Magazine sind hauptsächlich auf das printmedientreue, ältere Zielpublikum ausgelegt, die auch den größten Teil der Kund:innen der Apotheken ausmachen und finanziert sich über Werbeeinnahmen für OCT-Arzneimittel und die jeweiligen Exemplargebühren. Diese werden durch die Apotheken beglichen und kosten z. B. bei der Apotheken Umschau je nach Abnahmemenge etwa

187 Ebd.

188 Wort&Bild Verlag (2024): AWA 2024: Apotheken Umschau ist seit 25 Jahren in Folge die Nummer 1. Online: https://www.wub-service.de/news/awa-2024-apotheken-umschau-ist-seit-25-jahren-folge-die-nummer-1

189 Wort&Bild Verlag (2022): AWA 2022: Apotheken Umschau ist Reichweiten-Champion. Online: https://www.wortundbildverlag.de/news/awa-2022-apotheken-umschau-ist-reichweiten-champion

190 Bücher, V. (2024): My life. Apothekenkundenmagazin erscheint im März als Novum mit türkischsprachiger Zusatzausgabe. Online: https://www.burda.com/de/news/apothekenkundenmagazin-erscheint-im-marz-als-novum/

0,50–1 Euro, jährlich also schnell einige tausend Euro. Zusatzkosten denen sich die meisten Apotheken nach jahrzehntelanger Kundengewöhnung an das Magazin und daher ungebrochener Nachfrage nur schwer entziehen können.[191]

Linktipp

Hier findet sich eine Übersicht des kostenlose **Podcast**-Angebots der Apotheken Umschau das auch über die meisten Streaming Anbieter hörbar ist:
https://www.gesundheit-hoeren.de

Viele der **Printartikel** der Hefte sind inzwischen auch online verfügbar:
https://www.apotheken-umschau.de

Über einen kostenlosen Account bei www.ihreapotheken.de erhält man kostenlos Zugang zu den digitalen *My-Life*-Ausgaben:
https://www.mylife.de/

Was ist aut idem und was sind Generika?

Über Werbungen aus Fernsehen oder Radio bleiben bestimmte Namen im Kopf. Ob Aspirin, das über seinen erfolgreichen Markennamen zum Deonym für eine ganze Produktgattung an Kopfschmerztabletten wurde, oder der Hustensaft der südafrikanischen Heilpflanze *Pelargonium sidoides*, der selbstironisch seinen schwer auszusprechenden Markennamen anpreist. Allen gemein ist, dass der individuell wählbare Markenname nicht der gleichlautende Wirkstoffname ist. Nur weil Aspirin also weltweit für sein auf Acetylsalicylsäure basierendes Präparat bekannt ist, werden andere Markennamen nicht ohne weiteres mit dem richtigen Medikament und Wirkstoff in Verbindung gebracht. Wie kommt das?

Wird ein Medikament zum ersten Mal in einer bestimmten Wirkstoffkonstellation hergestellt oder synthetisiert, wird ein Urheberrecht des jewei-

191 Schäfers, B. (2018): Apotheken Umschau. Erfolgreiche Pflichtlektüre. In: Deutschlandfunk. Online: https://www.deutschlandfunk.de/apotheken-umschau-erfolgreiche-pflichtlektuere-100.html.

ligen Herstellers und ein eigens gewählter Markenname darauf angemeldet. Erst nach 20 Jahren erlischt dieses Patent in Europa und andere Firmen dürfen ihre eigene Variante mit dem Wirkstoff auf den Markt bringen, denn vor Ablauf des *Patentschutzes* ist ihnen das untersagt. Natürlich müssen auch diese Medikamente eine behördliche Prüfung bestehen, um eine Zulassung zu erhalten. Hier wieder als berühmtestes Beispiel: Aspirin. Dessen Wirkstoff, die Acetylsalicylsäure (ASS) ist nicht mehr durch das ursprüngliche 1899 erteilte Patent geschützt, sodass seitdem auch andere Pharmafirmen Medikamente mit diesem Wirkstoff und unter eigenem Namen verkaufen können. Solche mit dem Original wirkstoffidentische Medikamente werden **Generika** genannt. Als erster Generika-Hersteller machte sich das seit 2010 zum Teva-Konzern gehörende *Ratiopharm* in Deutschland mit seinem gut bekannten Slogan „Da gibt's doch was von Ratiopharm!" einen Namen. Viele weitere Firmen sind ebenfalls in der Herstellung und den Vertrieb von Generika aktiv. Dabei sind die Preise wesentlich niedriger als noch beim Originalpräparat. Entgegen dem häufigen Vorwurf, die hohen Preise lägen allein im Finanzinteressen der Pharmafirmen begründet, spielen insbesondere hohe Kosten für Forschung, Prüf- und Herstellungsverfahren eine Rolle, welche für die Entwicklung eines neuen Medikamentes vorab investiert werden müssen. Diese Kosten sind bei der Herstellung von Generika nicht mehr nötig, daher können diese zu einem Bruchteil des Preises verkauft werden, wovon auch die gesetzlichen Krankenkassen profitieren: Laut Verband *ProGenerika* sind Stand 2025 80 % der verschriebenen und verkauften Medikamente Generika, verursachen jedoch gerade einmal 6,9 % der gesamten GKV-Arzneimittelausgaben.[192]

Welches Medikament gesetzlich Versicherte aber tatsächlich erhalten, bestimmt zum Großteil ihre jeweilige Krankenkasse. Wird ein Medikament verschrieben, wird dieses seit 2025 als digitales E-Rezept auf der Versichertenkarte vermerkt und in der Apotheke ausgelesen. Gerade in der Übergangszeit werden vor allem aus technischen Gründen aber auch noch ersatzweise die von früher bekannten Papier-Rezepte ausgestellt. → *Wie funktioniert das E-Rezept?*

Auf dem Rezept ist meist ein konkretes Medikament mit Handelsnamen und Dosis vermerkt, zum Beispiel ein bestimmter Blutdrucksenker der Firma X der durch Patient:in seit vielen Jahren eingenommen und gut vertragen

---

192 ProGenerika (2025): Der Generikamarkt 2025. Quartal 3. S. 4ff. Online: https://www.progenerika.de/publikationen/marktdaten/

wird. Bei Einlösung des Rezepts in der Apotheke kann es jetzt jedoch vorkommen, dass nicht exakt dasselbe Medikament wie verschrieben, sondern ein Generikum ausgegeben wird, dessen Tabletten auch vollkommen anders aussehen können. Das liegt an sogenannten Rabattverträgen, welche gesetzliche Krankenkassen mit den Pharmafirmen abgeschlossen haben. Liegt für ein Medikament ein solcher Rabattvertrag nach §130a Abs. 8 SGB V vor, sind die Apotheken sogar verpflichtet, das rabattierte Medikament auszugeben. Tatsächlich unterliegt ein Großteil aller heute verschriebenen Medikamente solchen Verträgen: Über 80 % der ausgegebenen Tagestherapiedosen in den Apotheken sind Generika.[193] Die Pflicht zum Austausch gilt jedoch nicht für Medikamente, die durch eine entsprechende *G-BA Listung* bzw. durch eine sogenannte *aut idem* Regelung davon ausgenommen sind. Stand 2025 gab es 16.962 Rabattverträge zwischen Krankenkassen und Herstellerfirmen.[194] Ob und welche Rabattverträge die eigene Krankenkasse zu bestimmten Arzneimittelherstellern unterhält, lässt sich bei dieser erfragen. Manche Medikamente werden nur als privat zu zahlendes Rezept ausgestellt, daher auch der Name *Privatrezept.* Gerade bei solchen lohnt es sich, in der Apotheke nach einem Generikum zu fragen. Seit 2019 können auch Privatversicherte den Austausch gegen günstigere Generika nutzen.

Die ausgebenden Apotheken wissen nach Einstecken und Auslesen der Versichertenkarte bzw. über Scannen des Papierrezepts, welches Medikament im Rahmen der Rabattverträge ausgegeben werden darf. Diese können nach Neuverhandlungen aber wechseln, wodurch eine Kasse beispielsweise statt Medikament A nun Generikum B ausgibt, weil dieses durch den neuen Vertrag zwischen Kasse und Pharmafirma günstiger geworden ist. Eine andere Krankenkasse hat andere Verträge, übernimmt daher vielleicht nur Generikum C, usw. Davon betroffen sind ausschließlich rezeptpflichtige Medikamente, deren Kosten durch die Kassen übernommen und durch die Versicherten nur zugezahlt werden. Die Grundidee hinter solchen Rabattverträgen ist, die jährlich stetig steigenden Kosten für Medikamentenausgaben der Krankenkassen zu reduzieren. Trotzdem waren diese im Jahr

193 Ebd., S. 5.
194 Ebd., S. 9.

2024 auf einem neuen Rekordhoch von 53,7 Milliarden Euro[195] und stiegen auch 2025 weiter an.[196]

Der Austausch von einem Medikament kann jedoch verhindert werden. Bei den E-Rezepten ist es natürlich nicht mehr sichtbar, bei den ausgedruckten Rezepten war dann das Kästchen bei *aut idem* markiert. Lateinisch bedeutet es „oder dasselbe“ und steht dafür, dass das auf dem Rezept vermerkte Medikament durch ein wirkstoffgleiches Generikum ausgetauscht werden darf. Da solch ein Austausch grundsätzlich durch die Rabattverträge vorgesehen ist, ist das Kästchen normalerweise frei. Will verschreibende:r Ärzt:in das nicht, müssen sie ein Kreuz bei *aut idem* setzen, womit in der Apotheke exakt das verschriebene Medikament ausgegeben werden muss. Ein Grund dafür könnte etwa sein, dass nur dieses Medikament besonders gut vertragen wird. Generika müssen laut BfArM-Vorgaben eine Bioverfügbarkeit zwischen 80–125 % im Vergleich zum Originalpräparat nachweisen. Der Wirkstoff ist also identisch, die Zusammen- oder Freisetzung und auch die Bioverfügbarkeit kann jedoch variieren und beigemischte Hilfsstoffe von einigen Menschen besser oder schlechter vertragen werden. Wer regelmäßig bestimmte Medikamente einnimmt, sollte daher darauf achten, ob Nebenwirkungen oder eine bessere oder schlechtere Verträglichkeit mit ihren Medikamenten auftreten, wenn sie ein anderes Medikament als ihr vorheriges erhalten haben. In solchen Fällen kann dann durch Ärzt:in durch Setzen des *aut idem* darauf geachtet werden, dass nur noch das verträgliche Medikament ausgegeben wird.

Weshalb ist der Bezug und die Packungsgröße mancher Medikamente beschränkt?

Medikamente mit starker Wirkung haben auch starke Nebenwirkungen. Dementsprechend werden alle Medikamente je nach Gefährdungsrisiko durch das *Bundesinstitut für Arzneimittel und Medizinprodukte (BfArM)* bei ihrer Zulassung entweder als freiverkäuflich, apothekenpflichtig (OTC)

195 ABDA (2025): 2024 – Arzneimittelausgaben steigen, Apotheken leisten großen Sparbeitrag. Pressemitteilung vom 30,01.2025. Online: https://www.abda.de/aktuelles-und-presse/pressemitteilungen/detail/2024-arzneimittelausgaben-steigen-apotheken-leisten-grossen-sparbeitrag/

196 Deutsches Ärzteblatt (2025): GKV-Arzneimittelausgaben höher als im Vorjahreszeitraum. Online: https://www.aerzteblatt.de/news/gkv-arzneimittelausgaben-hoher-als-im-vorjahreszeitraum-26d42c40-877a-42e5-97a2-71dd16fc577f

oder rezeptpflichtig kategorisiert. Rezeptpflichtige Medikamente dürfen nur gegen Rezept und nach ärztlicher Verordnung ausgegeben werden. Daher scheitert eine Abgabe von Medikamenten ohne Rezept, selbst an jahrelange Stammkund:innen und Kunden nicht am Unwillen der Apotheke, sondern an Arzneimittelgesetz und Arzneimittelverschreibungsverordnung. Auch wäre dies immer ein Risiko für die Apotheken, denn nur mit einem gültigen Rezept erhalten sie auch die entsprechend von ihnen vorgestreckten Kosten für die ausgegebenen Medikamente von den Kassen erstattet. Außerhalb der Praxiszeiten erhält man das benötigte Rezept in einer Bereitschaftspraxis oder über die 116117 durch den Kassenärztlichen Bereitschaftsdienst.

In Deutschland ist die verfügbare Packungsgröße oder Dosis mancher Medikamente beschränkt, um eine gewisse Sicherheit für Patient:innen, gegen unbedarfte und schädliche Überdosierungen sicherzustellen. Das freiverkäufliche Ibuprofen beispielsweise ist bis zu einer Dosis von 400 mg ein rezeptfreies, aber apothekenpflichtiges OTC-Medikament. Die Dosierungen von 600 mg oder 800 mg, wie man sie etwa nach einer Weisheitszahn-OP erhält, sind aufgrund ihrer potenziell schädigenden Dosis aber rezeptpflichtig. Dasselbe trifft auf das bei Schmerzen und Fieber ebenfalls häufig eingenommene Paracetamol zu. Rezeptfrei sind Paracetamol Packungen mit einer Gesamtwirkstoffdosis von maximal 10 g, da Paracetamol einmalig höherdosiert bzw. über mehrere Tage hochdosiert hepatotoxisch und damit lebensgefährlich ist. Schmerzmittel sollten grundsätzlich nie unbedacht oder nach der Prämisse „viel hilf viel" eingenommen werden, sondern entweder nach ärztlicher Vorgabe oder an den in der Packungsbeilage beschriebenen Einnahmehinweisen. Um eine versehentliche Überdosierung zu vermeiden ist die maximal auf einmal kaufbare Anzahl zum Beispiel bei Paracetamol auf zwei Packungen beschränkt und höhere Dosierungen seit 2008 rezeptpflichtig.

Warum müssen Apotheken nachts und feiertags die Versorgung über einen Notdienst sicherstellen?

Apotheken sind im Rahmen des Sicherstellungsauftrags verpflichtet, die Versorgung der Bevölkerung mit Medikamenten zu gewährleisten. Wie auch für Kliniken, Rettungsdienste oder Praxen endet diese Verpflichtung nicht in der Nacht oder an Feiertagen. Neben den regulären Öffnungszeiten sind diese daher verpflichtet, einen Nacht- und Notdienst sicherzustellen, bei dem die Apotheker:innen dann meist in ihrer Apotheke übernachten. Über eine Klingel und einen von außerhalb zugänglichen Schalter mit Gegensprechanlage können Patient:innen auf sich aufmerksam machen. Kostenlos ist das aber nicht: Für den Nacht- und Notdienst wird zwischen 20 und 6 Uhr früh bzw. an Sonn- und Feiertagen ganztags meist eine Gebühr von 2,50 Euro verlangt. Diese wird zusätzlich auf den Preis der ausgegebenen Medikamente aufgeschlagen, egal wie viele Rezepte oder Medikamente eingelöst und gekauft werden. Mit einer Ausnahme: Ärzt:innen, die etwa in der Nacht oder am späten Nachmittag ein Rezept für ein dringliches, noch explizit heute bzw. nachts auszugebendes Medikament ausstellen, markieren für dieses auf dem (E-)Rezept die Checkbox **noctu**. Mit diesem wird der ausgebenden Apotheke die ärztlich verbriefte Dringlichkeit signalisiert und die 2,50 Euro Nacht-/Notdienstgebühr wird durch die Krankenkassen übernommen.

Die tatsächlichen Kosten, um einen solchen Notdienst sicherzustellen sind trotz der kleinen Gebühr für die Apotheken wesentlich teurer: Laut *Landesapothekerkammer Baden-Württemberg (LAK BW)* kostet ein 24-Stunden-Notdienst inhabergeführte Apotheken durchschnittlich 1.943 Euro davon 1.479 Euro Personalkosten.[197] Erstattet bekommen die Apotheken davon die unterschiedlich hohen Roherträge aus den Verkäufen der Nacht mit durchschnittlich 480,73 Euro[198] sowie eine Notdienstpauschale von zurzeit 556,22 Euro.[199] Auf einem großen Teil der Kosten für die Nacht- und Notdienste bleiben die Apotheken also sitzen, weswegen händeringend nach neuen Konzepten wie etwa Teilnotdiensten oder Telepharmazie bzw. angepassten Vergütungsalternativen gesucht wird, um die Dienste zumindest kostendeckend zu gestalten.

In den Städten wechseln sich die jeweiligen Apotheken zur Abdeckung der Notdienste nach einem internen Turnus ab, auf dem Land oder wo nur eine geringe Dichte an Apotheken vorhanden ist, müssen die verbliebenen Apotheken diese Aufgabe aber selbst übernehmen, was für diese eine enorme Zusatzbelastung durch permanente Dauerpräsenz darstellt. So muss eine Apotheke in der Stadt etwa 14-mal pro Jahr einen solchen Dienst

---

197 Gensthalter, B. M.: Baden-Württemberg. Notdienst darf kein Zuschussgeschäft sein. In: Pharmazeutische Zeitung. Online: https://www.pharmazeutische-zeitung.de/notdienst-darf-kein-zuschussgeschaeft-sein-156973/

198 Ebd.

199 ABDA (2025): Notdienstpauschale steigt. Online: https://www.abda.de/aktuelles-und-presse/newsroom/detail/notdienstpauschale-steigt/

übernehmen, eine Apotheke auf dem Land aber bis zu 70-mal.[200] 2024 übernahmen so je Nacht und Feiertag je 1.100 geöffnete Apotheken 380.000 Nacht- und Notdienste,[201] im ersten Quartal 2025 waren es bereits 75.800.[202]

Immer mehr Menschen nutzen diesen jedoch zur Einlösung von Rezepten für nicht dringliche Medikamente, weil ihnen das Nasenspray ausgegangen ist oder sie tagsüber den Einkauf bestimmter Produkte versäumt haben. Qua Definition handelt es sich bei solchen planbaren Einkäufen nicht um die Notfälle, für welche die Apotheken-Notdienste in ihrer Grundidee vorgehalten werden. Notfälle in diesem Sinne wären dringende und notwendige Medikamente, wie Antibiotika oder die Pille danach (wenn der Eisprung noch nicht stattgefunden hat). Welche Apotheken aktuell den Nacht- oder Notdienst übernehmen, kann über die 116117, die Notdienstsuche auf der Website von aponet.de oder über die kostenlosen Nummern 0800/0022833 (Festnetz) bzw. 22833 (Mobilfunk, ohne Vorwahl) erfragt werden. Die dann angegebenen Apotheken sind für den Notdienst geöffnet, es ist also **nicht** nötig, dort nachts zur Sicherheit nochmal anzurufen, bevor man diese aufsucht.

Linktipp

Frag die Apotheke.de – Chatten mit Apothekerin und Apotheker
Auf dem Webportal *Frag die Apotheke* können kostenfrei Fragen zur Medikation, Wechselwirkungen, Einnahmetipps und vielem Weiteren 24/7 – also auch nachts – im Chat mit echten Apotheker:innen besprochen werden.
https://frag-die-apotheke.de/

200 ABDA (o. J.): Nacht und Notdienst. Online: https://www.abda.de/apotheke-in-deutschland/was-apotheken-leisten/immer-erreichbar-sein/nacht-und-notdienst/

201 ABDA (2025): Die Apotheke. Zahlen. Daten. Fakten. 2025, S. 66f. Online: https://www.abda.de/fileadmin/user_upload/assets/ZDF/Jahrbuch-ZDF-2025/ZDF_2025_ABDA_Statistisches_Jahrbuch.pdf

202 ABDA (2025): Notdienstpauschale steigt. Online: https://www.abda.de/aktuelles-und-presse/newsroom/detail/notdienstpauschale-steigt/

Warum spricht man vom Apothekensterben? ◆

Apotheken sind eine zentrale Säule der medizinischen Versorgung in Deutschland. Ihre Hauptaufgaben sind vorrangig die Ausgabe und Herstellung von Medikamenten sowie die Beratung und Aufklärung nach §20 *Apothekenbetriebsordnung*. Seit dem *Vor-Ort-Apotheken-Stärkungsgesetzes (VOASG)* gehören inzwischen auch sogenannte *pharmazeutische Dienstleistungen* wie die Beratung bei Polymedikation und Erstellung von Medikationsplänen, die Unterstützung und Beratung von Organtransplantierten und bei Krebserkrankungen sowie bei Bluthochdruck und Asthma dazu. Nach §129 Abs. 5e SGB V soll dadurch Sicherheit und Wirksamkeit von begonnenen Arzneimitteltherapien verbessert werden und die Patientensicherheit zusätzlich stärken. Ebenfalls werden medizinische Beratungsleistungen im Rahmen der Prävention und Gesundheitsfürsorge angeboten. So können sich Patient:innen etwa bei ihrer Blutdruck- oder Blutzuckermessung unterstützen lassen, eine Diabetes- bzw. Ernährungsberatung erhalten, sich im Rahmen einer Asthma oder COPD-Erkrankung via *Peak-Flow-Messung* einen Einblick über die eigene Lungenfunktionsleistung verschaffen oder sich impfen lassen. Viele der Leistungen sind häufig gar nicht bekannt und das gewohnte Bild der Apotheke in nächster Nähe gehört mancherorts aufgrund zunehmender Apothekenschließungen bereits der Vergangenheit an. Wer dann keine längeren Wege in Kauf nehmen kann oder will, nutzt eins der vielen Angebote der Online Apotheken, die den restlichen stationären Apotheken neben strukturellen und finanziellen Gründen vermehrt zusetzen.

Seit einigen Jahren spricht man in Deutschland vom **Apothekensterben**, weil immer mehr davon schließen. Stand August 2025 versorgten noch 17.041 Apotheken die deutsche Bevölkerung.[203] 10 Jahre zuvor waren es noch 20.249 Apotheken[204] und ein Ende der Schließungen ist nicht in Sicht. Die geringe Anzahl der Neueröffnungen von Apotheken kann die Anzahl an Schließungen nicht aufwiegen und gerade ländliche und strukturell schwache Gebiete sind besonders betroffen, da sich der Betrieb für die Inhabenden nicht mehr lohnt oder keine Nachfolge für traditionsreiche Apotheken

---

203 Deutsche Apotheker Zeitung (2025): Nur noch 17.041 Apotheken. Online: https://www.deutsche-apotheker-zeitung.de/news/artikel/2025/01/10/nur-noch-17-041-apotheken

204 ABDA (2016): Apothekenzahl 2015 weiter gesunken. Pressemitteilung vom 29.02.2016. Online: https://www.abda.de/aktuelles-und-presse/veranstaltungen/detail/apothekenzahl-2015-weiter-gesunken/

gefunden werden kann. Gerade solche inhabergeführten Apotheken haben im Vergleich zu solchen, in denen Pharmazeut:innen angestellt sind häufig 60 Wochenstunden und mehr abzudecken, sind alleine verantwortlich für zunehmende Sach- und Personalkosten sowie die Durchführung der Nacht- und Notdienste in ausgedünnten Gebieten. Doch im Vergleich zu den Städten fehlt gerade im ländlichen Bereich die zusätzliche Laufkundschaft. Das mindert die Attraktivität für junge Apotheker:innen überhaupt eine Apotheke zu übernehmen oder neu zu gründen, statt sich anstellen zu lassen oder direkt in Kliniken oder die Industrie abzuwandern erheblich.

Und wie überall, so fehlt auch den Apotheken das Personal: Ohne Pharmazeut:innen können Apotheken nicht betrieben werden, doch sie gelten als *Engpassberuf*, d. h. die Anzahl offener Stellen kann nicht mit entsprechend qualifiziertem Personal besetzt werden. Bisher galt dies auch für Pharmazeutisch-Technische Assistent:in (PTA), doch 2025 liegt dieser Beruf nur knapp unter dem statistischen Schwellenwert der *Engpassanalyse* der *Bundesagentur für Arbeit.* Gründe dieser Entwicklung könnten einerseits Einsparmaßnahmen der Apotheken sein, andererseits aber daran liegen, dass offene Stellen über Fachportale eingestellt anstatt an die Bundesagentur für Arbeit gemeldet werden.[205] 2024 stellten sie mit 41 % und knapp 69.600 PTAs die größte Berufsgruppe in Apotheken.[206] In ihrer Ausbildung lernen diese dabei alles zu Wechselwirkungen und Wirkweisen der Medikamente und das Herstellen von Medikamenten und Rezepturen nach Vorgabe und unter Verantwortung der jeweils vorgesetzten Pharmazeut:innen. PTAs übernehmen in Apotheken daher eine wichtige Rolle und natürlich trifft man sie auch am Schalter an, wo sie seit Inkrafttreten des *PTA-Reformgesetzes* von 2023 neben Kundenberatungen auch andere selbstständige, pharmazeutische Tätigkeiten durchführen dürfen, etwa Rezepte mit verschreibungspflichtigen Medikamenten entgegennehmen und einlösen.

Ein weiterer Grund für die zunehmende Schließung von Apotheken sind ungebremst steigende Fixkosten bei stagnierenden Entgelten für die Apotheken. Grob vereinfacht gehen Apotheken finanziell in Vorleistung bei der Vorhaltung verschiedenster Medikamente und erhalten die Kosten bei

---

205 Deutsche Apotheker Zeitung (2025): PTA offiziell kein Engpassberuf mehr. Online: https://www.deutsche-apotheker-zeitung.de/news/artikel/2025/07/01/pta-offiziell-kein-engpassberuf-mehr

206 apotheke adhoc (2024): Apotheker und PTA bleiben Engpassberuf. Online: https://www.apotheke-adhoc.de/nachrichten/detail/apothekenpraxis/apotheker-und-pta-bleiben-engpassberufe/#

verschreibungspflichtigen Medikamenten dann durch die Krankenkassen erstattet. Um sicherzustellen, dass die Abgabe der rezeptpflichtigen Medikamente überall gleichteuer ist und sich Apotheken nicht nur auf die Ausgabe besonders teurer Medikamente fokussieren, ist der Verkaufspreis gesetzlich reguliert. Das gilt nicht für OTC und freiverkäufliche Medikamente, hier ist die Preisgestaltung im Rahmen mancher Vorgaben den Apotheken freigestellt. Für rezeptpflichtige Medikamente gilt: Nach *Arzneimittelpreisverordnung (AMPreisV)* setzt sich der Abgabepreis Stand August 2025 aus dem Einkaufspreis +3 % des Einkaufspreises + 8,35 Euro Fixbetrag + 21 Cent Pauschale für den Notdienst + 20 Cent Förderzuschlag für zusätzliche pharmazeutische Dienstleistungen wie etwa die oben beschriebene Beratung bei Polymedikation oder Erstellung eines Medikationsplans und der obligatorischen 19 % Mehrwertsteuer zusammen.[207]

Davon abgezogen werden dann ein Herstellerabschlag von 7–10 %, sowie die gesetzliche Zuzahlung durch Versicherte und nach §130 SGB V ein sogenannter Apothekenabschlag von aktuell 1,77 Euro, die dann zurück an die GKV fließen. Bis Januar 2025 lag diese Abgabe noch bei 2,00 Euro pro Medikament, um der Unterfinanzierung der Gesetzlichen Krankenkassen entgegenzuwirken. Von 2023 bis zum 31.01.2025 waren Apotheken verpflichtet, im Rahmen des GKV-Finanzstabilisierungsgesetzes diesen erhöhten Abschlag zu entrichten. Nach dem Aus der Ampel-Koalition im Winter 2024 wird inzwischen im Rahmen der neuen Regierung über eine Erhöhung des Fixums auf 9,50–11,00 Euro diskutiert und grundlegende Reformen gefordert: Bis 2029 könnten laut einer Prognose der Bundesvereinigung Deutscher Apothekerverbände weitere 10.000 Apotheker:innen fehlen, Apothekenschließungen ungebremst zunehmen und eine jetzt bereits eingeschränkte flächendeckende Versorgung durch Apotheken bald vollends der Vergangenheit angehören.[208]

---

207 ABDA (o. J.): Beispielrechnung: Fertigarzneimittel und Rezepturen. Online: https://www.abda.de/apotheke-in-deutschland/preise-und-honorare/beispielrechnung/

208 Schersch, S. (2024): Arzneimittelversorgung Kommentar: Die Apothekenreform darf nicht scheitern. In: Apotheken Umschau. Online: https://www.apotheken-umschau.de/news/kommentar-die-apothekenreform-darf-nicht-scheitern-1174497.html

Was sind Onlineapotheken? ◆

Was zu leeren Innenstädten führt und den stationären Einzelhandel bereits nachhaltig prägt, betrifft inzwischen auch Apotheken: Die Nachfrage bedienend Medikamente online kaufen zu können, verlagern Großanbieter wie die Schweizer DocMorris, medpex, ShopApotheke oder auch die seit 2004 aktive, deutsche Onlineapotheke medikamente-per-klick[209] das Kerngeschäft der Apotheken zunehmend ins Digitale. Schon seit dem *Gesundheitsmodernisierungsgesetz (GMG)* aus dem Jahr 2004 ist der Versandhandel aufgrund des gemeinsamen Binnenmarkts der EU mit Medikamenten in Deutschland erlaubt. Seitdem dürfen sowohl deutsche als auch ausländische Apotheken Medikamente online verkaufen und per Post versenden. 2016 sorgte ein Urteil des EuGH allerdings dafür, dass rezeptpflichtige Medikamente von der gesetzlichen, deutschen Preisbindung durch die *Arzneimittelpreisverordnung (AMPreisV)* entbunden waren – dadurch erhielten ausländische Onlineapotheken einen aus Sicht deutscher Apotheken unfairen Preisvorteil, da deutsche Apotheken weiterhin nur die gesetzlich vorgegebenen Abgabepreise verlangen und keine Werbekampagnen mit Preisnachlässen für rezeptpflichtige Medikament anbieten konnten. Einige Jahre hatten Onlineapotheken damit einen Wettbewerbsvorteil gegenüber stationären Apotheken, der mit dem *Vor-Ort-Apothekenstärkungsgesetz (VOASG)* 2020 politisch beigelegt wurde. Seitdem waren auch ausländische Versandapotheken der Preisbindung verpflichtet, Werbekampagnen und Boni somit untersagt und auch der Onlinehandel unterlag wieder der ursprünglichen Idee, dass Versicherte, um Marktverzerrungen zu verhindern, jederzeit und überall dasselbe rezeptpflichtige Medikament zum selben Preis erhalten, egal bei welcher Apotheke sie ihre Rezepte einlösen. Gleichwohl: Auf rezeptfreie, aber apothekenpflichtige OTC sowie freiverkäufliche Medikamente und ähnliches trifft dies nicht zu – Preisgestaltungen und Werbemaßnahmen sind den jeweiligen Apotheken freigestellt. Das machen sich auch große Player des Drogeriemarktes wie etwa DM zunutze der im Rahmen seines etablierten Online-Shops seit Dezember 2025 ebenfalls rezeptfreie aber apothekenpflichtige Non-RX bzw. OTC-Medikamente wie Erkältungsmedikation und Schmerzmitteln anbietet. Freiverkäufliche Medikamente wie etwa Hustenbonbons, Nahrungsergänzungsmittel, Meerwassernasenspray

209 Hinter der Onlineapotheke „medikamente-per-klick" steckt die Luitpold Apotheke in Bad Steben.

oder Kirschkernkissen konnten immer schon durch Einzelhändler wie etwa Tankstellen oder eben Drogerien und Supermärkte verkauft werden. Auf apothekenpflichtige rezeptfreie Medikamente trifft das nicht zu, sodass die Sortimentserweiterung von DM zurecht als Schritt der Öffnung des Marktes gesehen wird.

Die Konkurrenz für Präsenz- bzw. stationäre Apotheken wächst also zunehmend, während Online und Versandapotheken die kostenintensivsten Nachteile wie Miete und Personalkosten nicht tragen müssen. Auch entfällt aus offensichtlichen Gründen das Durchführen der Nacht- und Notdienste, zu denen stationäre Apotheken verpflichtet sind. Eine Pflicht zur Beratung haben jedoch auch die Onlineapotheken. Die meisten Großanbieter lösen dies via Chat oder Telefonberatung über ihre Website. Im Rahmen des *Vor-Ort-Apothekenstärkungsgesetz (VOASG)* wurden Onlineversandapotheken zwar neben der Rückkehr zur Preisbindung auch verpflichtet, seit 2020 Nachweise über die Einhaltung der Kühlketten für kühlungspflichtige Medikamente vorzuhalten, einem weiteren wichtigen Qualitätskriterium, auf das stationäre Apotheken streng kontrolliert werden. Doch der zunehmende Druck durch die Onlinekonkurrenz gilt mit als einer der zentralen Faktoren für das weiter oben beschriebene Apothekensterben und löst einen Teufelskreis aus: Laut Statistischem Bundesamt kauften 2024 bereits über 20 % der 16- bis 74-jährigen Apothekenprodukte online[210] und gerade dort, wo jetzt schon Apotheken fehlen, etwa in ländlichen und strukturschwachen Gebieten, verstärkt und fördert der Mangel an Vor-Ort-Apotheken den Onlineversandhandel umso mehr.

Onlineapotheken nehmen damit einen zunehmenden Platz in der medikamentösen Versorgung der Bevölkerung ein und müssen ihren Standort dabei nicht mehr in Deutschland haben. Allerdings dürfen nur Staaten mit ähnlichen Sicherheits- und Qualitätsstandards wie Deutschland Medikamente dorthin versenden. Stand 2025 gilt das für Schweden, die Niederlande und Tschechien. Als zentrales Erkennungszeichen für seriöse und zugelassene Onlineapotheken existiert daher aus Verbraucherschutzgründen ein grünes EU-Sicherheitslogo. Dieses ist ein weißes Kreuz auf grüner Flagge zuzüglich der entsprechenden Landesflagge in welcher die Apotheke ansässig ist.[211]

---

210 apotheke adhoc (2025): Frauen bestellen häufiger. Immer mehr Online-Käufe von Medikamenten. Online: https://www.apotheke-adhoc.de/nachrichten/detail/markt/immer-mehr-online-kaeufe-von-medikamenten/#

211 Hier findet man das Logo abgebildet – online: https://www.bfarm.de/DE/Arzneimittel/Arzneimittelinformationen/Versandhandels-Register/EU-Sicherheitslogo/_node.html

Meist findet man es am unteren Ende der Website. Klickt man darauf wird man auf eine offizielle Seite mit offiziellen Angaben des Webshop Betreibers im staatlichen Register weitergeleitet. Angesichts von Onlinebetrugs bleibt kluger Menschenverstand beim Onlineshopping jedoch weiterhin angebracht: Reißerische Angebote oder extrem günstige Preise und insbesondere das Angebot rezeptpflichtiger Medikamente, ohne ein Rezept einreichen zu müssen sollte sofort stutzig machen. Erfolgreicher Betrug bedient sich dabei der Gier, dem vermeintlichen Schnäppchengedanken oder auch der Scham von Menschen. So werden klassischerweise Potenzmittel mit dem Wirkstoff Sildenafil wie *Viagra*, die mit wenigen Ausnahmen fast überall in der EU rezeptpflichtig und damit auch über eine Onlineapotheke nicht ohne Rezept zu erwerben sind, häufig von betrügerischen Websites angeboten. Nur zu gerne lässt sich so manch kaufwilliger Kunde davon ködern, um den als vermeintlich peinlich empfundenen Besuch in der Praxis zu umgehen. Doch weder Wirkstoff noch Wirksicherheit sind hier gewährleistet, die Ware häufig gefälscht sowie Verkauf und Kauf zusätzlich illegal.

Zunehmend nutzen nun auch stationäre, deutsche Apotheken die Möglichkeiten des Onlinehandels für ihre Kunden. Manche bieten dafür ihre eigene App an. Manche Apps ermöglichen auf einer gemeinsamen Plattform die Auswahl aus mehreren lokalen Apotheken. Über die NFC-Schnittstelle zwischen Smartphone und Versichertenkarte kann das E-Rezept online an die gewünschte Apotheke weitergeleitet und dort eingelöst werden. Für akute Fälle bleibt der Botendienst, den stationäre Apotheken grundsätzlich anbieten, etwa wenn das Medikament nicht in der Filiale vorrätig ist, damit aber innerhalb weniger Stunden in der Filiale abholbar wäre oder direkt zu Patient:in nach Hause gebracht wird. Einige Medikamente sind zur Zeit noch vom Onlineversand ausgenommen bzw. stark eingeschränkt, das betrifft etwa Betäubungsmittel (BTM), Notfallkontrazeptiva („Pille danach") und flüssige Zytostatika bei Krebserkrankungen.

Wie funktioniert das E-Rezept? ◆

Seit dem 1. Januar 2024 ist das elektronische Rezept, auch: E-Rezept, also die digitale Variante des ursprünglichen Papierrezeptes in Deutschland Pflicht. Die Daten jedes ausgestellten E-Rezepts werden automatisch auch in die seit 2025 eingeführte Elektronische Patientenakte (ePA) übertragen und sind ebenfalls auf den neuen Krankenkarten hinterlegt. Das durch die Praxis auf der Versichertenkarte hinterlegte Rezept ist dann durch Einstecken der Karte in das Kartenlesegerät in der Apotheke auslesbar.

Alternativ kann das E-Rezept auch durch Anhalten der Gesundheitskarte am Smartphone ausgelesen und über eine App an die gewünschte Onlineapotheke gesandt und dort eingelöst werden. Technisch ist dafür eine NFC-Schnittstelle nötig, welche die meisten Smartphones standartmäßig besitzen. Auf dieselbe Art und Weise können seit einigen Jahren mit dem aktuellen Personalausweis auch Identitätsüberprüfungen etwa als Alternative zum *Post-Ident* für die Freischaltung von Konten oder ähnlichem genutzt werden. Für die Freischaltung und Nutzung der Gesundheitskarte mit dem eigenen Smartphone ist zum Schutz der Versicherten zusätzlich eine Pin-geschützte App der eigenen Krankenkasse nötig, die meist über einen postalisch zugesandten Freischaltcode aktiviert wird. Die Einrichtung kann also einige Tage in Anspruch nehmen, so ist allerdings auch sichergestellt, dass keine Unbefugten diese nutzen. Seit 2026 können Versicherte sich eine individuelle GesundheitsID von ihrer Krankenkasse erstellen lassen. Diese soll perspektivisch in den kommenden Jahren als digitale Alternative zur Gesundheitskarte implementiert werden und auch für ePA und digitale Rezepte genutzt werden können.

Da Probleme in der Übergangszeit technischer Neuerungen nicht ungewöhnlich sind und einige Menschen kein Smartphone besitzen oder bedienen können, drucken einige Praxen das E-Rezept noch aus. Dann ist es in der Apotheke wie gewohnt einlösbar und besitzt meist zusätzlich einen QR-Code über den das Rezept in Apps für jede Onlineapotheke ausgelesen werden kann. Seit Juli 2025 gilt dies auch für Betäubungsmittel-Rezepte (BTM-Rezepte).[212]

Vor Einführung des E-Rezepts gab es Papierrezepte in verschiedenen Farben. Die häufigsten waren dabei entweder rosa für rezeptpflichtige Medikamente, die von der GKV übernommen und durch die Versicherten zugezahlt werden müssen, oder grün für nicht zwingend notwendige, aber empfohlene apothekenpflichte OTC-Medikamente, die komplett selbst bezahlt werden müssen. Seltener auch blau für rezeptpflichtige Medikamente, die selbst bezahlt werden müssen und gelb für alle Betäubungsmittel.

---

212 Orth, A. (2024): Auch BtM sind ab 2025 elektronisch zu verordnen. In: Pharmazeutische Zeitung. Online: https://www.pharmazeutische-zeitung.de/auch-btm-sind-ab-2025-elektronisch-zu-verordnen-145889/

Die Rezepte haben dabei eine unterschiedlich lange Gültigkeit, das gilt ebenfalls für E-Rezepte. Schnellstmöglich müssen (gelbe) BTM-Rezepte eingelöst werden, die sind nur 7 Tage ab Ausstellung gültig. Nur 28 Tage hat man für die Einlösung der (rosa) Kassenrezepte für verschreibungspflichtige Medikamente. Wer ein rezeptpflichtiges Medikament selbst bezahlen muss (blau) hat dafür 3 Monate. OTC-Medikamente, die nicht übernommen und daher privat gezahlt werden müssen (grün) sind unbegrenzt einlösbar. Seit 2012 können manche GKV die Kosten für diese als freiwillige Kastenleistung übernehmen. Bisher mussten dafür Papierrezept und Kaufquittung bei der Kasse eingereicht werden. Digital ist das E-Rezept bereits auf der Versichertenkarte und damit auch bei der jeweiligen Kasse hinterlegt, Quittungen können dann je nach Kasse meist über Datei-Upload oder Foto in der Krankenkassen-App eingereicht werden. Für Privatversicherte und Beihilfe gilt grundsätzlich: Die Kosten für die meisten Rezepte werden grundsätzlich durch die Versicherten vorgestreckt und nach Einreichung je nach Tarif durch die jeweilige Kasse erstattet.

Wenn Versicherte nach *§33 Einkommenssteuergesetz* ihre Kosten im Rahmen außergewöhnlicher Belastungen in der Steuererklärung geltend machen wollen, müssen sie darauf achten, dass ihr vollständiger Name auf dem von der Apotheke ausgestellten Bon gedruckt wird. Auf diesem finden sich dann die relevanten Daten des E-Rezepts, welche die Finanzämter nicht abrufen können. Handschriftlich notierte Namen sind ungültig. Der Nachweis eines E-Rezepts und die entsprechenden Ausgaben müssen daher Stand August 2025 gegenüber dem Finanzamt auf diesem Weg erfolgen. Einreichbar sind Zuzahlungen für Medikamente und Hilfsmittel, sowie verschreibungspflichtige aber selbst zu zahlende und rezeptfreie Arzneimittel, wenn sie notwendig und nicht vermeidbar sind. Kosmetika, Nahrungsergänzungsmittel oder auch Prophylaxe-Behandlungen wie die Zahnreinigung gehören daher nicht dazu.[213]

213 PTA in love (2025): Wegen E-Rezept: Kassenbon mit Patientenname. Online: https://www.pta-in-love.de/wegen-e-rezept-kassenbon-mit-patientenname/

Was ist die Befreiung von einer Zuzahlung?

Gesetzlich Versicherten steht eine Versorgung mit benötigten Medikamenten zu. Deren Ausgabe erfolgt gesetzlich über die Apotheken, je nach Rabattverträgen zwischen der Krankenkasse der Versicherten und den Arzneimittelherstellenden. Die Versicherten tragen aber nicht den tatsächlichen Preis der Medikamente oder Hilfsmittel, sondern zumeist nur eine gesetzlich festgelegte *Zuzahlung*. Eine Ausnahme hiervon sind verschriebene Medikamente, die teurer als der sogenannte Festbetrag der Krankenkassen sind. Dann muss die Differenz zwischen Festbetrag und tatsächlichem Preis durch die gesetzlich Versicherten zusätzlich zur Zuzahlung erfolgen. Über solche Fälle müssen die Versicherten aber vorab durch Ärzt:in informiert werden. **Festbeträge** regulieren zusammen mit den Rabattverträgen die Kosten der Medikamente für die Krankenkassen. Festbeträge sind dabei jene Kosten, die Krankenkassen den pharmazeutischen Herstellern für vergleichbare, ähnlich wirkende Medikamente pauschal maximal auszahlen, also z. B. für solche innerhalb der Kategorie der Blutdrucksenker. Diese Festbeträge werden regelmäßig überprüft sowie angepasst und sind über eine stets aktualisierte Liste des GKV-Spitzenverbands einsehbar.[214]

Die bekannten Zuzahlungen für verschreibungspflichtige Medikamente spiegeln dabei nicht den tatsächlichen Preis wider, den die Kassen tatsächlich zahlen. Versicherte sind aber verpflichtet, eine *Eigenleistung* in Höhe von 10 % des Medikamentenpreises zu leisten, mindestens 5 Euro, nie jedoch mehr als 10 Euro und nie mehr als der tatsächliche Preis. Das gilt allerdings nicht für Kinder und Jugendliche bis 18 Jahren. Kostet ein Medikament beispielsweise 65 Euro, liegt die Zuzahlung bei 6,50 Euro. Kostet es 10 oder 6 Euro sind es 5 Euro Zuzahlung. Bei einem Medikament, das nur 3,75 Euro kostet, entfällt die Zuzahlung und Medikamente über 100 Euro kosten meist pauschal nie mehr als 10 Euro. Die Zuzahlung erfolgt dabei nicht je Rezept, sondern je ausgegebener Packung. Sind auf einem Rezept also drei verschreibungspflichtige Medikamente gelistet, wird auch dreimal eine Zuzahlung fällig.

Rein rechnerisch kommt jetzt die Ersparnis durch etwaige *Generika* ins Spiel. Würde das auf dem Rezept verschriebene Medikament 120 Euro kosten, beträgt die Zuzahlung 10 Euro. Besteht nun ein Rabattvertrag,

---

214 GKV (o. J.): Zuzahlungsbefreite Arzneimittel. Online: https://www.gkv-spitzenverband.de/service/befreiungsliste_arzneimittel/befreiungsliste_arzneimittel.jsp

übernimmt die Kasse statt des verschriebenen Medikaments von Hersteller A die Kosten für ein Generikum von Hersteller B, das beispielsweise nur 48 Euro kostet. Dann haben auch die Versicherten, statt 10 Euro nur noch 5 Euro Zuzahlung zu leisten. Sind Medikamente mindestens 30 % günstiger als der durch die Kassen gezahlte Festbetrag, können diese durch den GKV-Spitzenverband auch komplett von der Zuzahlung befreit werden. Für Interessierte hält der GKV-Spitzenverband auch hierfür auf seiner Website unter den Stichworten „Zuzahlungsbereite Arzneimittel nach §31 Abs.3 Satz 4 SGB V" eine Liste bereit.[215]

Gerade für chronisch kranke Menschen kann sich so über das Jahr nicht nur für Medikamente, sondern auch Physiotherapie, Krankenhausbehandlungen oder Hilf- und Heilmittel ein hoher Betrag an Zuzahlungen ansammeln. Daher sind die maximalen Kosten der Zuzahlungen bei ihnen auf die **individuelle Belastungsgrenze** von 1 % ihre Bruttojahreseinkommens beschränkt. Für nicht chronisch kranke gilt: Übersteigen die Kosten durch Zuzahlungen 2 % des jährlichen, individuellen Bruttoeinkommens kann eine Zuzahlungsbefreiung bei der jeweiligen Krankenkasse für das laufende Jahr beantragt werden. Dies geschieht durch Einreichung aller bisher erbrachten Zuzahlungen und Quittungen. Wer Rente bezieht oder aus anderen Gründen ein unveränderlich jährliches Einkommen hat, kann auch die für das Jahr erwartbaren Zuzahlungen bis zur Maximalgrenze der persönlichen Belastungsgrenze vorauszahlen und so von Jahresanfang an eine Kostenbefreiung weiterer Zuzahlungen erhalten.[216]

Was ist ein Medikationsplan?

Bei zunehmend älter werdender Bevölkerung nimmt auch die Anzahl jener Menschen zu, die permanent mehrere Medikamente einnehmen müssen. Die Klassiker: Blutdruck- und Cholesterinsenker, orale Antikoagulanzien wie Apixaban, L-Thyroxin bei Schilddrüsenunterfunktion, Eisentabletten, Cortison und viele weitere. Häufig sind Einnahmezeitpunkt und etwaige Wechselwirkungen zwischen den Medikamenten, aber auch mit Nahrungs-

---

215 Verbraucherzentrale (2020): Wie Sie unnötige Zuzahlungen bei Arzneimitteln vermeiden. Online: https://www.verbraucherzentrale.de/wissen/gesundheit-pflege/medikamente/wie-sie-unnoetige-zuzahlungen-bei-arzneimitteln-vermeiden-13876

216 AOK (o. J.): Zuzahlung: Wann eine Befreiung möglich ist. Online: https://www.aok.de/pk/versichertenservice/zuzahlung-befreiung/

mitteln wie Kaffee oder Fruchtsäften, allen voran Grapefruitsaft essenziell – das Wissen darum fehlt aber teilweise oder den Überblick über die eigene *Polymedikation* zu behalten fällt schwer. Wer regelmäßig über 28 Tage mehr als drei ärztlich verordnete und rezeptpflichtige Medikamente einnehmen muss hat daher seit 2016 Anspruch auf Beratung und Erstellung eines Medikations- bzw. Medikamentenplan.

Darunter versteht man eine übersichtliche Auflistung mit Dosierung, Einnahmehinweisen zu Uhrzeit oder Wechselwirkungen mit anderen Medikamenten oder Nahrungsmitteln sowie den Grund der Einnahme. Diese Pläne sind besonders hilfreich bei allen, die Medikamente stets zum gleichen Zeitpunkt einnehmen sollen wie z. B. L-Thyroxin bei Schilddrüsenunterfunktion oder einen zeitlichen Abstand zwischen den Einnahmen sicherstellen müssen etwa bei Kombination mehrerer Blutdrucksenker oder Schmerzmitteldauermedikation. Alle gesetzlich oder privat Versicherten haben Anspruch auf einen solchen Plan und eine komplementäre Beratung zu ihren Medikamenten, die entweder in der ärztlichen Praxis oder bei jeder Apotheke der eigenen Wahl durchgeführt werden kann. Dabei handelt es sich um eine Dienstleistung, deren Kosten regelhaft übernommen werden, auch für Privatversicherte. Zwar dürfen nur speziell geschulte Pharmazeut:innen eine Medikationsberatung in ihrer Apotheke durchführen, auf viele Apotheken trifft dies jedoch zu. Dabei werden alle eingenommenen Medikamente auf gegenseitige Wechselwirkungen, Einnahmebesonderheiten oder auch Beratungen zum eigenen Lebenswandel analysiert, besprochen und dann in übersichtlicher Form als Papierdokument zur Verfügung gestellt. Zusätzlich wird dieser Plan im Laufe der Implementierung der ePA auch digital hinterlegt und kann dann auch von anderen eingesehen bzw. ausgelesen werden – etwa perspektivisch durch Rettungsdienst oder in Notaufnahmen, Kliniken und anderen fachärztlichen Praxen. Dafür vereinbart man mit der Apotheke einen festen Termin, zu welchem meist alle eingenommenen bzw. verschriebenen Medikamente mitgebracht werden. Wichtig: Auch nicht verschreibungspflichtige Medikamente oder frei verkäufliche Nahrungsergänzungsmittel, Antikontrazeptiva („*Pille*“), pflanzliche Präparate wie Baldrian oder Mönchspfeffer und bestimmte Nahrungsmittel haben Einfluss auf die Einnahme von Medikamenten und können Wechselwirkungen verursachen. Für die Beratung sollte daher alles zusammengetragen werden, was aktuell oder über längeren Zeitraum eingenommen wird. Von homöopathischen Mitteln geht dabei keine Gefahr aus: Die Basis des pflanzlichen Auszugs auf dem diese Mittel basieren ist so stark verdünnt, dass die Wirkung nicht über den Placeboeffekt, also eine angenommene und erwartete, positive Wirkung, hinausgeht.[217]

Linktipp

Schneller Wechselwirkungscheck der Apotheken Umschau
Die Apotheken Umschau bietet auf ihrer Website einen für Laien sehr einfach durchzuführenden Wechselwirkungscheck der eigenen Medikamente an. Dazu können die Medikamente über den Handelsnamen in einer Datenbank gesucht oder via Barcode die Packung eingescannt werden. Natürlich ersetzt dieser schnelle Check keine Beratung in der Apotheke, kann aber einen ersten Anhalt auf mögliche Probleme bei der Einnahme mehrerer Medikamente liefern.
https://s.narr.digital/gbwtu

Lesetipp

#Der Apotheker. 2021. Die Wahrheit über unsere Medikamente: Wann sie helfen. Wann sie schaden. Wann sie Geldverschwendung sind. LübbeLife.
Das Sachbuch ist gerade für Laien eine leicht verständliche, humorvolle und vor allem fachlich korrekt geschriebene Aufklärung über die am häufigsten verschriebenen und eingenommenen Medikamente sowie deren Wirkweise und Wechselwirkungen. Man begleitet den namenlosen Apotheker und seine Kolleg:innen an einem klassischen Tag in der Apotheke, was sich niemals dröge liest und zurecht mit zwei Nachfolgebüchern gekrönt wurde.

217 Heinrich, C. (2019): Alternativmedizin. Wirkt Homöopathie wirklich? In: Helmholtz Newsroom. Online: https://www.helmholtz.de/newsroom/artikel/wirkt-homoeopathie-wirklich/

5. Pflegesystem

Praxis | *Klirrend zerbirst die kleine Porzellantasse. Henrikes Mutter wollte sie aus der kleinen Anrichte holen, doch der Griff ihrer Hand war nicht stark genug, um sie zu halten. Nicht die erste Tasse, die im letzten Jahr zu Bruch ging „und sicherlich nicht die letzte" dachte die 56-jährige Henrike, als sie sich daran machte, die Scherben vom Küchenboden ihrer Mutter mit einem kleinen Handbesen aufzufegen. Inzwischen besuchte sie ihre Mutter öfter, nicht nur um sie zu sehen, sondern weil sie spürte, dass sie in letzter Zeit zunehmend an Kraft verlor, verlangsamt und etwas fahriger wirkte und zunehmend Hilfe benötigte. Das leichte Schütteln von Kopf und linker Hand, der Tremor, hatte sich zwar unter Stresssituationen schon in den letzten Jahren eingeschlichen, war nun aber wesentlich stärker und auch bei beschaulichen Treffen zu Kaffee und Kuchen wahrnehmbar. Inzwischen hatte sie auch Schwierigkeiten in die Dusche zu steigen. Weil sie dabei schon einmal gestürzt war, bevorzuge sie inzwischen den nassen Waschlappen und benötigte zum Haarewaschen die Hilfe ihrer Tochter. Die zunehmende Pflegebedürftigkeit war jedoch ein heikles Thema und wurde von ihrer Mutter mit einem Henrike vollkommen unbekannten trotzigen Stolz schnell unterbunden. Daher hatte Henrike aus Angst vor ihrer Reaktion noch nicht angesprochen, dass ihre Mutter zuletzt ihre Geldbörse wie selbstverständlich in den Kühlschrank zu den Eiern legte. Als Vollzeit arbeitende Laborantin konnte Henrike aber nicht jeden Tag zur Stelle sein und ihre Mutter liebte ihre kleine 3-Zimmer Wohnung mit Garten vor der Tür, es musste also irgendwie häusliche Hilfe her. Doch wie?*

Im Nachhinein vermutete man neu aufgetretenes und leider unentdeckt gebliebenes Vorhofflimmern, durch das sich ein Thrombus löste und den agilen und sportlichen Herrn Ölschläger auf der Kreuzfahrt zu den Lofoten mit seiner Frau mit nur 61 Jahren einen Schlaganfall erleiden ließ. Leider war dieser so fulminant und schwer, dass trotz schneller Reaktion auf dem Schiff und klinischer Vorort-Versorgung eine intensivmedizinische Verlegung zurück nach Deutschland erfolgen musste, wo er zwar wieder zu Bewusstsein kam, aber seitdem über ein Tracheostoma beatmet und künstlich ernährt wurde. Vollkommen überfahren von den Entwicklungen der letzten Wochen erhält Frau Ölschläger zum Glück Hilfe durch das Entlassmanagement der Klinik, durch das übergangsweise ein Platz in einer intensivmedizinischen Beatmungs-WG gefunden werden konnte.

Wie steht es um das deutsche Pflegesystem? ◆

Seit vielen Jahrzehnten werden in Deutschland zu wenig Menschen geboren, um die ursprüngliche Grunddynamik der deutschen Sozialsysteme aufrechtzuerhalten. Denn sowohl Rente als auch Gesundheit und Pflege bauen im aktuellen System darauf auf, dass eine große Menge junger arbeitsfähiger und damit Beiträge einzahlender Menschen Lebensabend und Versorgung der Älteren, Kranken und Pflegebedürftigen mitfinanzieren. Bereits 2002 hat der Renteneintritt der frühen Jahrgangskohorten der sehr großen Babyboomer Generation von Menschen, die etwa zwischen 1950 bis 1969[218] geboren wurden, begonnen. Bereits jetzt sind etwa drei Millionen Menschen in Rente, bis 2036 werden ihnen 16,5 Millionen folgen – also fast 20 Millionen Menschen insgesamt![219] Und mit ihnen entstehen Lücken im Arbeitsmarkt, natürlich auch im Bereich Gesundheit und Pflege, also in Kliniken, Altenheimen, Rehabilitationseinrichtungen, der ambulanten Pflege und Praxen. Beispielsweise in der Altenpflege waren bereit 2021 mehr als 40 % der Angestellten über 50 Jahre alt[220] und das in einem Beruf, in dem laut Barmer Pflegereport von 2020 jährlich fast 30 % mehr Angestellte früher aus dem Beruf ausscheiden als in allen anderen Berufszweigen.[221] Nicht nur in der Altenpflege: Stand 2025 sind ein Viertel **aller** Angestellten des gesamten Gesundheits- und Sozialwesens 55 Jahre und älter – werden also in den kommenden Jahren den Arbeitsmarkt verlassen.[222] Da weder genügend

---

218 Je nach Quelle variieren die Generationenangabe um wenige Jahre.

219 Tagesschau (2024): Fast 20 Millionen Babyboomer gehen bis 2036 in Rente. Online: https://www.tagesschau.de/wirtschaft/arbeitsmarkt/babyboomer-rente-arbeitnehmer-100.html

220 Destatis (2021): Altenpflegekräfte arbeiten sehr häufig in Teilzeit. Pressemitteilung vom 08.12.2021. Online: https://www.destatis.de/DE/Presse/Pressemitteilungen/2021/12/PD21_N068_2313.html

221 Medwing (2024): Pflegereport zeigt: Immer mehr Pflegekräfte in Frührente. Online: https://medwing.com/de/de/magazine/artikel/immer-mehr-pflegekraefte-in-fruehrente

222 Destatis (2025): Anteil der Babyboomer in vielen Mangelberufen überdurchschnittlich hoch. Pressemitteilung vom 13.01.2025. Online: https://www.destatis.de/DE/Presse/Pressemitteilungen/2025/01/PD25_N001_13.html?templateQueryString=Altenpflege

Menschen geboren werden noch Einwanderung aktuell effizient genug genutzt wird, sorgen diese Lücken für Probleme, für die es aktuell keine Lösungen gibt. Dasselbe gilt für fast alle Wirtschaftsbereiche in Deutschland – ein drastischer Wandel muss her, profunde Reformen in Finanzierung und Aufbau von Pflege, Gesundheit und Rente müssen folgen, um die Sozialsysteme zu stabilisieren – oder komplett neu aufzustellen.

Denn je mehr Menschen älter werden und in Rente gehen, umso mehr Menschen benötigen auch gesundheitliche und pflegerische Versorgung. Aktuell ist das deutsche Pflegesystem auf die kommenden Herausforderungen aber nicht vorbereitet. Ganz im Gegenteil: Der Sektor Pflege kämpft bereits seit Jahren und Jahrzehnten mit denselben Problemen, die sich nun potenzieren. Ob Fachkräftemangel oder auch strukturelle Missstände: Obwohl die Zahl Pflegebedürftiger mit Heimanspruch und Bedarf wächst, schlossen 2024 zuletzt 1200 Pflegeheime[223] und bereits jetzt fehlen bundesweit 115.000 Pflegefachkräfte.[224] Entsprechend lang müssen Menschen auf einen Platz im Pflegeheim oder einen ambulanten Dienst warten, mehrere Monate sind keine Seltenheit. Dasselbe Bild zeigt sich für die Gesundheits- und Krankenpflege in den Kliniken, auch hier fehlt das entsprechende Personal. Und obwohl sie beim Anteil in allen Wirtschaftsbereichen benötigten Mangelberufen überdurchschnittlich stark vertreten sind,[225] geht die Integration ausländischer Fachkräfte auch im Bereich der Alten- und Gesundheits- und Krankenpflege nur schleppend voran und scheitert häufig an bürokratischen Hürden.

Was erwartet die Pflege also in den kommenden Jahren und Jahrzehnten? Das Statistische Bundesamt versucht in seiner aktuellen *Pflegevorausberechnung* als Antwort einen Blick in die Zukunft. Je nach Berechnung wird in den kommenden dreißig Jahre die Anzahl pflegebedürftiger Menschen von aktuell 5,7 Millionen auf 6,8 bis 7,6 Millionen Pflegebedürftigen im

---

223 ZDF (2025): 1.200 Einrichtungen geschlossen oder insolvent. Online: https://www.zdf.de/nachrichten/politik/deutschland/pflegeheim-pflegedienst-insolvenz-schliessung-100.html

224 Deutsches Ärzteblatt (2024): Pflegerat rechnet mit 500.000 fehlenden Pflegekräften bis 2034. Online: https://www.aerzteblatt.de/news/pflegerat-rechnet-mit-500000-fehlenden-pflegekraeften-bis-2034-f00890f8-ba4b-4945-ac02-d21c9774eb67

225 Destatis (2025): Beschäftigte mit Einwanderungsgeschichte in vielen Mangelberufen überdurchschnittlich stark vertreten. Pressemitteilung vom 27.02.2025. Online: https://www.destatis.de/DE/Presse/Pressemitteilungen/2025/02/PD25_N008_13.html?templateQueryString=Altenpflege

Jahr 2055 ansteigen.[226] Aktuell ist noch unklar, wie diese zusätzlichen 1,1 bis 1,8 Millionen Menschen versorgt werden sollen, denn entsprechendes Personal fehlt. Pflegebedürftigkeit heißt dabei aber nicht immer sofort Pflegeheim und Verlust jeglicher gesundheitlichen Autonomie. Wann eine Person als pflegebedürftig gilt und welche staatlichen Leistungsansprüche sie entsprechend aus der Pflegeversicherung geltend machen kann, hat sich 2017 im Rahmen des *Zweiten Pflegestärkungsgesetzes (PSG II)* mit Adaption der damals noch Pflegestufen benannten Einteilung in *Pflegegrade* deutlich verfeinert. → *Was bedeutet „pflegebedürftig und was sind Pflegegrade?*

Auch Pflege erfolgt im Deutschen Gesundheitssystem ambulant und (teil)stationär, je nach Pflegegrad bzw. ob Pflege zuhause erwünscht und möglich ist. Nach aktuellen Hochrechnungen der Branchenseite Pflegemarkt versorgen Stand Januar 2026 knapp 11.600 Pflegeheime und fast 18.000 ambulante Pflegedienste pflegebedürftige Menschen.[227] Zahlen, welche die als „Heimsterben" bezeichnete Entwicklung durch Insolvenzen und Schließungen sowie die Zunahme ambulanter Versorgung in der Pflege gut belegen, denn laut zuletzt veröffentlichter Pflegestatistik des Statistischen Bundesamts übernahmen 2023 noch etwa 16.500 Pflegeheim und 15.500 ambulante Pflegedienste die Versorgung. Auch die häusliche Pflege ist verbreiteter, als es auf den ersten Blick scheint: Rund 4 von 5 Pflegebedürftigen werden zuhause durch ihre Angehörigen versorgt, laut Pflegestatistik des Statistischen Bundesamts fast 5 Millionen Menschen, darunter 5 % Kinder, aber mit fast 80 % hauptsächlich Menschen über 65 Jahren.[228] Wie viele pflegende Angehörige es in Deutschland konkret gibt, ist jedoch nur annährend bekannt. Das *Bundesministerium für Familie, Senioren, Frauen und Jugend (BMFSFJ)* ging Stand 2020 von etwa 2,5 Millionen berufstätigen pflegenden Angehörigen aus.[229] → *Welche Arten von Pflege gibt es?*

---

226 Destatis (o. J.): Zahl der Pflegebedürftigen steigt bis 2070 deutlich an. Online: https://www.destatis.de/DE/Themen/Gesellschaft-Umwelt/Gesundheit/Pflege/aktuell-vorausberechnung-pflegebeduerftige.html

227 Pflegemarkt (2025): Anzahl und Statistik der Altenheime in Deutschland. Update vom 22.10.2025. Online: https://www.pflegemarkt.com/fachartikel/anzahl-und-statistik-der-altenheime-in-deutschland/

228 Stiftung ZQT (o. J.): Pflegende Angehörige in Deutschland. Online: https://www.zqp.de/schwerpunkt/pflegende-angehoerige/

229 Bundesministerium für Bildung, Familie, Senioren, Frauen und Jugend (2020): Vereinbarkeit von Pflege und Beruf. Akuthilfe für pflegende Angehörige beschlossen. Online: https://www.bmbfsfj.bund.de/bmbfsfj/aktuelles/alle-meldungen/akuthilfe-fuer-pflegende-angehoerige-beschlossen-155552

Wie wird das Deutsche Pflegesystem finanziert? ◆

Wer aus gesundheitlichen Gründen oder im Alter pflegebedürftig wird, ist über das deutsche Pflegesystem abgesichert. Voraussetzung dafür ist die Mitgliedschaft in einer gesetzlichen Krankenversicherung, welche dann gleichzeitig auch als *Pflegekasse* agiert. Selbstständige und Versicherte einer privaten Krankenversicherung müssen sich eigenständig um eine privat abzuschließende Pflegeversicherung bemühen. Wie auch die gesetzliche Krankenversicherung ist die gesetzliche Pflegeversicherung Teil der verpflichtenden Sozialversicherungen in Deutschland, die Beiträge müssen also von allen einbezahlt werden und basieren bei ihrer Auszahlung auf dem *Solidaritätsprinzip*. Die Pflegeversicherung ist im Gegensatz zur Krankenversicherung jedoch ein **Teilleistungssystem**, d. h. die Kosten für eine konkrete benötigte Leistung wie etwa ambulante Pflegeversorgung zuhause werden nicht komplett übernommen, sondern sind auf bestimmte Summen begrenzt. Die fehlende Differenz muss privat beglichen werden. Die Finanzierung der deutschen Pflegeversicherung basiert also auf einem gemeinschaftlich eingebrachten Beitragsvolumen, das sich wie bei der Krankenversicherung alle Versicherten und deren Arbeitgebenden nach einer prozentualen vom Bruttoeinkommen abhängenden Berechnung teilen und einem individuell unterschiedlich hohen Beitragsanteil der privat zu bezahlen ist. Weder Selbstständige noch Rentner:innen haben Arbeitgebende, daher zahlen sie den vollen Beitragssatz an die Pflegekasse. Die gemeinschaftlich eingebrachten Beitragszahlungen gehen an die Pflegekassen, welche damit die laufenden Kosten begleichen, die privat zu zahlenden Anteile gehen an die jeweiligen Pflegedienstleistenden, etwa das Pflegeheim oder den ambulanten Pflegedienst. → *Warum kostet ein Pflegeheimplatz trotz Pflegeversicherung bis zu mehrere tausend Euro monatlich?*

Stand Januar 2026 liegt der **Beitragssatz** zur gesetzlichen Pflegeversicherung bei 3,6 % des Bruttoeinkommens für Versicherte mit Kindern. 1,8 % davon übernehmen die Arbeitgebenden, 0,8 % bis 1,8 % die Arbeitnehmenden. Die Staffelung hängt dabei von der Anzahl der Kinder ab, je mehr Kinder, desto niedriger der Beitragssatz. Dieser Nachlass gilt für das erste Kind dauerhaft, für alle danach nur, bis diese das 25. Lebensjahr erreicht haben. Kinderlose hingegen zahlen einen höheren Beitrag zur gesetzlichen Pflegeversicherung. Bei ihnen liegt der Beitragssatz durch einen Zuschlag von 0,6 % bei 4,2 %, wovon sie selbst 2,4 % und die Arbeitgebenden 1,8 % bezahlen. Der Beitragssatz wird dabei, wie auch bei der Krankenversicherung, vom Bruttogehalt bis zur **Beitragsbemessungsgrenze** berechnet, d. h. Einkommen, die oberhalb dieser Grenze liegen werden, nicht weiter in die Berechnung einbezogen. Die Beitragsbemessungsgrenze wird jährlich angepasst, 2026 liegt sie für die Pflege- und Krankenversicherung bei 69.750 Euro brutto jährlich bzw. 5.812,50 Euro brutto monatlich. Daher profitieren besonders gut Verdiendende, die sonst wesentlich höhere Beitragsabgaben zahlen müssten.

Für **Sachsen** gilt als einziges Bundesland eine Sonderregelung. Hier übernehmen die Arbeitgebenden nur 1,3 % statt 1,8 % des gesetzlichen Beitrags von 3,6 % (bzw. 4,2 % bei Kinderlosen). Arbeitnehmende mit Kindern zahlen in Sachsen also 1,55 % bis 2,3 % ihres Bruttoeinkommens und 2,9 %, wenn sie kinderlos sind. Das liegt an der Entstehung der Pflegeversicherung, die 1995 als jüngste der nun fünf Sozialversicherungen aus der Taufe gehoben wurde und damals noch eine Beitragshöhe von 1 % der Bruttoeinkommen einforderte. Diese schon damals geteilten Kosten sollten für die Arbeitgebenden bundesweit durch Streichung des gesetzlichen *Buß- und Bettags* gegenfinanziert werden. Sachsen behielt jedoch den Feiertag und strich dadurch anfangs die Beteiligung der Arbeitgebenden, sodass die Beiträge zur Pflegeversicherung nur durch die Arbeitnehmenden übernommen werden mussten. Über den Verlauf der Jahrzehnte stieg der Gesamtbeitragssatz zur Pflege, sodass diesen nun auch in Sachsen die Arbeitgebenden mitfinanzieren, allerdings mit geringerem Anteil.

Seit 1995 stieg der Beitrag zur gesetzlichen Pflegeversicherung kontinuierlich. Begründet wurde diese Anhebung stets mit einem Einnahmedefizit, das die tatsächlichen Kosten der jeweiligen Kassen nicht mehr gegenfinanzieren konnte. 2025 musste daher bereits eine Pflegekasse mit 500.000 Versicherten um finanzielle Hilfe aus dem **Ausgleichsfonds** bitten, um ihre Insolvenz abzuwenden und sicherzustellen, dass Pflegeleistungen weiterhin ausbezahlt werden. Der Ausgleichsfonds ist unter anderem ein Instrument des finanziellen Ausgleichs zwischen den Pflegekassen, da die Kassen unterschiedlich groß und einige durch jüngere oder weniger pflegebedürftige Einzahlende mehr Einnahmen als Ausgaben haben. Auch werden durch den Fonds strukturelle Weiterentwicklungen im Pflegesektor, die berufliche Ausbildung der generalistischen Pflegeausbildung zu *Pflegefachfrau* bzw. *Pflegefachmann* und weitere Vorhaben wie etwa der Ausbau der telemedizinischen Versorgung in Pflegeeinrichtungen mitfinanziert bzw. gefördert. Als zentrales Instrument der Finanzierungssicherheit der Pflegeversicherung wird der Ausgleichsfonds durch das *Bundesamt für Soziale*

Sicherung (BAS) verwaltet und speist sich aus mehreren Finanzquellen, u. a. Beiträgen aus Rentenzahlungen, die von den Pflegekassen überwiesenen Ausgleichszahlungen im Rahmen des oben beschriebenen Finanzausgleichs, Beiträge aus der *Künstlersozialkasse* sowie von Beziehenden von Arbeitslosen- und Bürgergeld und Einnahmen aus Finanzierungsanteilen der Privaten Pflege-Pflichtversicherung sowie der Gesetzlichen Krankenversicherung. Damit ist der Ausgleichsfonds seinerseits abhängig von den Dynamiken des Pflege- und Krankenversicherungssystems und ebenfalls gefährdet, durch einbrechende Beitragszahlungen und steigende Kosten zu schrumpfen.

Laut *GKV-Spitzenverband* werden jedoch auch kommende Beitragserhöhungen nicht ausreichen, um aktuelle und kommende Defizite und damit weitere drohende Insolvenzen von Pflegekassen zu verhindern. Denn finanzielle Defizite der Pflegekassen sorgen für einen Dominoeffekt: Pflegekassen, die zum Ende des Monats weniger Ausgaben hatten, sind verpflichtet in den Ausgleichsfonds einzuzahlen. Um die eigene Finanzlage zu stabilisieren, zögerten daher jetzt bereits viele Pflegekasse die Auszahlung von Leistungen und Rechnungen hinaus. Dadurch wackeln nun wiederum die Leistungserbringenden in der Pflege, die ihrerseits auf die Zahlungen durch die Pflegekassen angewiesen sind, um ihre Verbindlichkeiten zu bedienen.[230] Gleiches gelte für die Sozialkassen, welche die Überweisung der übernommenen Eigenanteile sozial bedürftiger Menschen teilweise erst Monate später anwiesen.[231] Nicht ohne Folgen: Seit Anfang 2024 meldeten 1.264 Pflegeeinrichtungen Insolvenz an oder mussten schließen, prognostisch nur der Anfang einer weiteren seit 2023 beobachtbaren Welle des Heimsterbens im Pflegesektor.

Eine Erhöhung der Pflegebeiträge ist inzwischen nicht mehr Ausnahme, sondern Regel geworden und wird – sollte keine profunde Reform des Pflegesystems erfolgen – in Zukunft noch für weiter steigende Pflegebeiträge und -kosten sorgen. Das liegt zum einen an der grundsätzlichen Idee der Pflegeversicherung, die darauf aufbaut, dass viele junge Menschen weniger alte und pflegebedürftige Menschen mit ihren Beiträgen mitfinanzieren (Solidaritätsprinzip). Durch den bereits seit Jahrzehnten absehbaren demo-

---

230 Deutsches Ärzteblatt (2025): Erster Pflegekasse droht laut Bericht Zahlungsunfähigkeit. Online: https://www.aerzteblatt.de/news/erste-pflegekasse-laut-bericht-zahlungsunfahig-07e4c856-747b-4be4-b9b2-8dddd5b00f4c

231 ZDF (2025): Pflege-Situation seit 2024: 1.200 Einrichtungen geschlossen oder insolvent. Online: https://www.zdf.de/nachrichten/politik/deutschland/pflegeheim-pflegedienst-insolvenz-schliessung-100.html

grafischen Wandel nimmt die Anzahl alter und pflegebedürftiger Menschen allerdings unproportional stark zu, sodass die Pflegekassen – deren Mitglieder ja dieselben wie aus der gesetzlichen Krankenversicherung sind – zunehmend weniger junge, erwerbs- und damit beitragszahlende Mitglieder hat. Gleichzeitig nehmen die Kosten durch allgemeine Teuerungsrate, Energiepreise und Personalkosten auch auf Seite der Leistungserbringenden im Pflegedienst zu. Ohne zeitnahe, profunde Reformen des Pflegesystems werden daher sowohl Beitragshöhe als auch der privat zu zahlender Eigenanteil in den kommenden Jahren steigen und die Gesamtkosten für Gesundheit- und Pflege finanziell bis zu knapp 25 % der Sozialausgaben ausmachen: Laut Wissenschaftlichem Institut der PKV (WIP) könnte der gesetzliche Beitrag zur Rentenversicherung unter den aktuellen Umständen bis 2035 auf 6,2 % steigen, die Beiträge zur Krankenversicherung bis 2030 von aktuell 14,6 % auf 18,2 %.[232]

Was bedeutet „pflegebedürftig“ und was sind Pflegegrade?

Wenn im Folgenden über Pflege gesprochen wird, ist die sogenannte Altenpflege gemeint, die sich explizit mit der pflegerischen Versorgung von meist älteren, aber auch chronisch kranken und/oder behinderten Menschen befasst. Sie unterscheidet sich von der begrifflich verwandten Gesundheits- und Krankenpflege, die sich auf die medizinische Behandlung und Versorgung erkrankter Menschen fokussiert.

Wer über mindestens sechs Monate eine körperliche, seelische oder kognitive Einschränkung erlebt und daher Unterstützung im Alltag benötigt, ist berechtigt pflegerische Unterstützung zu erhalten. Seit 2017 gilt für die Beantragung dieser Unterstützung im Rahmen des *zweiten Pflegestärkungsgesetz (PSG II)* ein umfangreicherer Pflegebegriff, der in **fünf Pflegegraden** abgebildet wird. Inhaltlich fokussiert dieser Pflegebegriff, wie selbstständig Menschen ihr Leben tatsächlich noch autonom gestalten können bzw. wo sie dabei Hilfe benötigen und berücksichtigt dabei vor allem auch Menschen mit psychischen Erkrankungen und kognitiven Einschränkungen. Vor der Gesetzesänderung wurde noch ein inzwischen überholter Pflegebegriff

232 PKV (2024): Warum die Sozialabgabenquote auf 51 Prozent steigen könnte. Online: https://www.pkv.de/verband/presse/meldungen/warum-die-sozialabgabenquote-auf-51-prozent-steigen-koennte/

genutzt, der als Grundlage für die damaligen sogenannten *Pflegestufen* galt und Menschen daraufhin beurteilte, wie diese trotz Krankheitssymptomen, Alter oder Behinderung *theoretisch* ihren Lebensalltag meistern könnten – unabhängig von tatsächlichen individuellen Umständen. Dafür wurde auch der theoretische zeitliche Pflegeaufwand herangezogen, den nicht professionell in Pflege ausgebildete Angehörige für die Versorgung aufbringen müssten. Die drei inzwischen veralteten, bis 2017 bekannten Pflegestufen gaben dann an, wie hoch der Grad der benötigen Pflege war und welche Leistungen der Person daher zustanden. Das waren: Stufe 1: Erhebliche Pflegebedürftigkeit, Stufe II. Schwerpflegebedürftigkeit und Stufe III. Schwerstpflegebedürftigkeit. Eigentlich müsste man von vier Pflegestufen sprechen, denn es existierte eine Pflegestufe 0. Allerdings erhielten Betroffene der Pflegestufe 0 keine Leistungen, obwohl eine gewisse Hilfs- und Pflegebedürftigkeit vorhanden war. Das betraf beispielsweise körperlich noch gesunde Parkinson- oder Alzheimer Erkrankte, die dennoch Unterstützungsleistungen benötigten aber keine erhielten.

Um diesen Missstand aufzulösen, wurden 2017 die wesentlich praktischer und lebensnaher angelegten **Pflegegrade 1–5** eingeführt. Nun gilt, je geringer die individuelle Befähigung und umso größer die tatsächliche Belastung zur Bewältigung des Alltags ausfällt, umso höher auch Pflegegrad und entsprechende Leistungen. ⟶ *Welche Arten von Pflege gibt es?*

Die Beantragung eines Pflegegrades muss zeitnah gegenüber den Pflegekassen erfolgen, bestenfalls sobald erste Zeichen einer eingeschränkten Alltagsbewältigung durch chronische Erkrankung, Alter oder Behinderung nach einer durchlebten Erkrankung einsetzen. So können etwa auch sogenannte Residuen, also zurückgebliebene Schäden oder Einschränkungen nach Schlaganfall, Herzinfarkt oder einem Oberschenkelhalsbruch mit längerer stationärer Liegezeit für eine pflegebedürftige Vulnerabilität in den folgenden Monaten oder Jahren führen. Ob ein Pflegegrad zustehen würde und wie hoch dieser einzustufen ist, prüft dann nach Antragstellung der *Medizinische Dienst (MD),* der bis 2021 noch Medizinischer Dienst der Krankenkassen (MDK) genannt wurde und nun aber unabhängig von diesen agiert, in einem Begutachtungstermin direkt vor Ort im häuslichen Umfeld der pflegebedürftigen Person. Der MD ist eine eigenständige Körperschaft des öffentlichen Rechts des jeweiligen Bundeslandes und hat die Aufgabe, objektiv und unabhängig medizinische und pflegerische Fragen der GKV und Pflegekassen zu beantworten bzw. eine Entscheidungsgrundlage zu erstellen. Dabei wird der jeweilige MD durch eine Umlage aus den Beiträgen an die GKV und Pflegekassen finanziert und seit 2022 durch den *Medizinischen Dienst Bund (MD Bund)* koordiniert. Die jeweils für den MD tätigen Mitarbeitenden sind dabei selbst Ärzt:innen, Pflegefachkräfte und weiteres medizinisches Fachpersonal.

Anhand von sechs unterschiedlich gewichteten Modulen, die dann mit einem Punktesystem bewertet werden, ergibt sich der jeweilige durch den MD empfohlene Pflegegrad. Je höher die Punktzahl, desto höher auch der Pflegegrad. Die größte Gewichtung liegt dabei auf der tatsächlichen Fähigkeit zur Selbstversorgung (40 %), aber auch Umgang mit krankheits- und therapiebedingten Anforderungen (20 %), Verhaltensweisen/Belastungsbewältigung und Kognitiven Fähigkeiten/Kommunikation (beide 15 %, nur der höhere Punktewert des entsprechenden Moduls wird gewertet), soziale Kontakte/Gestaltung des Alltagslebens (15 %) und Mobilität (10 %) spielen eine Rolle.[233] Es wird also geprüft, wie gut die Person noch laufen oder aus eigener Kraft aufstehen oder Dinge heben kann oder ob etwa eine zunehmende Sturzneigung besteht. Wie gut sind Erinnerungsvermögen und Planungs- bzw. Organisationskompetenz noch ausgeprägt, werden also Uhrzeit korrekt abgelesen, Termine eingehalten? Bestehen psychische oder kognitive Einschränkungen im Zusammenhang mit einer Erkrankung, etwa depressive Verstimmung, Schlafstörungen oder Wesensveränderungen? Können Kochen, Hygiene und sich ankleiden noch selbstständig ausgeführt werden, wird Hilfe beim Stellen der Medikamente benötigt oder die Einnahme sonst vergessen oder Medikamente z. B. mit denen von Ehepartner:in vertauscht?

Bezogen auf die verbliebene Selbstständigkeit bedeuten die Pflegegrade:

- **Pflegegrad 1:** geringe Beeinträchtigung. 12,5–27 Punkte
  Der Alltag kann zum größten Teil noch eigenständig bewältigt werden, zeitweise werden aber Hilfe bei Hygiene oder Haushalt benötigt.
- **Pflegegrad 2:** erhebliche Beeinträchtigung. 27–47,5 Punkte
  Für die Bewältigung des Alltags wird bereits häusliche Pflege in mehreren Bereichen benötigt, etwa durch ambulante Pflegedienste.
- **Pflegegrad 3:** schwere Beeinträchtigung. 47,5–70 Punkte
  Die Bewältigung des Alltags gelingt nicht mehr ohne mehrfach tägliche Unterstützung bei Haushalt, Hygiene und sonstigen Aufgaben.

233 Verbraucherzentrale (2025): Was Pflegegrade bedeuten und wie die Einstufung funktioniert. https://www.verbraucherzentrale.de/wissen/gesundheit-pflege/pflegeantrag-und-leistungen/was-pflegegrade-bedeuten-und-wie-die-einstufung-funktioniert-13318

- **Pflegegrad 4:** schwerste Beeinträchtigung. 70–90 Punkte
  Meist ist hier keine eigenständige Bewältigung des Alltags mehr möglich und Vollzeitpflege durch 1:1 Pflege oder Pflegeheim nötig.
- **Pflegegrad 5:** schwerste Beeinträchtigung mit besonderen Anforderungen an die pflegerische Versorgung. 90–100 Punkte
  Diese Menschen benötigen vollumfängliche, nahtlose Betreuung, sind nicht mehr mobil und entsprechend maximal auf externe Hilfe angewiesen.

Die Empfehlung zum entsprechend ermittelten Pflegegrad durch den MD wird durch diesen an die Pflegekasse geschickt und muss dann von dieser innerhalb von bis zu fünf Wochen beschieden werden. Sollte die Einstufung abgelehnt oder niedriger ausfallen, als etwa durch das Gutachten des MD empfohlen, kann und sollte zeitnah Widerspruch gegen die Entscheidung eingelegt werden. Bleibt auch dieser erfolglos kann sogar der Gang vor das Sozialgericht erwogen werden. Wurde ein Pflegegrad einmal bewilligt, kann er jedoch entsprechend der veränderten Gegebenheiten angepasst werden, also bei Verschlechterung erhöht oder auch verringert werden, wenn sich etwa durch erfolgreiche Rehabilitation oder Behandlung der Zustand wesentlich gebessert hat. In letztem Fall sind Versicherte verpflichtet, die Verbesserung der Pflegekasse anzuzeigen. Eine Neubeurteilung des Pflegegrades kann aber auch erfolgen, wenn Leistungen nur befristet bewilligt wurden oder wenn die Pflegekassen von sich aus Grund zur Annahme haben, dass sich der Zustand einer pflegebedürftigen Person verbessert haben könnte. Dann kann die Kasse eine *Rückstufung des Pflegegrades* ankündigen. Auch hier gilt, zeitnah Widerspruch einlegen und bestenfalls zuvor pflegerische und rechtliche Beratung einholen, z. B. über die Datenbank der *Stiftung Zentrum für Qualität in der Pflege (ZQP).*[234]

Die Umstellung des Pflegesystems führte 2017 auch zur Umstellung bei all jenen Pflegebedürftigen, die bereits eine Pflegestufe hatten. Die alte Pflegestufe wurden dabei meist in einen höheren Pflegegrad überführt, sodass sich die finanziellen Leistungen für die meisten Betroffenen erhöht hatten. Für sie gilt seither, dass ihr neuer Pflegegrad bei nachfolgenden Neubegutachtungen nicht zurück-, nur höhergestuft werden kann. Außer

---

234 Stiftung ZQP (o. J.): Datenbank. Beratung zur Pflege. Online: https://www.zqp.de/beratung-pflege/

es wird kein Pflegegrad mehr festgestellt, weil sich der Zustand wesentlich gebessert hat.[235]

Für den Begutachtungstermin durch den MD sollten Pflegebedürftige oder deren An- und Zugehörige Vorbereitungen treffen. Bestenfalls sollte vorab über einen längeren Zeitraum notiert werden, bei welchen alltäglichen Situationen Herausforderungen bestehen, welche Fähigkeiten nicht mehr ausreichend aufrechterhalten werden können oder wo Unterstützung durch außen nötig ist. Können etwa die Treppenstufen bis in den 2. Stock nur noch mit Mühe erklommen werden, führt Vergesslichkeit beim Kochen öfters zu angebranntem Essen, kann die Reinigung der Wohnung nicht mehr ausreichend erfolgen oder die eigene Körperhygiene ohne fremde Hilfe nicht mehr durchgeführt werden? Auch sollten ärztliche Briefe, Medikamentenpläne, Protokolle vom Rettungsdienst und alle Dokumente, die eine Einschränkung des Alltags beweisen können, vorliegen.

Nicht selten torpedieren einige ältere Menschen den missverstandenen Termin des MD aus Stolz, ihr Leben nicht mehr eigenständig meistern zu können, oder aus Angst davor Haus oder Wohnung zu verlieren und „im Heim zu landen“ durch besonderes Anstrengen und dem Versuch sich möglichst vorteilhaft darzustellen. Dann werden Fragen und kleine Übungen zur Überprüfung der Alltagskompetenzen zur Überraschung der Angehörigen möglichst souverän beantwortet oder Probleme überspielt bzw. viel Energie in ein möglichst gutes Abschneiden investiert. Häufig mit dem Ergebnis einer zu niedrigen Pflegegradeinstufung. Vor dem Termin sollte daher dringend ein ehrliches und Ängste nehmendes Gespräch mit den Pflegebedürftigen stattfinden und deren Bezugspersonen beim MD-Besuch mit vor Ort sein. Ein Pflegegrad bedeutet nicht, dass über den eigenen Kopf hinweg entschieden wird und etwa die eigene Wohnung verlassen und ein Zimmer im Pflegeheim bezogen werden muss – vorausgesetzt es findet oder fand keine Entmündigung oder Übertragung rechtlicher Betreuung statt. Ganz gegenteilig: Dem sozialstaatlichen Credo von „ambulante Versorgung hat Vorrang“ folgend, sind für die Pflegegrade 1 und 2 vorrangig ambulante Versorgungsmöglichkeiten vorgesehen, also etwa betreutes Wohnen oder ein täglich oder wöchentlich unterstützender ambulanter Pflegedienst in den eigenen vier Wänden.

---

235 Verbraucherzentrale (2025): Wann kann die Pflegekasse den Pflegegrad reduzieren? Online: https://www.verbraucherzentrale.de/wissen/gesundheit-pflege/pflegeantrag-und-leistungen/wann-kann-die-pflegekasse-den-pflegegrad-reduzieren-73435

Linktipp

Verbraucherzentrale – Der Pflegegradrechner
Auf der Website der Verbraucherzentrale findet sich ein kostenloser Pflegegradrechner, der auch einen sehr guten Einblick in die durch ein Gutachten untersuchten Module und deren Inhalte gibt.
https://s.narr.digital/xdhhk

Welche Leistungen können über die Pflegekassen beantragt werden? ◆

Die meisten Pflegeleistungen haben sich Anfang 2025 im Rahmen des 2023 beschlossenen *Pflegeunterstützungs- und Entlastungsgesetz* (kurz: *Pflegeentlastungsgesetz* oder PUEG) um 4,5 % auf die aktuell gültigen Werte erhöht. Die nächste reguläre Erhöhung erfolgt 2028.

Pflegeleistungen werden durch die Pflegekassen in der Regel als **Sachleistung** gewährt. Das bedeutet, dass Leistungserbringende wie ambulante Pflegedienste oder Pflegeheime direkt mit den Pflegekassen abrechnen und die Versicherten die entsprechende Leistung direkt nutzen. Bei privat Pflegeversicherten bleibt das Konzept der Kostenerstattung wie es von der privaten Krankenversicherung bekannt ist, d. h. die Versicherten müssen in Vorleistung gehen und erhalten die Kosten nach Einreichung der Nachweise durch ihre private Pflegeversicherung erstattet. Bevor Pflegeleistungen in Anspruch genommen werden können, muss jedoch ein Pflegegrad vorliegen und bewilligt worden sein. Auch bei Pflegeleistungen gilt, übersteigen die nötigen Zuzahlungen etwa für Transportfahrten zu Kliniken oder Inanspruchnahme von Physiotherapie, regelmäßig nötige Medikamente, benötigte Pflegeprodukte und weiterem mehr 1 % des Bruttoeinkommens bei chronisch Kranken bzw. 2 % des Haushaltsbruttoeinkommens, kann eine Zuzahlungsbefreiung beantragt werden. Da das Thema Pflege sehr komplex, Beantragungen teilweise kompliziert und fristgebunden sind, ist eine umfassende Beratung zu den folgenden Pflegeleistungen durch Pflegestützpunkte und Beratungsstellen dringend angeraten.

Entlastungsbeitrag

Die niedrigschwelligste Pflegeleistung, die bereits ab Pflegegrad 1 beantragt und zur Unterstützung im Alltag wie etwa für eine Haushaltshilfe oder für Eigenanteile bei Kurzzeitpflege aufgewendet werden kann. Der Betrag von aktuell 131 Euro monatlich ist zweckgebunden und wird erst nach Einreichung von Rechnungsbelegen durch die Pflegekasse erstattet. Das in Anspruch genommene Angebot muss im jeweiligen Bundesland zur Abrechnung mit den Pflegekassen zugelassen sein.

Zuschüsse zur Wohnraumanpassung

Damit werden Maßnahmen gefördert, die häusliche Pflege im eigenen Haus oder Wohnung ermöglichen oder die Autonomie der zu Pflegenden unterstützen, z. B. Umbauten im Badezimmer, Treppenlifte, Verbreiterung von Türen etc. Pro Maßnahme stehen seit 2025 4.180 Euro zur Verfügung.

Pflegesachleistungen

Hinter diesem Wort verbergen sich die Leistungen eines professionellen ambulanten Pflegedienststs, dessen Angebote für pflegerische, soziale, hauswirtschaftliche und betreuende Versorgung für die ambulante Pflege zuhause oder in betreutem Wohnen[236] in Anspruch genommen werden kann. Für eben diese Pflegesachleistungen kann ein nach Pflegegrad gestaffeltes Kontingent genutzt werden, das allerdings nicht an die zu Pflegenden ausgezahlt, sondern zwischen Leistungserbringenden und Pflegekasse direkt verrechnet wird. Seit 2025 steht Versicherten dafür folgendes Kontingent monatlich zur Verfügung:

- Pflegegrad 2: bis zu 796 Euro
- Pflegegrad 3: bis zu 1.497 Euro
- Pflegegrad 4: bis zu 1.859 Euro
- Pflegegrad 5: bis zu 2.299 Euro

Für Pflegegrad 1 steht nur der Entlastungsbetrag zur Verfügung.

---

236 Verbraucherzentrale (2025): Diese Leistungen können Sie für die Pflege beantragen. Online: https://www.verbraucherzentrale.de/wissen/gesundheit-pflege/pflegeantrag-und-leistungen/diese-leistungen-koennen-sie-fuer-die-pflege-beantragen-13424

Pflegesachleistungen eines ambulanten Pflegediensts können mit häuslicher Pflege kombiniert werden. Wenn das Kontingent dabei nicht voll ausgeschöpft wurde, kann die Differenz als Pflegegeld ausbezahlt werden. Wenn bei Pflegegrad 4 mit verfügbaren 1.859 Euro z. B. nur 1.600 Euro benötigt würden, blieben die restlichen 259 Euro als Pflegegeld zur freien Verfügung.

Pflegegeld

Wer Pflegegrad 2–5 hat und durch An- oder Zugehörige häuslich gepflegt wird, ohne weitere Pflegesachleistungen wie einen ambulanten Pflegedienst zu nutzen, kann Pflegegeld in voller Höhe beantragen. Die Höhe des Auszahlungsbetrags hängt vom Pflegegrad ab und steht den Pflegebedürftigen zur freien Verfügung, kann also sich selbst ausbezahlt oder an die pflegenden An- oder Zugehörigen weitergereicht werden. Seit 2025 sind das monatlich:

- Pflegegrad 2: 347 Euro
- Pflegegrad 3: 599 Euro
- Pflegegrad 4: 800 Euro
- Pflegegrad 5: 990 Euro

Bei Pflegegrad 1 kann nur der Entlastungsbeitrag beantragt werden.

Vollstationäre Pflege

Das sind die Kontingente, die je Pflegegrad für einen Pflegeheimplatz zur Verfügung stehen. Übernommen werden damit aber nur die pflegerischen Anteile. Unterkunft, Verpflegung und einige weitere Kosten müssen über den Eigenanteil gestemmt werden. Monatlich stehen zur Verfügung:

- Pflegegrad 2: 805 Euro
- Pflegegrad 3: 1.319 Euro
- Pflegegrad 4: 1.855 Euro
- Pflegegrad 5: 2.096 Euro

Bei Pflegegrad 1 kann nur der Entlastungsbeitrag beantragt werden, da hier dem Grundsatz „ambulant vor stationär“ folgend keine Aufnahme in ein Pflegeheim vorgesehen ist.

Pflegehilfsmittel zum Verbrauch

Mit monatlich 42 Euro wird die Beschaffung von Wasch- und Desinfektionsmitteln, Hygieneschutzeinlagen, Handschuhen und sonstigen für die häusliche Pflege notwendigen Hilfsmitteln unterstützt, wenn dafür Bedarf besteht. Das Geld wird direkt ausgezahlt. In den letzten Jahren machten teils betrügerische Abos für Pflegehilfsmittelboxen Schlagzeilen. Grundsätzlich gilt: Telefonisch, über Instagram und sonstige Kanäle sollte man bei Abschluss von Kaufverträgen stets Vorsicht walten lassen und vorab prüfen, ob überhaupt eine Kostenübernahme der Pflegekasse erfolgt, um nicht auf den Abo-Kosten für solche Boxen sitzen zu bleiben.[237]

Tages- und Nachtpflege

Das sind Zuschüsse für die teilstationäre Aufnahme ganz oder halbtags, für einen begrenzten Zeitraum. Dies kann etwa bei Urlaub oder zur Entlastung der häuslichen Pflege genutzt werden und staffelt sich ebenfalls nach Pflegegrad.

- Pflegegrad 2: 721 Euro
- Pflegegrad 3: 1.357 Euro
- Pflegegrad 4: 1.685 Euro
- Pflegegrad 5: 2.085 Euro

Verhinderungs- und Kurzzeitpflege

Seit Juli 2025 wird das Kontingent für beide Leistungen zusammengelegt und kann ab Pflegegrad 2 flexibel je nach Bedarf genutzt werden. Für alle Pflegegrade steht dabei bis zu 3.539 Euro jährlich zur Verfügung. Verhinderungspflege kann bis zu 8 Wochen im Jahr genutzt werden und auch die sogenannte *Vorpflegezeit* von 6 Monaten, die man zuvor häuslich gepflegt haben musste, um Verhinderungspflege beantragen zu können, entfällt.

237 Verbraucherzentrale (2024): Vorsicht bei untergeschobenen Verträgen von Pflegehilfsmittelboxen. Online: https://www.verbraucherzentrale.de/aktuelle-meldungen/marktbeobachtung/vorsicht-bei-untergeschobenen-vertraegen-von-pflegehilfsmittelboxen-96519

Wohngruppenzuschlag

Das ist der monatliche Zuschlag von 224 Euro für die Bezahlung von Präsenzkräften in Pflege-WGs. → *Was sind Sonderformen der ambulanten oder stationären Pflege?*

Ergänzende Unterstützungsleistung für DiPA - Digitale Pflegeanwendungen

Genau wie bei den durch die Krankenkassen übernommenen *digitalen Gesundheitsanwendungen (DiGA)*, handelt es sich bei den durch die Pflegekassen geförderten, digitalen Pflegeanwendungen (DiPA) um Apps, die den Pflegealltag für die Angehörigen oder zu Pflegenden erleichtern sollen. Darunter fallen Apps zur Sturzprophylaxe, kognitive Übungen oder Pflegedokumentationshilfen. Monatlich wird mit bis zu 53 Euro bezuschusst, aber Achtung: Das gilt nur für häusliche und ambulante Pflege. Wer stationär gepflegt wird oder aus der Häuslichkeit dorthin wechselt, hat auf DiPA keinen Anspruch (mehr).[238]

Pflegeunterstützungsgeld

Nach §44a SGB XI und auf Grundlage des *Pflegezeitgesetz (PflegeZG)* haben alle Berufstätigen, die häuslich pflegen und kurzfristig für bis zu 10 Tag im Jahr die Pflege von Angehörigen organisieren müssen, Anspruch auf Lohnersatz. Auch können diese sich vollständig bis zu 6 Monate von der Arbeit freistellen lassen, dann jedoch ohne Lohnfortzahlung. Allerdings gilt das nicht für kleine Betriebe mit 15 oder weniger Mitarbeitenden und auch Beamtete müssen Sonderregelungen wie z. B. *Pflegezeit mit Vorschuss* (Paragraf 92b BBG) oder ähnliche Varianten mit ihrem Dienstherren besprechen. Auch muss mindestens Pflegegrad 1 anerkannt sein. Auf Grundlage des *Familienpflegezeitgesetz (FPflZG)* können danach bis zu 16 weitere Monate reduziert gearbeitet werden, ohne den Kündigungsschutz und Sozialversicherungsstatus zu verlieren.[239]

---

238 Bundesinstitut für Arzneimittel und Medizinprodukte (o. J.): DiPA. Online: https://www.bfarm.de/DE/Medizinprodukte/_FAQ/DiPA/faq-liste.html?nn=1261776

239 Rosenberg, M. (2016/2025): Das Pflegezeitgesetz (PflegeZG). In: pflege.de. Online: https://www.pflege.de/pflegegesetz-pflegerecht/pflegezeitgesetz/

Linktipp

Verbraucherzentrale – Grafiken zu Pflegeleistungen
Auf ihrer Website bietet die Verbraucherzentrale übersichtliche, interaktive Grafiken zu den verschiedenen Pflegeleistungen je Pflegegrad inklusive weiterführender Informationen an:
https://s.narr.digital/iqkqc

Warum kostet ein Pflegeheimplatz trotz Pflegeversicherung bis zu mehrere tausend Euro monatlich? ◆

Im Gegensatz zur 1883 unter Bismarck gegründeten Krankenversicherung ist die 1995 eingeführte Pflegeversicherung nach Unfall-, Rente und Arbeitslosenversicherung die fünfte und damit jüngste Säule des Deutschen Sozialversicherungssystems. Ähnlich einer Teilkaskoversicherung müssen Leistungen aus der Pflegekasse durch die Versicherten mit eigenen Zuzahlungen mitfinanziert werden und das in zunehmendem Ausmaß.

Denn trotz stetig steigender Kosten für Heim- und ambulante Pflege, steigen die Pflegeleistungen der Kassen aufgrund unzureichender Beitragszahlungen nicht adäquat mit. Das ist die *Finanzierungslücke* der Pflegeversicherung. Und mit dieser wächst der finanzielle Beitrag, den Versicherte oder deren Angehörige für ihre pflegerische Versorgung beisteuern müssen. Erst wenn eigenes Vermögen, Rente oder Einkünfte der Lebens- oder Ehepartner nicht mehr ausreichen, unterstützt die Sozialkasse. Bereits jede dritte pflegebedürftige Person in Pflegeheimen ist aktuell auf finanzielle Unterstützung durch die Sozialkasse angewiesen, was eindrücklich zeigt, dass Pflegebedürftigkeit Betroffene und ihre Angehörige nicht nur finanziell überfordert, sondern auch zum Armutsrisiko im Alter werden kann.[240]
→ *Was passiert, wenn man sich Pflege finanziell nicht leisten kann?*

---

240 Gschoßmann, C. (2024): Pflegeversicherung vor der Pleite: Das sind die Ursachen der Misere. In: Merkur. Online: https://www.merkur.de/wirtschaft/pflegeversicherung-vor-der-pleite-das-sind-die-ursachen-der-misere-zr-93347082.html

Wie setzen sich die Kosten für einen Pflegeheimplatz zusammen?

1. **Pflegesatz:** Das sind Kosten für die tatsächliche, individuelle Pflege wie Unterstützung bei täglicher Grundpflege, Wund- und Behandlungspflege sowie Nahrungsaufnahme. Dazu gehören auch Betreuungsangebote und Assistenz sowie das Organisieren von ärztlichen Terminen, Physiotherapie, Friseur etc. Diese Kosten werden je nach Pflegegrad bundeseinheitlich durch die Pflegekassen bezuschusst. Allerdings deckelt das meist nicht die Gesamtpflegekosten. Was über den Zuschuss hinausgeht, muss daher durch die zu Pflegenden bezahlt werden und wird *einrichtungseinheitlicher Eigenanteil (EEE)* genannt. Dieser EEE wird durch die Pflegeheime selbst festgesetzt, gilt aber immer preiseinheitlich für alle Bewohnenden und jeden der Pflegegrade 2–5. Die Idee dahinter ist, dass eine Hochstufung des Pflegegrades keine noch höheren Kosten für die Betroffenen mit sich bringen soll. Bei der Wahl des Pflegeheims kann der EEE eine entscheidende Rolle spielen, da er ein variabler Kostenfaktor ist. Heime sind verpflichtet diesen vorab etwa auf Onlinedatenbanken auszuweisen.
2. **Unterkunft und Verpflegung:** Kosten für Instandhaltung, Reinigung und Wäscheservice des Heimzimmers sowie alle angebotenen Mahlzeiten und Getränke.
3. **Investitionskosten:** Das sind Kosten, die Träger der Heime zum Bau neuer und der Instandhaltung bestehender Heime aktuell auf die zu Pflegenden umlegen dürfen. Stand 2022 waren das 4,4 Milliarden Euro. Die anteilig beteiligten Bundesländer übernahmen hier gerade einmal etwa 876 Millionen Euro.[241]
4. **Ausbildungsumlage:** Damit sind Kosten für die Ausbildung weiterer Fachpflegekräfte in Betrieb und Berufsschule gemeint, deren Kosten anteilig auf die zu Pflegenden umgelegt werden. Seit 2020 zahlen sowohl Krankenhäuser, stationäre und ambulante Pflegeeinrichtungen sowie Pflegekassen und Bundesländer in einen landesweiten Ausbildungsfonds ein, aus welchem die Kosten für die dreijährige Ausbildung zu Pflegefachfrau:mann finanziert werden. Zu gewissen Stichtagen

241 vdek (2025): vdek-Auswertung „Eigenbeteiligung in vollstationärer Pflege“. Pflegeheimbewohnende müssen durchschnittlich bis zu 3.000 Euro monatlich zuzahlen – vdek fordert schnelle Begrenzungsmaßnahmen. Online: https://www.vdek.com/presse/pressemitteilungen/2025/eigenbeteiligung-pflegeheim-begrenzung-massnahmen.html

werden diese Kosten dann in einem Umlageverfahren an die Pflegeeinrichtungen weitergereicht und durch diese wiederum anteilig auf die zu Pflegenden umgelegt.

Der **Pflegekostenzuschuss** wird zusätzlich zum Pflegesatz ausgezahlt und hängt maßgeblich vom bewilligten Pflegegrad und der bisherigen Wohndauer im Heim ab. Je länger Pflegebedürftige im Heim leben, umso mehr steigen die Zuschüsse der Pflegekassen durch die sogenannte *Leistungszulage*. Im ersten Jahr beträgt sie 15 %, ab 36 Monaten 75 %.[242] Daher wird für die Berechnung der totalen Finanzlast, die einen durch einen Heimplatz erwartet, zum Beispiel bei Onlinedatenbanken stets das erste und damit teuerste Jahr der Heimkosten herangezogen. Auf Grundlage der aktuellen Zahlen des Bundesministeriums für Gesundheit für 2025 übernehmen die Pflegekassen hierbei zum Beispiel bei Pflegegrad 2 von den durchschnittlich 3.500 Euro für einen Heimplatz nur 805 Euro. Für Pflegegrad 4 steigt zwar mit 1.855 Euro der Pflegezuschuss, allerdings aufgrund der intensiveren Pflegeleistungen auch die Pflegeheimkosten von durchschnittlich 4.500 Euro monatlich. Beim höchsten und pflegeintensivsten Pflegegrad 5 schlagen die durchschnittlichen Gesamtkosten mit 5.080 Euro zu buche, wovon die Pflegekassen 2.096 Euro monatlich finanzieren.[243]

Die Differenz zwischen Pflegekostenzuschuss und tatsächlichen Pflegekosten setzt sich dann aus *dem einrichtungseinheitlichen Eigenanteil (EEE)*, den Kosten für Unterkunft/Verpflegung sowie Investitionskosten und Ausbildungskosten zusammen. Das ist der sogenannte **Eigenanteil**, den Versicherte privat entrichten müssen und von dem man in der Berichterstattung über teurere Pflegekosten oft liest und hört. Die oben genannten Zahlen sind dabei als Beispiele zu verstehen, denn der individuelle Eigenanteil hängt ganz wesentlich von der Wahl des Pflegeheims und den steigenden Kosten im ambulanten und stationären Pflegesektor ab und wächst beständig: Seit 2017 um stolze 65 %. Zur Verdeutlichung hier die Entwicklung der letzten Jahre: 2023 lag der Eigenanteil noch bei 2.660 Euro monatlich, Anfang 2024 erst bei 2.687 Euro, Mitte 2024 schon bei 2.871 Euro. Anfang 2025 waren

---

242 Bundesministerium für Gesundheit (o. J.): Vorabveröffentlichung der neuen Leistungsbeträge in der sozialen Pflegeversicherung. Online: https://www.bundesgesundheitsministerium.de/fileadmin/Dateien/3_Downloads/P/Pflegeversicherung_Leistungsbeitraege/Leistungsbeitraege_SPV_ab_1.1.2025.pdf

243 Sparkasse (o. J.): Pflegeheim: Das kostet die stationäre Pflege. Online: https://www.sparkasse.de/pk/ratgeber/familie/eltern-und-kinder/pflegeheim-kosten.html

es durchschnittlich 2.984 Euro, Stand August 2025 bereits 3.108 Euro[244] und Anfang 2026 laut Verband der Ersatzkassen 3.245 Euro monatlich.[245] Auch das Bundesland spielt beim Eigenanteil eine Rolle. So zahlten Versicherte 2025 im ersten Jahr des Heimaufenthalts monatlich in Sachsen-Anhalt durchschnittlich 2.443 Euro, in Sachsen schon 2.980 Euro, in Bayern bereits 3.286 Euro, nur getoppt vom Saarland mit 3.671 Euro.[246] Zum Vergleich: Die durchschnittliche Bruttorente lag 2025 bei gerade einmal 1.100 Euro (Männer: 1.346 Euro, Frauen: 903 Euro).[247]

Linktipp

Pflegelotsen – Datenbank für ambulante Pflegedienste und Pflegeheime
Über die Website Pflegelotse.de des Verbands der Ersatzkassen (vdek) findet sich eine Datenbank, mit welcher gezielt nach stationären Einrichtungen oder ambulanten Pflegediensten gesucht werden kann. Bei den meisten der gelisteten Pflegeheime und -dienste sind auch die entsprechenden Eigenanteile der Pflegekosten einsehbar.
https://s.narr.digital/60n8w

244 Tagesschau (2025): Monatlicher Eigenanteil. Pflege im Heim kostet erstmals mehr als 3.000 Euro. Online: https://www.tagesschau.de/wirtschaft/verbraucher/pflege-eigenanteil-heim-kosten-100.html

245 Sparkasse (o. J.): Pflegeheim: Das kostet die stationäre Pflege. Online: https://www.sparkasse.de/pk/ratgeber/familie/eltern-und-kinder/pflegeheim-kosten.html

246 vdek (2025): vdek-Auswertung „Eigenbeteiligung in vollstationärer Pflege“. Pflegeheimbewohnende müssen durchschnittlich bis zu 3.000 Euro monatlich zuzahlen – vdek fordert schnelle Begrenzungsmaßnahmen. Online: https://www.vdek.com/presse/pressemitteilungen/2025/eigenbeteiligung-pflegeheim-begrenzung-massnahmen.html

247 Gilcher, M. (2025): Rente 2025. Wie hoch ist die Durchschnittsrente in Deutschland? In: WirtschaftsWoche. Online: https://www.wiwo.de/politik/deutschland/rente-2025-wie-hoch-ist-die-durchschnittsrente-in-deutschland/30188228.html

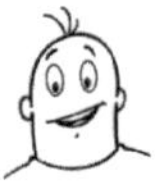

Wissen | Was ist eine private Pflegeversicherung?

Trotz Pflegeversicherung sind die Kosten für Pflege hoch und der privat zu zahlende Eigenanteil kann von mehreren hundert bis tausend Euro variieren. Reicht die eigene Rente nicht, müssen sich (Ehe-)Partner:in oder unter Umständen eigene Kinder finanziell beteiligen. Um die *Versorgungslücke* in der eigenen Pflegevorsorge finanziell abzufedern, kann eine zusätzliche, **private Pflegeversicherung** helfen, die aktuell noch freiwillig abgeschlossen werden kann.
Ob eine solche aber abgeschlossen werden sollte, hängt mitunter von den eigenen finanziellen Mitteln ab, auf die man zurückgreifen kann, ob häusliche Pflege durch die Angehörigen möglich und machbar ist, mit welchem Pflegeaufwand man für sich rechnet und welche Art von Pflege man für sich selbst wünscht. Die vollstationäre Pflege in einem Pflegeheim ist dabei wesentlich kostenintensiver als ambulante Pflege, die zum größten Teil als häusliche Pflege durch eigene Angehörige übernommen und nur zum Teil von einem ambulanten Pflegedienst unterstützt wird.
Mit einer Pflegeversicherung kann die entsprechende Lücke aufgestockt werden, wenn absehbar ist, dass die eigene Rente nicht ausreicht und/oder Vermögen und Immobilien unangetastet bleiben sollen, etwa weil man an seine Kinder vererben möchte. Eine solche Versicherung läuft jedoch lebenslang und das bei meist über die Jahre und Jahrzehnte steigenden Beitragskosten und ohne Möglichkeit einer Pausierung der Beitragszahlung. Selbst wenn man dann tatsächlich pflegebedürftig wird, muss weitergezahlt werden. Können die Beiträge nicht mehr bezahlt werden und daher sogar die Police gekündigt wird, ist mit Ausnahme der Pflegerentenversicherung meist auch das gesamte eingezahlte Geld weg. Grundsätzlich sollte daher wie bei allen Finanz- und Vorsorgeprodukten sehr penibel auf eigene finanzielle Möglichkeiten und Bedürfnisse geachtet und eine unabhängige (!) Beratung durch Pflegeberatungsstellen, Verbraucherzentralen und ähnliches zur Rate gezogen werden.
Eine private Pflegeversicherung ist nicht mehr abschließbar, wenn die eigene Pflegebedürftigkeit schon eingetreten ist. Steigendes Alter und bestehende und/oder chronische Erkrankungen haben aber erheblichen Einfluss auf etwaige Risikozuschläge auf die Beiträge und einige Anbieter können mit bestimmten Krankheiten den Abschluss

einer Police ablehnen. Wann der individuell beste Zeitpunkt für einen Tarifabschluss daher sein sollte, ist natürlich ein Blick in die Glaskugel, kann ab Mitte 50 aber tendenziell ins Auge gefasst werden.[248]
Die häufigsten drei Absicherungsprodukte bei einer solchen privaten Pflegeversicherung sind die Pflegetagegeld-, Pflegekosten- und die Pflegerentenversicherung. Bei der **Pflegetagegeldversicherung** wird pro Tag ein vorab festgelegter Betrag zwischen 10 und 100 Euro monatlich zur freien Verfügung ausgezahlt. Dieses Geld kann dann für Pflegemittel, Umbauten oder sonstige Kosten im Rahmen ambulant häuslicher Pflege oder Kosten des Pflegeheims genutzt werden. Seit 2018 existiert der staatlich geförderte Pflegegeldtarif „Pflege-Bahr", der nach dem damaligen Bundesgesundheitsminister Daniel Bahr benannt und für Menschen gedacht ist, die aufgrund von bereits bestehenden Krankheiten sonst keinen oder einen nur sehr teuren Tarifabschluss erhalten könnten. Dieser setzt keine Gesundheitsprüfung voraus, bietet allerdings niedrigere Leistungen als die ungeförderten Tarife und fordert eine 5-jährige Wartezeit zwischen Abschluss und Leistungsbeginn.[249] Die **Pflegekostenversicherung** erstattet nachträglich nur tatsächlich angefallene Pflegekosten, die vorab eingereicht und nachgewiesen werden müssen und die **Pflegerentenversicherung** zahlt ähnlich einer kapitalbildenden Lebensversicherung im Falle von Pflegebedürftigkeit einen vorab festgelegten Rentenbetrag aus, der vom Pflegegrad abhängt und je nach Anbieter teilweise aber erst ab den Pflegegraden 4 und 5 ausgezahlt wird. Hier können die Beiträge pausiert oder ausgesetzt werden, sind im Vergleich zu Pflegetagesgeld- und Pflegekostenversicherung aber auch am höchsten. Grundsätzlich gilt: Bei den vor Vortragsabschluss gestellten Gesundheitsfragen sollte nichts verschwiegen werden. Einerseits können die Versicherungsunternehmen vorab Einsicht in die Krankenakten einfordern, andererseits kann die Auszahlung der vereinbarten Beträge sonst im Nachgang geringer ausfallen oder sogar verwehrt werden.

248 Stiftung Warentest (2023): Pflegetagegeldversicherungen im Vergleich. Die besten Tarife für den Pflegefall. Online: https://www.test.de/Pflegetagegeldversicherungen-im-Vergleich-4837475-0/

249 Stiftung Warentest (2025): Soziale Pflegeversicherung. Privat versichert für den Pflegefall. Online: https://www.test.de/gesetzliche-pflegeversicherung-5175894-5690100/

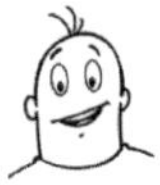

Linktipp

Informationen und Tarifempfehlungen
Auf Finanztip oder auch über die Verbraucherzentralen finden Interessierte neutral recherchierte und aktualisiert gehaltene Informationen und Hintergrundwissen zu verschiedenen privaten Pflegeversicherungen sowie Tarifempfehlungen.
https://s.narr.digital/6fdfk

Was passiert, wenn man sich Pflege finanziell nicht leisten kann? ◆

Trotz der gesetzlichen Pflegeversicherung sieht das Pflegesystem grundsätzlich vor, dass die benötigten Leistungen aus eigenen finanziellen Mitteln zum großen Teil gegenfinanziert werden, insbesondere, wenn es sich um die Finanzierung eines Pflegeheimplatzes handelt. Bei Privatversicherten, die bei einer privaten Pflegekasse ihre Pflegeversicherung abgeschlossen haben, hängen die Leistungen wesentlich vom gewählten Tarif ab, müssen aber ähnlich jenen der gesetzlichen Pflegeversicherung sein. Was aber, wenn die Leistungen der Pflegeversicherung, Einkommen oder Rente nicht ausreichen?

Dann kann **Sozialhilfe** beantragt werden, die den fehlenden Teil der Pflegekosten deckelt, wenn das Sozialamt dies nach sehr genauer Prüfung der tatsächlichen Bedürftigkeit bewilligt. Dafür müssen (Spar-)Vermögen, Immobilien oder sonstiger Besitz offengelegt und falls vorhanden stattdessen zur Finanzierung herangezogen werden. Erst wenn diese Mittel nicht ausreichen oder verbraucht sind, zahlt das Sozialamt. Das trifft auch auf die nicht pflegebedürftigen Ehepartner:innen zu: Auch sie können zur (Mit-)Finanzierung der Pflegekosten verpflichtet werden, da man diese zusammen mit den zu Pflegenden sozialrechtlich als sogenannte *Einsatzgemeinschaft* betrachtet. Egal, ob verheiratet oder viele Jahre gemeinsam lebend, es wird also davon ausgegangen, dass diese Personen füreinander in allen Belangen einstehen – auch finanziell.

Bei der Prüfung durch das Sozialamt gilt jedoch: Unangetastet bleibt nach §90 SGB XII ein sogenanntes Schonvermögen. Das umfasst 10.000 Euro je Person, bei Paaren also 20.000 Euro, die etwa auf Spar- oder Tagesgeldkonten liegen und nicht für den Lebensunterhalt oder andere Bedarfe genutzt werden. Das trifft auch für zweckgebundene Vorsorgeverträge wie einen **Bestattungsvorsorgevertrag** zu. Das sind auf eine exakte Summe festgelegte Vorabsprachen mit einem Bestattungsunternehmen, in denen Bestattungsart, Grabwahl und sonstige Details für die eigene Beerdigung zu Lebzeiten abgeschlossen wurden. Solche Verträge werden genutzt, um schon vor dem eigenen Tod alle Belange geklärt und bezahlt zu haben. Sie sind keine Pflicht, können aber im Sterbefall zumindest den bürokratischen, administrativen und finanziellen Aufwand minimieren, der nach dem Tod auf die Hinterbliebenen zukommt. Kann mit dem Geld der Verstorbenen eine Bestattung nicht bezahlt werden, etwa weil Rente oder Vermögen dafür nicht mehr ausreichen, müssen sonst die leiblichen Nachkommen diese Kosten übernehmen. Wie hoch der vertraglich gesicherte Betrag einer solchen Bestattungsvorsorge aber sein darf, um vom Sozialamt noch als Schonvermögen zu gelten, war in den vergangenen Jahren bundesweit uneinheitlich geregelt.[250]

Vermögen oberhalb des Schonvermögens muss für die Finanzierung der Pflegeleistungen genutzt werden. Bei der eigenen Immobilie ist diese häufig – aber nicht immer! – nur dann geschützt, wenn Ehepartnerin oder -partner noch in dieser wohnt und das Sozialamt das Eigenheim als „angemessen" in Bezug auf Größe und Anzahl der Bewohnenden bewertet, sonst muss auch diese verkauft und zur Finanzierung genutzt werden.

Wie hoch der Betrag ist, den Partner:in der zu pflegenden Person mitfinanzieren muss, hängt von der Differenz zwischen gemeinsamem Einkommen bzw. Rente des Paares und dem sogenannten Garantiebetrag ab. Der Garantiebetrag besteht aus dem Sozialhilfesatz *Regelbedarfs*stufe 1 von 563 Euro (Stand 2025) zuzüglich der Wohn- bzw. Mietkosten. Manchmal wird dann noch ein gewisser, bundesuneinheitlicher Satz vom Sozialamt bezuschusst.[251] Würden hier exemplarisch etwa 1.600 Euro zusammenkommen, soll dieser Garantiebetrag sicherstellen, dass die verpflichtende Mitfinanzierung der Pflege nicht dafür sorgt, dass der Lebensstandard von Partnerin oder Partner auf Sozialhilfeniveau fällt oder gefährdet ist, sich in diese

250 Bestatter Deutschland (2023): Erhöhtes Schonvermögen erleichtert Bestattungsvorsorge. Online: https://bestatterdeutschland.de/aktuelles/artikel/erhoehtes-schonvermoegen-erleichtert-bestattungsvorsorge-311

251 MDR (2024): Pflegekosten Wann der Partner Pflegeheim-Kosten mittragen muss. Online: https://www.mdr.de/nachrichten/deutschland/panorama/partnerschaft-pflegekosten-beteiligung-100.html

Richtung zu entwickeln. Die Regelbedarfe des Sozialhilfesatz werden analog der *Verordnung zur Fortschreibung der Regelbedarfsstufen* jedes Jahr neu berechnet und bei Bedarf angepasst, müssen aufgrund der *Besitzschutzregelung* (§28a Absatz 5 SGB XII) jedoch mindestens die bisherige Höhe beibehalten. In anderen Worten: Die Regelbedarfe bleiben entweder gleichhoch oder werden wie in den vergangenen Jahren jährlich erhöht. Somit steigt auch der gesetzliche Garantiebetrag.[252]

Wenn die finanziellen Möglichkeiten der zu pflegenden Person und etwaiger (Ehe-)Partnerin oder Partner nicht ausreichen, finanziert das Sozialamt die Pflegekosten zwar vor – prüft dann jedoch automatisch, ob leibliche Kinder im Rahmen des sogenannten Elternunterhalts für die Kosten herangezogen werden können. Dann müssen auch die Kinder ihr Vermögen und Einkommen offenlegen. Während für Eheleute bzw. eheähnlich lebende oder eingetragene Lebenspartnerschaften die oben beschriebenen Regeln zu Schonvermögen und Garantiebetrag gelten, regelt das *Angehörigen-Entlastungsgesetz* seit 2020, dass Elternunterhalt nur dann von den Kindern gezahlt werden muss, wenn deren Jahreseinkommen 100.000 Euro (= 8.333 Euro brutto monatlich) überschreitet. Für die Prüfung gilt dabei nur das Einkommen des Kindes, nicht aber etwaiger Ehepartner:innen, selbst wenn dadurch ein Bruttoeinkommen über 100.000 Euro zusammenkäme. Auch gilt: Nur Verwandtschaft 1. Grades wird geprüft. Nicht also Enkel, Schwiegerkinder (da nicht verwandt), Schwestern oder Cousins. Selbst wenn kein Kontakt zwischen Eltern und Kind besteht, können diese zum Unterhalt herangezogen werden. Eine Ausnahme bilden nur Fälle von Missbrauch, Vernachlässigung oder sonstiger Gewaltverbrechen. Dann haben Eltern keinen oder nur geringen Anspruch auf Unterhalt. Die Regelungen des Angehörigen-Entlastungsgesetz gelten in selbem Maße für Eltern, die für ihre pflegebedürftigen Kinder unterhaltspflichtig werden.[253] Die Rechtslage ist für diesen Bereich sehr umfangreich, häufig kompliziert und Änderungen unterworfen. Grundsätzlich sollte zeitnah finanzrechtliche Beratung und Hilfe eingeholt werden, sobald ein Teil der Familie pflegebedürftig wird,

252 Bundesregierung (o. J.): Sozialleistungen. Nullrunde für Regelsätze im Jahr 2025. Online: https://www.bundesregierung.de/breg-de/aktuelles/nullrunde-buergergeld-2309118

253 Verbraucherzentrale (2025): Elternunterhalt: Kinder zahlen erst ab 100.000 Euro Jahreseinkommen. Online: https://www.verbraucherzentrale.de/wissen/gesundheit-pflege/pflege-im-heim/elternunterhalt-kinder-zahlen-erst-ab-100000-euro-jahreseinkommen-28892

spätestens aber, wenn das Sozialamt die Offenlegung der eigenen Finanzlage einfordert.

Was ist stationäre Pflege?

Grundsätzlich wird Pflege in Deutschland sektoral in ambulant und stationär mit entsprechenden Leistungen unterschieden. Zunehmend wird zwar diskutiert mit einer sektorfreien Versorgung den Versicherten eine wesentlich flexiblere Möglichkeit zu bieten, Pflegeleistungen kombiniert also sowohl ambulant als auch stationär zu nutzen,[254] bisher ist dies im System aber nicht vorgesehen.

Vollstationär meint dabei, dass betreffende Person ihren Wohnsitz und Alltag hauptsächlich in einem explizit auf die Bedürfnisse von Alter und Pflege ausgerichteten Gebäudekomplex verbringt. Die meisten Einrichtungen sind dabei in verschiedene Wohnbereiche unterteilt, in welchem sich Zimmer, Aufenthaltsbereiche, Pflegebäder, Speiseräume etc. befinden. Die Bezeichnungen *Pflegeheim, Pensionistenheim, Alten- oder Altersheim* etc. werden dabei häufig synonym verwendet. Manche Anbieter wählen zur Betonung einer besonders gehobenen Art der Versorgung, Wohnmöglichkeit und Betreuung auch die rechtlich nicht definierten Begriffe *Seniorenresidenz* oder *Seniorenstift*, in denen besonderes Wohnambiente in Einzelzimmern oder Wohnungen, Alltags- und Freizeitangebote wie Wellness oder Schwimmbädern, sowie ausgewählter gastronomischer Versorgung wie etwa zusätzlichen Cafés, Restaurants versprochen wird. Viele dieser häufig wesentlich teureren Pflegeeinrichtungen mit Hotelcharakter befinden sich in zentralen oder teuren Wohngegenden, in Nähe von Parks, Seen oder auch im Ausland und sprechen damit gezielt finanzkräftigeres Publikum an, das meist schon einzieht, bevor eine (ausgeprägtere) Pflegebedürftigkeit vorliegt. Ambulante Hilfe oder auch stationäre Versorgung sind dann bei Bedarf zu buchbar. Der Begriff ist jedoch rechtlich nicht geschützt, sodass potenziell jede Einrichtung sich selbst Residenz nennen darf.

Eine rechtlich definierte Vorgabe wie (voll)stationäre Versorgung benannt werden darf, findet sich im *Heimgesetz (HeimG)*. Hier werden für die sogenannte *stationäre Fremdversorgung* drei Wohnformen voneinander

254 Rothgang, H. (2025): Sanierungsstau an der fünften Säule. In: aok.de. Online: https://www.aok.de/pp/gg/magazine/gesundheit-gesellschaft-02-2025/pflegeversicherung/#c47646

unterschieden, die sich an der noch vorhandenen Selbstständigkeit der Bewohnenden orientiert: Altenwohnheim, Altenheim und Altenpflegeheim. Ein Altenwohnheim bietet speziell auf die Belange älterer Menschen umgebaute Wohnungen an, in denen die Bewohnenden sich noch autonom selbstversorgen, aber bei Bedarf Zugang zu grundlegender Betreuungs- oder Versorgungshilfe bei Haushalt, Hygiene oder beim Einkaufen haben. Heutzutage werden diese Wohnformen meist unter **betreutes Wohnen** subsumiert. Altenheime bieten bereits pflegerische Betreuung von Menschen mit Pflegegrad an, die ihren Haushalt nicht mehr allein bewältigen können und daher meist ein eigenes Zimmer in einem gemeinsamen Gebäudekomplex mit gemeinschaftlichen Sozialräumen bewohnen. Manche Anbieter kombinieren diese Wohnkomplexe mit Bereichen eines Altenpflegeheim, in dem Menschen versorgt werden, die einen besonderen Bedarf an Pflege haben und so gut wie nicht mehr eigenständig ihren Alltag bestreiten können.

Jede dieser Einrichtungen muss laut HeimG bestimmte definierte Mindeststandarts, Ausstattungs- und Durchführungsbedingungen erfüllen, die in den jeweiligen Landesheimgesetzen der Bundesländer konkretisiert[255] und durch die jeweiligen **Heimaufsichtsbehörden** der Länder meist jährlich unangekündigt oder geplant in sogenannten **Heimbegehungen** kontrolliert werden. Dann werden Pflegedokumentation, Hygiene, Personalschlüssel und organisatorische Durchführung in Hinblick auf Qualität der Pflege und das Einhalten rechtlicher Standards überprüft und veröffentlicht. Der *Medizinische Dienst (MD)* prüft zusätzlich stichprobenartig die Umsetzung korrekter Grund- und Behandlungspflege, sowie Körperpflege und Ernährungszustand der Bewohnenden.

Die *Träger* der meisten Pflegeheime sind dabei entweder öffentlich, also durch Kommunen und Landkreise betrieben, in privater Hand oder durch gemeinnützige Organisationen bzw. Wohlfahrtsverbände wie z. B. DRK, AWO, Malteser, Diakonie oder Caritas. Zunehmend existieren Pflegeheime, die sich auf die besonderen Bedürfnisse dementiell Erkrankter oder auch von Palliativpatient:innen fokussieren. Die vollstationäre Pflege in Heimen bietet eine Rundumbetreuung, erfordert aber auch die Eingewöhnung in komplett neue Wohn- und Alltagsstrukturen und ist dabei mitunter die teuerste Pflegelösung.

255 Hier eine Übersicht der Landesheimgesetze des BIVA-Pflegeschutzbundes – online: https://www.biva.de/deutsches-pflegesystem/gesetze/laender-heimgesetze/

Werden Menschen hauptsächlich zuhause, also ambulant gepflegt, aber tagsüber oder nachts übergangsweise (z. B. auch im Rahmen sogenannter *Verhinderungspflege*) in einer Pflegeeinrichtung betreut und versorgt, spricht man von **teilstationärer Pflegeversorgung.** Die Pflegekassen übernehmen für **Tag- und Nachtpflege** ab Pflegegrad 2 bis 5 (§41 SGB XI) anteilige Kosten, die dem Pflegegrad entsprechen. Diese Art der Versorgung soll besonders pflegende Angehörige unterstützen und beinhaltet neben der pflegerischen Versorgung tagsüber auch Verpflegung und soziale Interaktion und Betreuung. Die Nachtpflege ist dabei wesentlich weniger verbreitet.

Was ist ambulante Pflege?

Mit zunehmendem Alter steigt das Risiko pflegebedürftig zu werden. Die meisten älteren Menschen benötigen im Verlauf ihres Lebens erst kaum bis wenig Hilfe in alltäglichen Angelegenheiten. Mit etwa 70 Jahren ist Pflegebedürftigkeit laut Statistischem Bundesamt mit knapp 11 % daher auch recht gering, steigt bei Menschen ab 90 Jahren aber auf fast 90 %.[256] Dieser Entwicklungsweg zwischen anfangs niedrigschwelliger Alltagshilfe bis hin zu täglicher Grund- und Behandlungspflege wird meist im eigenen Zuhause und/oder bei den Angehörigen gegangen. Denn entgegen der allgemeinen Vorstellung, als alter Mensch automatisch im Pflegeheim zu landen, werden in Deutschland nur etwa 14 % der Menschen tatsächlich vollstationär in Pflegeheimen versorgt.[257]

Unter ambulanter Pflege versteht man die professionelle Versorgung pflegebedürftiger Menschen bei diesen zuhause. Darunter werden alle pflegerischen, sozialen und hauswirtschaftlichen Versorgungsleistungen wie Unterstützung bei der Körper- oder Wundpflege, das Stellen und Unterstützen der Einnahme von Medikamenten, Nahrungsaufnahme, Einkaufen und allgemeiner Alltagsbegleitung und vielem mehr verstanden. Sie ist von der **häuslichen Pflege** durch An- und Zugehörige zu unterscheiden, die meist keine professionelle Pflegeausbildung haben. Häusliche Pflege durch An- und Zugehörige macht dabei mit 80 % den größten Teil der Pflege in Deutschland aus, professionelle, ambulante Pflegedienste nur

---

256 Destatis (o. J.): Mehr Pflegebedürftige. Online: https://www.destatis.de/DE/Themen/Querschnitt/Demografischer-Wandel/Hintergruende-Auswirkungen/demografie-pflege.html

257 Ebd.

etwa knapp 20 %.[258] Die meisten pflegenden Angehörigen sind Frauen, durchschnittlich 54 Jahre alt, kümmern sich zu 82 % um ihre eigenen Eltern oder Lebenspartner (82 %), sind überwiegend erwerbstätig und kümmern sich zu etwa 20 % zusätzlich um eigene, minderjährige Kinder.[259]

Um häusliche Pflege zu unterstützen oder komplett abzugeben, können professionelle ambulante Pflegedienste engagiert werden. Deren totale Anzahl verdoppelte sich zwar dem staatlichen Credo „ambulant vor stationär" (§3 SGB XI, §64 SGB XII) folgend, in den letzten zwanzig Jahren[260] und beschäftigte damit zuletzt laut Berufsgenossenschaft knapp 440.000 hauptsächlich Teilzeit arbeitende Personen.[261] Doch der Fachkräftemangel zeigt sich auch im ambulanten Pflegesektor: bis 2040 werden je nach Quelle nicht nur bis zu 600.000 benötigte Fachkräfte im ambulanten Sektor prognostiziert,[262] viele Pflegedienste müssen schon jetzt wegen Personalmangels neue besonders zeit- und pflegeintensive Patient:innen ablehnen, eine bestehende Zusammenarbeit beenden oder den Betrieb komplett einstellen, wie dies 2023 bei knapp 370 ambulanten Pflegediensten mit 19.000 betroffenen Pflegebedürftigen der Fall war.[263] Vom bereits genannten „Heimsterben" sind somit auch ambulante Pflegedienstleistende betroffen.

Wenn noch keine häusliche Kranken- oder Körperpflege notwendig ist, können auch **ambulante Betreuungsdienste** engagiert werden. Diese fokussieren hauptsächlich auf soziale Betreuung im Alltag wie Hilfe bei Arzt- oder Behördengängen, sowie haushälterische Unterstützung beim Kochen, Aufräumen oder Einkaufen, sind aber nicht mit klassischen Haushaltshilfen für Raumpflege und dergleichen zu verwechseln. **Haushaltshilfen**, die explizit für hauswirtschaftliche Tätigkeiten engagiert werden können

---

258 Ebd.

259 Bohnet-Joschko, S.; Bidenko, K. (2019): Perspektiven der Onkologie Pflegende Angehörige: Hoch belastet und gefühlt allein gelassen. In: Deutsches Ärzteblatt. Online: https://www.aerzteblatt.de/archiv/pflegende-angehoerige-hoch-belastet-und-gefuehlt-allein-gelassen-7d6e7584-2a2c-4ea2-a804-e5aa12ea4026

260 Destatis (2023): Zahl der Beschäftigten in ambulanten Pflegediensten binnen 20 Jahren mehr als verdoppelt. Pressemitteilung Nr. N029 vom 11. Mai 2023. Online: https://www.destatis.de/DE/Presse/Pressemitteilungen/2023/05/PD23_N029_23.html

261 BGW (2024): Zwischen Burn-out, Optimierung und Systemwechsel. Ambulante Pflege in Deutschland – Trendbericht 2024, S. 8ff. Online: https://www.bgw-online.de/bgw-online-de/service/medien-arbeitshilfen/medien-center/trendbericht-2024-ambulante-pflege-110064

262 Ebd., S. 13.

263 Ebd., S. 9.

meist keinen sozial-pflegerischen Ausbildungshintergrund vorweisen und müssen dies auch nicht.

In Deutschland ist im Rahmen der EU-Arbeitnehmerfreizügigkeit gerade der Anteil ausländischer Pflege-, Haushalts- und Betreuungskräfte hauptsächlich aus Osteuropa besonders groß: Knapp 16 % aller Beschäftigen im Pflegeberuf und damit jede sechste Pflegekraft kommt aus dem Ausland. Knapp 15 % arbeiten dabei in der Krankenpflege und fast 20 % in der Altenpflege.[264] Laut aktueller Studienlage stabilisieren diese Kräfte damit bereits seit 2013 wesentlich den Pflegesektor, aus dem seit 2021 zunehmend mehr deutsche Beschäftigte ausscheiden.[265] 2023 arbeiteten laut Bundesagentur für Arbeit bereits etwa 130.000 ausländische Pflegehilfskräfte und 136.000 Pflegefachkräfte in Deutschland und stellten damit etwa 25 % (!) der Hilfskräfte und knapp 13 % der Fachkräfte, Tendenz steigend. Zum Vergleich: 2013 waren es noch knapp 34.000 Hilfskräfte und etwa 38.000 Fachkräfte.[266] Aus den EU-Staaten sind hier besonders viele Menschen aus Polen, Kroatien, Rumänien und Italien vertreten, zunehmend wächst durch Anwerbeabkommen im Rahmen des *Fachkräfteeinwanderungsgesetz (FEG)* aber der Anteil aus Nicht-EU Ländern, hauptsächlich aus Bosnien und Herzegowina, Philippinen, Serbien, Albanien und Indien.[267] Schon jetzt und zunehmend für die nächsten Jahrzehnte ist Deutschland zur Abfederung des demografischen Wandels in seinem Pflegesektor maßgeblich auf ausländische Fachkräfte angewiesen, doch noch immer existieren viele bürokratische Hürden, Alltagsrassismus und häufig auch Enttäuschung über den tatsächlichen Pflegealltag in Deutschland. Denn während ausländische Pflegefachkräfte häufig studiert und höhere Autonomiespielräume in der Pflege gewöhnt sind, definiert sich deutsche Pflege noch immer über starre, vor allem ärztlich-pflegerische Hierarchien, verdichtete Arbeitsabläufe und zunehmend wenig auf die zu Pflegenden zentrierte, sondern ökonomischen Anforderungen folgende Pflegeabläufe.[268]

---

264 IAB (2024): IAB-Forschungsbericht. Internationalisierung der Pflege – Pflegekräfte mit ausländischer Staatsangehörigkeit und ihr Beitrag zur Fachkräftesicherung, S. 13. Online: https://doku.iab.de/forschungsbericht/2024/fb2224.pdf

265 Ebd., S. 26f.

266 Ebd., S. 25.

267 Ebd., S. 15f.

268 Ritter, M. (2023): Herausforderungen für zugewanderte Pflegekräfte. In: bpb. Online: https://www.bpb.de/themen/migration-integration/regionalprofile/deutschland/543561/herausforderungen-fuer-zugewanderte-pflegekraefte/

Eine zeit- und kostenintensive Kombination aus pflegerischer Vollversorgung und ambulantem Bereich ist die **24-Stunden-Pflege**. Mit dieser kann eine tatsächliche Rund-um-die-Uhr-Betreuung zuhause durch sich abwechselnde Pflegekräfte sichergestellt werden. Diese Lösung könnte sich etwa bei Menschen anbieten, die aufgrund einer Krankheit oder Behinderung engmaschige, pflegerische Unterstützung benötigen, ihren Lebensalltag dadurch aber möglichst autark zuhause gestalten können.

Gerade bei Krankheitsverläufen mit infauster Prognose, bei der ein nahender Tod also absehbar ist, kommt die *Spezialisierte Ambulante Palliativversorgung (SAPV)* bzw. sogenannte Brückenteams der Palliativpflege in Frage. Palliative Versorgung fokussiert nicht mehr den kurativen, also heilenden Aspekt einer Behandlung, weil dies meist nicht mehr möglich ist, etwa bei stark fortgeschrittener onkologischer Erkrankung. Stattdessen soll die verbleibende Lebenszeit qualitativ bestmöglich genutzt werden, indem Symptome wie Schmerzen, Übelkeit, Ängste und Atemnot möglichst gut gemildert werden. Dafür werden einerseits stärkste Betäubungsmittel und spezielle Pflegemaßnahmen benötigt, die palliative Versorgung arbeitet aber auch mit psychosozialen und teilweise spirituellen Methoden und Maßnahmen, welche Patient:innen sowie deren An- und Zugehörige psychisch und seelisch stärken und begleiten sollen. Neben Gesprächen und Beratungen können dies z. B. Aromatherapie oder Methoden der Biographiearbeit sein. Die Kosten für palliative Behandlungen werden durch die Krankenkassen übernommen, bei Pflegebedürftigkeit auch durch die Pflegekassen. In jedem Fall müssen diese aber beantragt werden. Stationär erfolgt Palliativversorgung auf Palliativstationen der Kliniken sowie in Hospizen, die in kleinem, fast familiärem Charakter mit wenigen Pflegebetten Sterbebegleitung anbieten. Palliative Versorgung findet nicht ausschließlich zum Lebensende statt, sie kann bereits viele Jahre früher beginnen, wenn kurative Möglichkeiten ausgeschöpft oder nicht möglich sind.

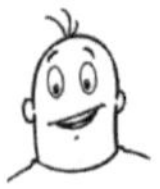

Linktipp

Verbraucherzentrale: Checkliste zur Auswahl eines geeigneten ambulanten Pflegdienst

Ein praktisch ausgerichteter Guide mit Informationen und Hinweisen zur Auswahl eines ambulanten Pflegedienstes.

https://s.narr.digital/6grkh

Wegweiser Hospiz- und Palliativversorgung Deutschland
Über die Website der Deutschen Gesellschaft für Palliativmedizin finden sich viele Informationen und weiterführenden Links und Datenbanken zum Thema Palliativversorgung für Erwachsene und Kinder.
https://s.narr.digital/yrv7o

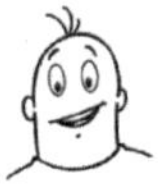

Wissen | Letzte-Hilfe-Kurse

Die Themen Sterben und Tod werden von vielen Menschen als bedrohlich und überfordernd wahrgenommenen, häufig auch weil sie kaum noch eine Rolle im alltäglichen Leben spielen. **Letzte-Hilfe-Kurse** wollen beim Umgang damit helfen. In diesen werden klassische Symptome besprochen, die bei Sterbenden in der letzten Phase ihres Lebens häufig auftreten können, wie etwa das für Laien verstörend wirkende „Todesröcheln“. Es entsteht, weil Speichel mit abnehmender Kraft nicht mehr geschluckt werden kann und durch das Atmen im hinteren Rachenraum hin und her bewegt wird. Hierbei handelt es sich aber nicht um Atemnot und die Versterbenden leiden auch nicht. Doch auch das unter Nährstoff- und Wassermangel eintretende Delir, bei dem nach unsichtbaren Dingen in der Luft gegriffen oder mit nicht anwesenden Personen gesprochen wird kann Zu- und Angehörige überfordert, weil sie nicht wissen, was nun zu tun oder wie die Entwicklung einzuschätzen ist.
Die Kurse vermitteln daher nicht nur Wissen zur besseren Einordnung des Sterbeprozesses, sondern auch Methoden und leicht umzusetzende pflegerische Maßnahmen, die sowohl den Versterbenden als auch den eventuell pflegenden Zu- und Angehörigen helfen sollen, die letzte verbleibende Zeit möglichst gut zu überstehen und den Verlust annehmen zu lernen und verarbeiten zu können. Daher spielen auch rechtliche Fragen zur Vorsorge und Methoden der Selbstfürsorge eine Rolle.
Obwohl Letzte-Hilfe-Kurse inzwischen weltweit durch Palliativteams und Hospize angeboten werden, wissen nur wenige Menschen von ihnen. Die Teilnahme ist dabei explizit und leicht verständlich auf Laien ausgerichtet und bei manchen Anbietern kostenlos, liegt meist aber bei moderaten 20–40 Euro Kursgebühr. Manche der angebotenen Kurse richten sich dabei explizit an bereits trauernde An- und Zugehörige,

manche schließen diese bewusst aus. Im Zweifel vorab beim entsprechenden Anbieter nachfragen.
Zum Beispiel über https://www.letztehilfe.info/kurse/ finden sich Kurse vor Ort sowie digital und sowohl für Erwachsene als auch explizit auf Kinder und Jugendliche zugeschnittene Formate. Mit den Stichworten „Letzte-Hilfe-Kurs“ lässt sich leicht nach Kursen in der eigenen Stadt suchen, sollte diese nicht in der Liste auftauchen.

Was sind Sonderformen der ambulanten oder stationären Pflege?

Pflege-WGs

Eher unter Studierenden bekannt, existiert auch eine durch die Pflegekassen bezuschusste Möglichkeit eine *Wohngemeinschaft (WG)* für ältere Menschen mit oder ohne Pflegegrad zu gründen bzw. in einer solchen zu wohnen. Der Unterschied zu klassischen Pflegeheimen sind hier einerseits die wesentlich kleinere Größe von meist drei bis maximal 12 Mitbewohnenden, sowie die relative Eigenständigkeit, mit der in solchen WGs gelebt werden kann. Auch Demenz-WGs existieren. Im Unterschied zum betreuten Wohnen, wo es sich um abgeschlossene Wohnkomplexe innerhalb eines Gebäudes handelt, bewohnen in einer Pflege-WG die jeweilig Mitbewohnenden ihr eigenes Zimmer und teilen sich Bad, Küche und eventuell Sozialräume wie ein Wohnzimmer. Wer ihn benötigt, engagiert einen eigenen ambulanten Pflegedienst. Die Alltagsabläufe in der Pflege-WG sind individuell und nicht wie in einem Pflegeheim vorgegeben. Eine sogenannte **Präsenzkraft**, die durch einen gemeinsamen Vertrag aller Mitbewohnenden engagiert und bezahlt wird übernimmt dabei keine Pflege, sondern ist für den organisatorischen Ablauf, verwaltende und betreuende Aufgaben verantwortlich und hilft etwa bei der Alltags- und Freizeitgestaltung oder begleitet bei Behördengängen. Für Gründung sowie Umbau von Wohnungen an die pflegerischen Bedürfnisse können Zuschüsse der Pflegekassen beantragt werden. Der sogenannte *Wohngruppenzuschlag* dient dabei zweckgebunden zur Bezahlung der Präsenzkraft.

Intensivpflege-WGs

Hierbei handelt es sich um außerklinische Angebote der Intensivpflege, die etwa bei über Trachealkanüle Beatmete oder der Kinderintensivpflege gewählt werden kann. Hier wohnen in einem eigenen Zimmer mit geteilten Sozialräumen mehrere Mitbewohnende mit Pflegebedarf zusammen und werden bei einem durchschnittlichen Betreuungsschlüssel von 1:3, also von einer Pflegekraft für drei Patient:innen, durch mehrere entsprechend zusatzqualifizierte Pflegekräfte rund um die Uhr betreut.

Demenz-Dörfer

Dieses stationäre Pflege-Wohnkonzept entspricht im Grundsatz dem eines klassischen Pflegeheims, ist aber vollkommen auf die Bedürfnisse von dementiell erkrankten Menschen ausgerichtet. Durch eine Umzäunung und Überwachung des meist großen Heimareals wird ein gesichertes, offenes Wohnkonzept ermöglicht in dem Bewohnende sich frei bewegen können. Das hilft insbesondere Erkrankten mit **Hinlauftendenz** und ausgeprägtem Bewegungsdrang mit ihrer inneren Unruhe umzugehen, anstatt dies rein medikamentöse zu unterdrücken. Hinlauftendenz meint damit den Drang, gezielt Orte aufsuchen zu wollen, die für das frühere Leben zentral waren, etwa den Arbeitsplatz. Oder der Überzeugung zu sein, eine bestimmte Aufgabe erfüllen zu wollen und daher gezielt loszugehen, um etwa etwas abzuholen, umzubauen etc. Simulierte Cafés, Bushaltestellen oder eingerichtete Supermärkte schaffen dabei die Illusion eines kleinen Ortes, in dem sich die Bewohnenden frei bewegen und bei Bedarf schnell wiedergefunden und versorgt werden können. Zum Teil wird das Konzept als freiheitsentziehend und exkludierend kritisiert, andererseits bietet ein solches auf die besonderen Bedürfnisse zugeschnittenes Pflegekonzept häufig wesentlich bessere Pflegeschlüssel und ein Maximum an Selbstbestimmung und Autonomie, was in den meisten klassischen Pflegeheim-Abläufen häufig nicht möglich ist.

Was bedeutet häusliche Pflege für Angehörige?

Die Pflege eigener Angehöriger ist ein Kraftakt, die körperliche und psychische Belastung hoch und der Einschnitt ins eigene berufliche und soziale Leben häufig enorm. Viele unterschätzen zu Beginn die Belastungen häuslicher Pflege, denn schnell kann es zur seelischen Herausforderung werden, die eigenen Eltern oder Großeltern zu pflegen. Neben der körperlichen Belastung und Grenzverschiebungen etwa bei der Intimpflege müssen auch die zu Pflegenden mit dem Verlust ihrer Autonomie und Kraft und damit einhergehenden Emotionen und Stimmungsschwankungen erst klarkommen und sich auf die neue, umgedrehte Rollenverteilung einstellen. Eigene, schwierige Gefühle von Respektverlust, Ärger oder Scham auf beiden Seiten können eine Belastung der gemeinsamen Beziehung darstellen und bestimmte Maßnahmen oder auch Dauerbetreuung selbst in der Nacht schnell an eigene Grenzen führen.

Angebote zur Unterstützung und professionelle Hilfe durch ambulante Pflegedienste sollten daher rechtzeitig von pflegenden Angehörigen beantragt und genutzt werden, um die eigenen Kräfte zu bewahren und schützen. Doch laut einer repräsentativen Studie[269] im Auftrag des Wissenschaftlichen Instituts der AOK holen nur ein Drittel aller pflegenden Angehörigen sich solche Hilfe und wählen stattdessen häufiger Teilzeitmodelle, um bis zu durchschnittlich 50 Wochenstunden in die häusliche Pflege zu investieren.[270] Zwar können pflegende Angehörige auch Rehas und Kuren beantragen, um der eigenen Belastung durch die Pflege entgegenzuwirken oder sich bis zu 6 Monate vollständig oder teilweise von der Arbeit freistellen lassen, dies wird aber kaum genutzt.[271] Häufig sind Möglichkeiten gar nicht bekannt, teilweise spielen aber auch Verantwortungsbewusstsein und Sorgen darüber, was in eigener Abwesenheit mit den zu Pflegenden geschehen soll, eine Rolle. Dabei haben Pflegebedürftige seit Juli 2024 sogar Anspruch darauf, in die Reha-Einrichtung ihres pflegenden Angehörigen für die Dauer des Aufenthalts mitaufgenommen zu werden, um die Reha, so von beiden gewünscht und durch die Einrichtung angeboten, mit ihren Angehörigen gemeinsam zu verbringen.

Für den Fall von Krankheit, Kur oder Urlaub gibt es die Möglichkeit, häusliche Pflege durch **Tages-, Kurzzeit- oder Verhinderungspflege** durch die Pflegekassen bezuschussen zu lassen. Während die Tagespflege

---

269 Schwinger, A.; Zok, K. (2024): Häusliche Pflege im Fokus: Eigenleistungen, Belastungen und finanzielle Aufwände. In: Wido Monitor 1/2024. Online: https://www.wido.de/fileadmin/Dateien/Dokumente/Publikationen_Produkte/WIdOmonitor/wido-monitor_1_2024_pflegehaushalte.pdf

270 Tagesschau (2024): Die Belastung pflegender Angehöriger steigt (Umfrage). Online: https://www.tagesschau.de/inland/belastung-pflegende-angehoerige-100.html

271 Ebd.

eine Halb- bis Ganztagsbetreuung in einer Pflegeeinrichtung sicherstellt, nimmt die Kurzzeitpflege Patient:innen bis zu acht Wochen im Jahr stationär meist in einem Pflegeheim auf. Und Verhinderungspflege bietet letztlich auch die finanzielle Möglichkeit, die pflegenden Angehörigen für die Zeit eines Urlaubs oder Erkrankung durch einen ambulanten Pflegedienst, einzelne Pflegekräfte oder auch andere An- oder Zugehörige für ebenfalls bis zu 8 Wochen im Jahr zu vertreten. Seit Juli 2025 ist für die Beantragung von Verhinderungspflege auch nicht mehr eine vorab bereits sechs Monate geleistete Pflegedauer notwendig, um Anspruch zu haben, es reicht ein bewilligter Pflegegrad 2–5. Auch wurde die vorab komplexe und unterschiedliche Beantragungsstruktur für Kurzzeit- und Verhinderungspflege zu einem für pflegende Angehörige wesentlich leichter zu beantragenden flexiblem gemeinsamen Jahresbeitrag zusammengefasst. Seitdem stehen für beide Pflegeleistungen ein jährliches Budget von 3.539 Euro zur Verfügung, das individuell verwendet werden kann.

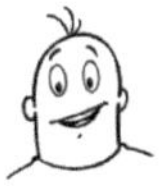

Linktipp

Bundesfamilienministerium: Wege-zur-Pflege.de und Pflegetelefon
Auf seinem Informationsportal bietet das BMFSFJ viele Informationen rund um Pflege und Hilfemöglichkeiten. Auch ist dort das Pflegetelefon unter 030/20179131 von Mo–Do 9:00–16:00 Uhr erreichbar und bietet in Belastungssituationen oder Konflikten durch häusliche Pflege Hilfestellung und vermittelt Unterstützungsangebote.
https://www.wege-zur-pflege.de

Psychologische Onlineberatung für pflegende Angehörige
In Kooperation mit einigen GKV bietet dieses Portal der Berliner Hilfsorganisation „Zentrum ÜBERLEBEN“ nach kostenloser Anmeldung via E-Mail oder Video-Chat professionelle, psychologische Beratung für pflegende Angehörige, die Unterstützung und Hilfe im Zusammenhang mit ihrer Pflegetätigkeit benötigen. Der Fokus liegt auf Resilienz und Selbstfürsorge für pflegende Laien, kann eine Psychotherapie nicht ersetzen und ist auch nicht als Akut-Hilfe gedacht.
https://www.pflegen-und-leben.de/

Zentrum für Qualität in der Pflege (ZQP): Hilfe für pflegende Angehörige
Wer pflegt, sollte sich rechtzeitig beraten lassen. Das ZQP bietet dafür auf seiner Website Informationen für Angehörige und eine Datenbank für Beratungsstellen.
https://www.zqp.de/schwerpunkt/beratung/

Beratungshilfe für Menschen mit Behinderung und deren Angehörige
Auf der Website https://www.familienratgeber.de/ der Aktion Mensch finden sich viele Informationen zu allen Thematiken rund um das Leben mit Behinderung und eine Datenbank für lokale Beratungsstellen und Hilfsangeboten kategorisiert nach Themen wie „Schwangerschaft/Geburt", „Schule und Kita" bis hin zu „selbstbestimmt leben" und „Mobilität" für das gemeinsame Leben und die Pflege von Angehörigen mit Behinderung.

Für pflegende Kinder und Jugendliche
Etwa eine halbe Million Kinder und Jugendliche kümmern sich in Haushalt, der Versorgung oder bei der Betreuung um pflegebedürftige oder chronisch kranke Familienangehörige. Um ihnen Unterstützung und Gehör zu bieten, existiert seit 2018 das Projekt *Pausentaste* des Bundesfamilienministeriums. Dort finden Jugendliche auf sie zugeschnittene Informationen, Hilfe und Beratungsstellen. Auch Eltern und Fachkräfte aus der Schule können hier Weiterführendes finden.
https://www.pausentaste.de/

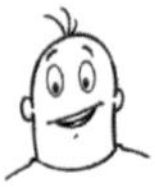

Wissen | Hausnotruf

Alter, Behinderung und Erkrankungen wie Grauer Star oder Parkinson, sowie Residuen durch Schlaganfall, Herzinfarkt oder auch Nebenwirkungen durch Medikamente, die sich potenzieren und gegenseitig verstärken, können den eigenen Alltag stark einschränken. Wer bereits einmal stürzte und merkt: Sinne und eigener Körper sind nicht mehr so verlässlich wie früher, der entwickelt häufig Ängste, sich alleine außerhalb der eigenen vier Wände zu bewegen und setzt damit meist den Teufelskreislauf aus ängstlicher Vermeidung, Muskelabbau und zunehmender Sturzgefahr in Gang. Manche Menschen verlassen daher

ihre Wohnung nicht mehr, anfangs noch aus vermeintlichem Selbstschutz, dann jedoch, weil sie körperlich zu stark abgebaut haben.
Eben jene *Sturzneigung* aber auch chronisch verlaufende Krankheiten können gerade für Alleinstehende und ältere Menschen gefährlich werden, weil Hilfe über das Telefon im Notfall nicht gerufen werden kann – etwa aufgrund eines Sturzes, weil Atemnot einsetzt oder das Telefon nicht erreichbar ist. Um Menschen in solche Situationen Hilfe leisten zu können, existieren Hausnotrufsysteme, als deren Vordenker in den 1970er-Jahre *Wilhelm Hormann* gilt und deren erste Vorgängermodelle sich ab den 1980er-Jahren und dem Festnetzanschluss zunehmend verbreiteten. Der Hausnotruf ist eine über Fest- oder Mobilfunknetz angeschlossene Kommunikationsbox, die über einen mobilen Auslöser die Verbindung zu einer sogenannten Hausnotrufzentrale herstellt. Die mobilen Auslöser werden dabei meist als gut sichtbarer, roter wasserfester Druckknopf an einem Armband oder an einer Halskette getragen. Je nach Anbieter gibt es inzwischen auch wesentlich modischere Varianten, die von außen nicht direkt erkennen lassen, dass es sich um einen solchen Notrufknopf handelt.
Bei Druck auf den Knopf wird nicht Rettungsdienst oder Feuerwehr, sondern innerhalb von meist 1 bis 2 Minuten Verbindung zur Hausnotrufzentrale aufgebaut, die dann über einen deutlich hörbaren Lautsprecher in der Wohnung mit der Person in Kontakt tritt. Sollte ein Notruf ausgelöst aber die Person nicht mehr sprechen können, wird dann entweder ein Notfallkontakt, Mitarbeitende des Hausnotrufs, Pflegedienst oder bei Gefahr in Verzug auch Feuerwehr und Rettungsdienst alarmiert. Bei manchen Anbietern kann der am Körper getragene Notrufknopf auch Stürze erkennen und eigenständig Hilfe anfordern. Manche Anbieter haben keine zwischengeschalteten Hausnotrufzentrale, sondern benachrichtigen automatisiert hinterlegte Notfallkontakten wie z. B. Nachbarn, Angehörige oder den Pflegedienst. Durch solche Lösungen kann Menschen, die öfter stürzen oder aus Schwäche nicht mehr aufstehen können, niedrigschwellig und ohne Einschalten von Rettungs- und Hilfskräften geholfen werden. Auch sind bei den Hausnotrufzentralen wichtige Gesundheitsdaten hinterlegt, sodass bei Notrufen schneller eine Einordnung des Geschehens möglich ist.
Heutzutage werden mit modernen Hausnotrufsystemen laut Bundesverband Hausnotruf e. V. etwa 1,2 Millionen Nutzende versorgt und jährlich etwa 4 Millionen Anrufe und 11.000 Hausnotrufe pro Tag

entgegengenommen. Nur etwa ein Drittel davon sind aber tatsächliche Hilferufe, die den Einsatz von Pflegedienst, Rettungsdienst oder Notfallkontakten nötig machen[272] denn häufig ist der Hausnotruf auch für Fragen und Unsicherheiten da oder wird irrtümlich angerufen, etwa weil der Alarmknopf aus Versehen gedrückt wurde.
Die Kosten für die Basistarife des Hausnotrufs der verschiedenen Anbieter werden von der Pflegekasse übernommen bzw. bezuschusst, wenn mindestens Pflegegrad 1 bewilligt wurde. Dafür muss die Pflegekasse die Kostenübernahme aber dringend vor(!) Abschluss eines Vertrages mit einem Hausnotrufanbieter bestätigen, da nachträglich keine Kosten übernommen werden. Wer keinen Pflegegrad hat, muss diese monatlichen meist 20 bis 30 Euro für die Basisfunktionen eigenständig übernehmen. Dazu kommen bei fast allen Anbietern Anschluss- und Installationsgebühren für die Basisstation. Verschiedene Zusatzleistungen und Techniken können zugebucht werden wie z. B. Hausschlüsselhinterlegung, zusätzliche mobile Notrufgeräte für Wege außerhalb der Wohnung, Verknüpfung mit dem Rauchmelder oder eine Tagestaste und/oder Bewegungsmelder, die eigenständig Rückrufe der Hausnotrufzentrale auslösen, wenn sich Bewohnerin oder Bewohner nicht selbstständig innerhalb eines gewissen Zeitfensters gemeldet haben.

Wer darf im Pflegefall über mich entscheiden?

Praxis | *Frau Ölschläger erinnert sich noch gut an das unangenehme Gespräch, das ihr reiselustiger Mann und sie vor einigen Jahren an Ostern zum Thema Patientenverfügung und Vorsorgevollmacht geführt hatten. Ihr Mann wirkte vollkommen abgeklärt, als er mit ihr besprach, welche Maßnahmen er keineswegs wolle und dass er sich wünsche, gegenseitig eine Vorsorgevollmacht über finanzielle und gesundheitliche Belange auszustellen. „Nur für den Fall der Fälle, mein Schatz!“ hatte er damals lachen gesagt, aber ihr hatte es nur den Hals zugeschnürt. Über die Verbraucherzentrale*

272 Der Bundesverband Hausnotruf online: https://www.bv-hausnotruf.de/bundesverband/

hatten sie sich damals beraten lassen und bei einem befreundeten Notar alles rechtssicher prüfen und durch diesen digital im zentralen Vorsorgeregister hinterlegen lassen. Nun, vier Jahre später, steht Frau Ölschläger auf Intensivstation am Bett ihres Mannes, während die Logopädin gerade mit ihm Schluck- und Sprechübungen macht. Morgen soll ihr Mann in eine Kurzzeitpflege-WG für über Tracheostoma beatmete Patienten verlegt werden. Dank der hinterlegten Patientenverfügung konnte in der Klinik sehr schnell im Sinne von Herrn Ölschläger gehandelt werden, stets in enger Absprache mit seiner Frau, die dank Vorsorgevollmacht nun auch über zukünftige Umbauten im gemeinsamen Haus entscheiden und nötige Anträge im Namen ihres Mannes zeichnen darf. „Die Lebenslust ist ihm noch immer ins Gesicht geschrieben" denkt Frau Ölschläger, während sie die Übungen beobachten darf, doch ein schwerer dunkler Schleier liegt über ihren Gedanken an die kommenden Wochen, Monate und Jahre.

Zum heutigen Kaffetrinken ist auch Henrikes Bruder zur kleinen Wohnung der gemeinsamen Mutter gekommen. Fünf Jahre nachdem tatsächlich die Diagnose Parkinson mit dementiellem Syndrom bei ihrer Mutter gestellt wurde, können weder er noch Henrike die Situation weiter mitansehen. Seit einer Lungenentzündung, bei der ihre Mutter sogar kurzfristig stationär im kleinen Kreiskrankenhaus aufgenommen werden musste, scheint sich ihr Zustand verschlimmert zu haben. Ihrer Starrköpfigkeit tat dies keinen Abbruch, denn laut des ambulanten Pflegedienstes, den ihre Mutter nach langer Diskussion zugestimmt hatte, bestehe sie weiterhin darauf den Großteil der Wohnung alleine bewirtschaften zu wollen und lehnte viele vom Dienst angebotene Hilfeleistungen vehement ab. Während Henrikes Bruder einen Erdhaufen aus der Anrichte fegt, den seine Mutter nach einem Ausflug in den kleinen Garten dort aus Gründen, die nur sie kannte, deponiert hatte, äußert auch er Zweifel daran, wie es mit der aktuellen Wohnsituation weitergehen solle. Denn weiterhin war die Erkrankung ein heißes Eisen und ihre Mutter verbat sich jegliche Gespräche über Vorsorge und Wohnortwechsel. „Was sollen wir tun, wenn sie weiter abbaut?". Seine Frage blieb unbeantwortet im Raum stehen, während ihre Mutter im Zimmer nebenan mit fahrigen Händen hektisch nach etwas sucht. Bis Henrike mit hörbarem Frust seufzt: „Die Frage ist eher, was dürfen wir tun? Sie lässt ja nichts zu!"

Was ist eine Patientenverfügung?

Patientenverfügung und Vorsorgevollmacht werden häufig synonym verwendet, doch regeln sie unterschiedliche Dinge. Die Patientenverfügung hält medizinische und pflegerische Wünsche der Person fest, die sie verfasst und unterschrieben hat. Darin werden konkrete Anweisungen hinterlegt, was im Falle von schwerer Krankheit, Behinderung und Pflegebedürftigkeit erwünscht oder abgelehnt wird, insbesondere, wenn die Person nicht mehr ansprechbar oder bei klarem Willen und Verstand ist. Hier werden beispielsweise auch Anweisungen hinterlegt, auf Wiederbelebung, künstliche Ernährung oder Beatmung zu verzichten. Leider sind viele Patientenverfügungen für den medizinischen Ernstfall nicht hinreichend rechtsicher, weil sie häufig unklare und generalisierende Aussagen oder Klauseln enthalten, die für Laien eindeutig klingen, es rechtlich und/oder medizinisch aber nicht sind. Beispielsweise könnte die Formulierung auf Reanimation, künstliche Beatmung und Ernährung allgemein zu verzichten im Widerspruch zu einem Passus stehen, der explizit Hilfe bei Ernährung und sonstigen medizinischen Maßnahmen bei einer vielleicht bereits schon bestehenden dementiellen Erkrankung wünscht. Damit soll zwar gezeigt werden, dass der Verlust der Selbstständigkeit im Verlauf des Krankheitsbildes verstanden wurde und daher explizit pflegerische Hilfe erwünscht ist. Im Ernstfall stellt sich aber die Frage, was nun genau im Falle eines Notfalls gemacht werden soll. So sind Formulierungen wie „ein würdevolles Sterben ermöglichen“ oder das häufig genutzte *„keine lebenserhaltenden Maßnahmen“* zu vage und im Zweifel Interpretationssache. Denn bei einer stark ausgeprägten Exsikkose (Dehydratation/starkem Flüssigkeitsverlust) ist bereits das Legen einer Infusion lebenserhaltend, bei einem Verkehrsunfall die Transfusion von Blutkonserven oder bei Sepsis die Gabe eines Antibiotikums. Stattdessen sollte konkret genannt werden, was nicht erwünscht ist, z. B. Dialyse, Ernährung über Magensonde, Wiederbelebungsmaßnahmen etc. Nur mit konkreten Aussagen kann Rettungsdienst und Klinik im Sinne von Patientin oder Patient handeln und damit auch die Angehörigen entlasten, die durch eine klare Patientenverfügung in der komplexen Situation eines Notfalls oder des Sterbeprozesses einen Leitfaden haben, an dem sie ihr Handeln und weitere Hilfe orientieren können.

Eine tatsächlich wirksame Patientenverfügung benötigt daher medizinisches Fachwissen. Statt einfach eine Blankovorlage aus dem Internet zu verwenden, sollte die Erstellung deswegen dringend mit fachkundiger

Hilfe erfolgen und regelmäßig an die aktuelle gesundheitliche Situation angepasst werden. Um den in der Patientenverfügung bekundeten Willen zu bekräftigen, lohnt sich eine über die Jahre immer wieder neu am Ende des Dokuments hinterlegte Unterschrift. Damit kann bezeugt werden, dass der schriftlich bekundete Wille, der beispielsweise vor zehn Jahren erstellten Verfügung noch immer aktuell ist. Bestenfalls wird sie leicht zugänglich bei anderen medizinischen Dokumenten, ärztlichen Briefen oder dem Medikamentenplan hinterlegt. So ist sie im Notfall schnell griffbereit. Eine Kopie der Patientenverfügung sollte auch immer(!) in den Unterlagen des Pflegeheims verfügbar sein. So kann etwa der Rettungsdienst vor Ort auch entsprechend aktiv werden. Gerade bei Patient:innen, die explizit keine Wiederbelebung wünschen ist dies zwingend notwendig. Moderne, gut geführte Pflegeheime vermerken in ihren Pflegeunterlagen explizit die Ablehnung von Reanimation oder jeglicher Versorgung im Krankenhaus, etwa bei Palliativsituationen und benachrichtigen dann folgerichtig auch nicht den Rettungsdienst. Wenn den Pflegeheimen keine schriftliche Verfügung vorliegt oder diese bei Verschlechterung des Zustandes aus Unsicherheit dennoch den Rettungsdienst rufen, kann folgendes passieren: Die Wiederbelebung wird gestartet oder eine Krankenhauseinweisung mit allen Maßnahmen durchgeführt, weil keine schriftliche Patientenverfügung vorliegt, Patient:in sich nicht (mehr) äußern kann oder die in der Vorsorgevollmacht vermerkte Angehörige oder betreuende Person nicht erreichbar ist. Im konkreten Notfall z. B. einer Reanimation bleibt dann kaum Zeit und Entscheidungen müssen innerhalb von Minuten getroffen werden.

Daher ist das Erstellen und stets griffbereit Halten einer aktuellen Patientenverfügung elementar. Für eine einmalige Gebühr von etwa 20 Euro kann diese auch im **Zentralen Vorsorgeregister**[273] der *Bundesnotarkammer* digital hinterlegt werden. Darüber können Kliniken im Notfall jederzeit online die Patientenverfügung und etwaige Vorsorgevollmacht abrufen. Wer sich dafür entscheidet, als Ansprechperson in der Patientenverfügung hinterlegt zu werden, muss sich bewusst sein, dass er oder sie zur Entscheidungsfindung über weiteres medizinisches Handeln stets erreichbar sein sollte, häufig auch spät nachts oder sehr früh morgens. Diese Person sollte daher sehr gut die Wünsche und Vorstellungen der Patient:in kennen, um in ihrem Sinne Auskunft geben zu können. Um den tatsächlichen Willen auch

273 Das Zentrale Vorsorgeregister (Bundesnotarkammer) online: https://www.vorsorgeregister.de

rechtlich sicher umsetzen zu können, sollte die Vertrauensperson bestenfalls auch in einer komplementären **Vorsorgevollmacht für medizinische Belange** eingesetzt und erreichbar sein.

Was ist eine Vorsorgevollmacht?

Jede Patientenverfügung sollte über eine komplementäre **Vorsorgevollmacht** verfügen. Diese regelt konkret, welche rechtlichen und organisatorischen Belange Dritte im Namen von Patient:in rechtssicher umsetzen dürfen. Häufig wird die Vorsorgevollmacht mit einer Generalvollmacht verwechselt, die automatisch und vollumfänglich ab Zeitpunkt der Ausstellung für alle Bereiche des Lebens gilt, unabhängig davon, ob die ausstellende Person noch gesundheitlich oder geistig in der Lage wäre eigene Entscheidungen zu treffen. Eine Vorsorgevollmacht hingegen tritt erst dann in Kraft, wenn die Person keine Entscheidungen mehr treffen kann. In ihr kann und sollte auch ganz genau benannt werden, welche **Teil-Vollmachten** tatsächlich an Dritte abgegeben werden. So kann eine Person mit der Teilvollmacht über gesundheitliche Belange ausgestattet werden ohne Zugriff auf finanzielle Angelegenheiten, Konto und etwaige Vermögenswerte zu erhalten. Wer hier namentlich genannt ist und unterschrieben hat, darf dann Behandlungsverträge in Kliniken unterschreiben über medizinische Eingriffe entscheiden oder Verträge mit Leistungserbringenden kündigen. Nur wer Teilvollmachten über finanzielle Angelegenheiten oder den Aufenthalt besitzt, darf über Konten verfügen, die Wohnung auflösen oder den Umzug in ein Pflegeheim bestimmen, wenn der bzw. die Patient:in nicht mehr einwilligungsfähig ist bzw. diese Aufgaben an Dritte abgeben möchte.

Eine Vorsorgevollmacht sollte deswegen spätestens dann ausgestellt werden, wenn absehbar ist, dass aufgrund von Krankheit, drohender Behinderung oder durch Alter und Pflegebedürftigkeit die Fähigkeit Entscheidungen in vollem Bewusstsein zu treffen nicht mehr möglich sein wird oder wenn man sich selber nicht mehr zutraut, allein die richtigen Entscheidungen zu treffen. Es sollten wenige, enge Vertrauenspersonen in der Vorsorgevollmacht hinterlegt werden, die bestenfalls schnell erreichbar sind und zeitnah Entscheidungen treffen können. Wie viele Personen man mit dieser Aufgabe betraut und eventuell mit verschiedenen Teil-Vollmachten ausstattet ist eine zentrale Frage mit gewichtigen Folgen. Ist mehr als eine Person mit einer Teilvollmacht ausgestattet kann eine schnelle Entscheidungsfindung verzögert werden oder zu Streit innerhalb der Familie führen. Das Aufsetzen einer Vorsorgevollmacht ist daher ein Rechtsakt mit eheblichen Folgen für das eigene und familiäre Leben, deswegen sollte dies dringend mit fachkundiger Beratung und eventueller, notarieller Beglaubigung erfolgen. Die Vorsorgevollmacht kann, wie die Patientenverfügung auch, digital im *Zentralen Vorsorgeregister* hinterlegt werden. Auch lässt sich vermerken, welche Personen auf jeden Fall von Vorsorge oder Betreuung ausgeschlossen werden sollen, etwa bestimmte Angehörige oder getrenntlebende Ehepartner.

Grundsätzlich gilt: Niemand, auch nicht Ehepartner, Kinder oder sonstige Familienangehörige können stellvertretend für volljährige, erwachsene Menschen entscheiden. Irrtümlich nehmen viele an, die Ehe garantiere ein solches Recht. Seit 2023 regelt §1358 BGB zwar das **Not-Vertretungsrecht** für Eheleute und eingetragene Lebenspartnerschaften, es gilt aber nur in akut-medizinischen Lagen. Also wenn etwa nach einem Unfall ein Partner bewusstlos oder durch Krankheit nicht mehr in der Lage ist, dringende, medizinische Entscheidungen zu treffen. Durch das Not-Vertretungsrecht erhalten die Partner dann zwar in gesundheitlichen Angelegenheiten Auskunft durch ärztliches Personal und haben Entscheidungsmitsprache bei Durchführung oder Ablehnung gesundheitlicher Maßnahmen. Allerdings ist dieses Not-Vertretungsrecht nur für sechs Monate gültig und trifft nicht zu, wenn beide Parteien getrennt leben, eine rechtliche Betreuung existiert oder die Auskunft an den Partner vorab explizit untersagt wurde. Nur eine Vorsorgevollmacht sichert, dass auch Eheleute grundsätzlich Auskunft und Mitsprache er- und behalten können.

Was ist eine rechtliche Betreuung?

Wenn es keine Vorsorgevollmacht gibt und An- oder Zugehörige die Betreuung nicht übernehmen wollen, wird durch das Betreuungsgericht eine **rechtliche Betreuung** zugeteilt. Das sind Personen, welche als professionelle Betreuende in der Datenbank der regionalen Betreuungsbehörde hinterlegt sind und fortan über Belange in zuvor durch das Gericht festgelegten Bereichen Entscheidungen treffen. Das kann für gesundheitliche, finanzielle, aber auch wohnraumrechtliche Belange sein, d. h. eine rechtliche Betreuung kann ab dann je nach Bevollmächtigung über Wohnort und über die Finanzen von Patient:in bestimmen. Das Konstrukt der rechtlichen

Betreuung ist nicht unumstritten. Um Berufsbetreuer:in zu werden, muss seit 2023 (!) ein Sachkundenachweis mit 250 Unterrichtseinheiten zu Unterbringungs- und Sozialhilferecht, Vermögensorge und Genehmigungs- und Berichtspflichten sowie Kommunikation und Konfliktmanagement nachgewiesen werden. Rechtlich Betreuende werden vor Aufnahme in die Kartei auf ihre Qualifikation geprüft, müssen regelmäßige jährliche Rechenschaftsberichte vorlegen und weitreichende Entscheidungen wie etwa Veräußerung von Vermögen oder Beendigung eines Mietvertrags der zu betreuenden Person vorab durch das Amtsgericht prüfen lassen. Durch Reformierung des *Betreuungsrechts* nach §1821 BGB wurde die Pflicht der rechtlich Betreuenden betont, im Sinne der zu Betreuenden zu handeln,[274] *Entmündigungen* sind nicht mehr ohne weiteres möglich und betreute Personen bleiben meist weiterhin geschäftsfähig. Dennoch bedeutet eine gesetzliche Betreuung, dass meist weitreichende Aspekte des Lebens ab dann in deren Hand liegen.

Um dies abzuwenden, sollte frühzeitig über das Thema Vorsorgevollmacht mit der eigenen Familie gesprochen und eine solche erstellt werden. Wenn dies nicht möglich ist, etwa weil keine Angehörigen existieren aber eine Betreuung durch Eigen- oder Fremdgefährdung unumgänglich wird, kann beim Betreuungsgericht der Antrag auf *Betreuungsverfügung* gestellt werden. Da es sich hierbei um einen erheblichen Eingriff in die Selbstbestimmung eines Menschen handelt, werden solche Anträge streng geprüft. Eine Betreuungsverfügung kann auch freiwillig mit einer konkreten Person z. B. dem eigenen Kind erbeten werden. Dann muss die beantragende Person dies jedoch frühzeitig tun, vollumfänglich einwilligungsfähig sein und die gewünschte betreuende Person auch in einer Vorsorgevollmacht vermerkt werden. Auch hier gilt, sich rechtzeitig rechtskundige Hilfe für Beratung und Beantragung einzuholen.

Was ist ein digitaler Nachlass?

Durch das digitale Zeitalter ändert sich auch unser Erbe. Digitale Spuren wie Bilder, Reels oder Textbeiträge im Netz sind dabei das eine, eigene Websites, Accounts bei Social Media und laufende Abos das andere. Seit

274 Braun, E.; Gather, J.; Henking, T. et al. (2022): Das Verständnis von Wohl im Betreuungsrecht – eine Analyse anlässlich der Streichung des Wohlbegriffs aus dem reformierten Gesetz. Ethik Med 34, S. 515–528. Online: https://doi.org/10.1007/s00481-022-00697-8

einem Grundsatzurteil des Bundesgerichtshofs[275] von 2018 fällt dieser digitale Nachlass in die Erbmasse, d. h. Angehörige erhalten nach dem Tod Zugriff darauf. Auch hier kann über eine Vollmacht, die zwingend den Passus „über den Tod hinaus" beinhalten sollte, vorab geregelt werden, wer Zugriff und Verwaltungshoheit über diese digitalen Inhalte erhält. Für die bevollmächtigte Person sollten alle Accounts und Passwörter zugänglich und bestenfalls vermerkt sein, wie mit den digitalen Inhalten verfahren werden soll. Einige Anbieter wie Google bieten in den Accounteinstellungen auch an, das Konto automatisch zu löschen oder explizit ausgewählten Personen Zugriff zu gewähren. Auf Facebook und Instagram können Konten in Gedenkzustand versetzt werden, bleiben dann aufrufbar, sind aber gegen das Einloggen sowie Ändern oder Löschen von Inhalten dauerhaft geschützt.

Alternativ bieten Bestattungsdienste bereits seit einigen Jahren Hilfe bei der **digitalen Nachlassverwaltung** an. Durch Abgleichsanfragen bei einer Vielzahl von digitalen Anbietern, Shops, Banken, Streaming-Diensten aber auch Glückspiel oder Erotik-Websites können dann Accounts ausfindig und die Löschung bzw. Abwicklung eventuell noch laufender oder offener Verbindlichkeiten beantragt werden.

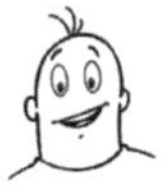

Linktipp

Selbstbestimmt – Onlinepatientenverfügung und Vorsorgevollmacht der Verbraucherzentralen
Auf ihrer Website bietet die Verbraucherzentrale auf Grundlage von Textbausteinen des Bundesministeriums der Justiz eine Schritt-für-Schritt Anleitung zur Erstellung der eigenen Patientenverfügung oder Vorsorgevollmacht an. Das digitale Tool kann keine persönliche Beratung ersetzen, für erste Schritte aber sehr hilfreich sein!
https://s.narr.digital/gxn4d
https://s.narr.digital/xsv6c

275 Bundesgerichtshof (2018): Urteil vom 12. Juli 2018 – III ZR 183/17.

Beratungsstellen für Pflegebedürftige und deren An- und Zugehörige
Das Zentrum für Qualität in der Pflege (ZQP) bietet auf ihrer Website eine Datenbank mit Karte an, auf welcher Beratungsstellen rund zum Thema Pflege, Betreuung und Vorsorge gefunden werden können.
https://s.narr.digital/xen5m

Was ist die Pflegekrise? ◆

Über den Verlauf dieses Kapitels waren die verschiedenen Herausforderungen des Pflegesystems an verschiedenen Teilfragen bereits Thema und zeigen: Das Problem, vor dem das Deutsche Pflegesystem steht, ist multifaktoriell und wie so häufig in den komplexen Sozialsystemen Deutschlands nicht durch das Drehen einiger Stellschrauben über Nacht lösbar. Die aktuellen Probleme im deutschen Pflegesystem lassen sich auf einige Faktoren reduzieren, die für sich genommen bereits problematisch, zusammen aber fatal sind: Demografischer Wandel, der die Finanzierung der Pflegeversicherung ins Wanken bringt und ebenfalls dazu führt, dass immer mehr aktuell noch in großen Teilen das Pflegesystem stemmenden Pflegekräfte das System altersbedingt verlassen werden. Damit steigt der ohnehin seit Jahrzehnten enorme Druck auf Pflegekräfte, die zunehmend aus Überlastung das System verlassen, den Beruf oder in die für Pflegeeinrichtungen und Kliniken kostspielige Zeitarbeit wechseln. Nicht nur die belastenden Arbeitsbedingungen, auch der chronisch schlechte Ruf der Pflege führt dazu, dass immer weniger junger Nachwuchs den Weg in Pflegeeinrichtungen findet, womit – und damit schließt sich der Kreis – auch zu Pflegende die Folgen zu spüren bekommen. Entweder, weil die Wartelisten für Pflegeheime oder ambulante Pflegedienste lang sind. Oder weil die Betreuung von wesentlich pflegebedürftigeren Menschen mit Pflegegraden 4 und 5 durch ambulante Dienste aufgrund Personalmangels abgelehnt oder die Zusammenarbeit beendet werden muss. Oder auch, weil Pflege immer mehr zu einem gehetzten Abarbeiten unter Zeitdruck wird, Pflege- oder Aufsichtsfehler durch schieren Personalmangel in Kauf genommen und das Zwischenmenschliche der Pflege zunehmend schwindet.

Ohne Frage: Auch gesellschaftlicher Wandel spielt bei der Pflegekrise eine Rolle, denn was mit Beginn der Industrialisierung begann, ist heutzutage eher Regel, denn Ausnahme: Obwohl häusliche Pflege weit verbreitet ist, findet sie im Schatten statt. Krankheit, Pflegebedürftigkeit, Sterben und Tod sind keine besonders gesellschaftsfähigen Themen, über die man an den Feiertagen miteinander sprechen möchte. Und wo es geht, werden Menschen mit Behinderung, Krankheit und Pflegebedürftigkeit tendenziell outgesourct, häusliche Pflege eher mit sich selbst ausgemacht. Mit Folgen: Laut einer Meta-Studie geben weltweit gerade bei der häuslichen Pflege dementiell Erkrankter über 50 % der An- und Zugehörigen an, unter Einsamkeit und knapp 40 % gar unter sozialer Isolation zu leiden.[276] Die aktuelle Finanzierungslage der Pflegeversicherung steht auf tönernen Füßen und ist nicht auf die Herausforderungen der kommenden Jahrzehnte vorbereitet.

276 Liao, X.; Wang, Z.; Zeng, Q.; Zeng, Y. (2024): Loneliness and social isolation among informal carers of individuals with dementia: A systematic review and meta-analysis. Online: https://doi.org/10.1002/gps.6101

6. Klinische Versorgung

Grund-, Regel-, Spezial und Maximalversorger - Welche unterschiedlichen Versorgungsformen gibt es? ◆

Viele der deutschen Krankenhäuser sind historisch mit den Besonderheiten ihrer jeweiligen Standorte gewachsen. Das berühmteste Beispiel: Die Charité in Berlin, über deren Gründung 1710 als Hospiz und Entwicklung hin zu einer der größten Universitätskliniken Europas sogar eine gleichnamige Serie erzählt. Was die Charité und andere Universitätskliniken leisten können, ist mit kleineren, manchmal etwas despektierlich genannten „Wald-und-Wiesen"-Krankenhäusern nicht vergleichbar. Und das muss es auch nicht, denn in Deutschland beteiligen sich Einrichtungen je nach Bundesland in drei bzw. vier unterschiedlichen Versorgungsstufen an der medizinisch stationären Versorgung. Die Begriffe Krankenhaus und Klinik werden dabei häufig synonym verwendet. Krankenhaus meint dabei grundsätzlich die Möglichkeit, stationär medizinisch behandelt werden zu können, also ein Gebäude, das baulich, technisch und personell dazu in der Lage ist. Klinik kann zusätzlich für eine spezielle Fachrichtung oder Abteilung genutzt werden, die innerhalb des Krankenhauses baulich getrennt oder auch mit anderer Fachrichtung kombiniert spezialisierte medizinische Behandlung anbietet, etwa eine Geburts- oder Poliklinik.

Unterteilt nach ihrer Versorgungsstufe, nehmen Angebot und Spezialisierung durch bestimmte Fachrichtungen, Technik und medizinische Möglichkeiten aufeinander aufbauend zu. Je Versorgungsstufe gelten verbindliche Standards in Bezug auf Medizintechnik, bauliche Besonderheiten, Personal und bei bestimmten Schwerpunktkliniken auch der Befähigungsnachweis über regelmäßig erbrachte Behandlungen und OPs.

- **Krankenhaus der Grundversorgung:** Notfallversorgung, Innere Medizin und Allgemeinchirurgie
- **Krankenhaus der Regelversorgung:** zusätzliche Versorgung in Geburtshilfe und Gynäkologie, Augen- sowie Hals-Nasen-Ohren-Heilkunde und Orthopädie
- **Krankenhaus der Schwerpunktversorgung:** zusätzliche Versorgung in spezialisierten Bereichen wie Pädiatrie oder Neurologie

- **Krankenhaus der Maximalversorgung/Universitätsklinikum:** Diese bieten das umfassendste Spektrum medizinischer Versorgung auch bei seltenen Krankheiten und komplexen Fachdisziplinen. Hier wird aktiv geforscht und ausgebildet.

Krankenhäuser der Grund- und Regelversorgung können kleinere Routinebehandlungen und Operationen ohne größere Komplexität und mit geringerer Bettenkapazität durchführen. Für die häufigsten Behandlungen und Notfälle wie Beinfrakturen, Gallenkoliken, COPD oder Asthma usw. sind sie erste Anlaufstelle für die lokale Bevölkerung. Bestimmte Krankheitsbilder wie Schlaganfall oder Herzinfarkt jedoch können hier meist nur erstversorgt aber nicht behandelt werden. Die für komplexere Erkrankungen benötigten Einrichtungen von *Stroke Unit* für Schlaganfälle, ein *Herzkatherlabor* bei Herzinfarkt oder *Weaning* (Entwöhnung von maschineller Beatmung), (Notfall-)*Dialyse* oder *ECMO* (Extrakorporale Membranoxygenierung, künstliche Herz-Lungen-Maschine) sind nur in **Schwerpunkt-** bzw. häufig erst bei **Maximalversorgern** zu finden. Selbes gilt für Geburten mit anschließend komplexeren Behandlungen etwa für kranke oder vor der 37. Schwangerschaftswoche und damit zu früh geborene Kinder *(Frühchen)*. Diese benötigen spezialisierte pädiatrische, intensivmedizinische Hilfe einer *Neonatologie* oder *Kinderneurochirurgie*. Daher sollte gerade bei Risikoschwangerschaften explizit darauf geachtet werden, dass Geburts- oder Krankenhaus eine entsprechend angebundene Fachklinik hat.

Für akute Notfälle stehen die Notaufnahmen der Kliniken zur Verfügung. Jedoch hat nicht jedes Haus alle Fachrichtungen, sodass beispielsweise eine Nierenkolik oder Hodentorsion einen urologischen Fachbereich benötigt und nicht jedes Krankenhaus Kindernotfälle behandeln kann. Je nach Krankheitsbild und Zustand wird dann entweder an die korrekte Einrichtung weitervermittelt oder das Krankenhaus verlegt nach einer Erstversorgung mit KTW oder bei kritischen Krankheitsbildern auch mit RTW in die passende Klinik. Bei Notfällen kümmert sich der Rettungsdienst darum das korrekte Krankenhaus für die weitere Versorgung anzufahren. Bei Unsicherheiten gibt die 116117 telefonisch oder online Auskunft über passende *Notfallambulanzen*.

Für planbare Operationen gilt analog der freien Arztwahl freie Wahl des Krankenhauses. Für die stationäre Aufnahme in spezialisierte Krankenhäuser und Reha-Kliniken ist eine Einweisung durch Haus- oder Fachärzt:in nötig, die auch bei der Beratung für die passende Klinik helfen können. Ist nur eine ambulante Behandlung nötig, wird eine Überweisung ausgestellt. Patient:innen für sich zu gewinnen ist dabei natürlich gerade auch für **Schwerpunktkliniken** relevant, weswegen diese auch online in Datenbanken gelistet sind, um dort weit über städtische und teils Landesgrenzen hinweg über ihre Behandlungen zu informieren. Um Schwangere für sich zu gewinnen, bieten beispielsweise viele Geburtskliniken vorab Beratungstermine mit Besichtigung der Einrichtung an. Neben dem Behandlungsangebot kann für manche Patient:innen aus religiösen Gründen auch die kirchliche Trägerschaft des Krankenhauses eine Rolle spielen.

Bei der stationären psychiatrischen oder psychosomatischen Versorgung können regional andere Regeln gelten, etwa wenn mit einem **Zuweisungs-** bzw. **Sektorprinzip** gearbeitet wird, bei dem die zuständige Klinik je nach Postleitzahl des Wohnorts von Patient:in fest zugewiesen ist.

Hat die Trägerschaft von Kliniken Einfluss auf die Behandlung?

Grundsätzlich müssen alle Kliniken ihrem gesetzlichen Versorgungsauftrag nachkommen. Neben öffentlicher Trägerschaft können Kliniken auch privat oder gemeinnützig bzw. kirchlich sein. Krankenhäuser in **öffentlicher Trägerschaft** sind kommunal oder bundesstaatlich betrieben, das trifft auf die meisten Universitätskliniken und städtischen Krankenhäuser zu. **Freigemeinnützige Träger** sind entweder kirchlich wie die evangelische Diakonie oder katholische Caritas oder durch DRK, Malteser, Arbeiterwohlfahrt, Stiftungen und anderen betrieben. Seit Jahren gewinnen Kliniken in **privater Trägerschaft** an Bedeutung, meist in Hand großer Klinikketten wie Helios, Asklepios, Sana und Vivantes.

Mit dem Begriff Bett bzw. Bettenplatz wird stark verkürzt die Kapazität zur Behandlung von Menschen in der Klinik oder auf Station beschrieben. In den letzten Jahren nahm deren totale Anzahl immer weiter ab, was als *Bettenabbau* bezeichnet wird. Fast kein Land Europas gibt mehr Geld für seine Krankenhäuser aus als Deutschland: Die Gesamtausgaben für den Kliniksektor beliefen sich 2024 auf 31,1 % bzw. 101,7 Milliarden Euro und sind damit der größte und teuerste Leistungsbereich der GKV.[277] Gleichzeitig

---

277 vdek (2025): Daten zum Gesundheitswesen: Krankenhaus. Online: https://www.vdek.com/presse/daten/d_ausgaben_krankenhaus.html

sind viele Klinken in Deutschland aber finanziell in Schieflage geraten, was sich auch in der Versorgung niederschlägt und an mehreren Faktoren liegt. Einerseits war der ökonomische Druck auf Kliniken jahrzehntelang durch das Vergütungssystem der Fallpauschalen stets hoch. Auch fehlt vielerorts Personal, um die entsprechenden Klinikbetten versorgen zu können. Diese gelten als Währung eines jeden Krankenhauses, denn je mehr oder eben weniger Betten als Behandlungsplätze für Patient:innen zur Verfügung stehen und durch entsprechendes Personal abgedeckt sind, umso mehr oder weniger Menschen können versorgt und Maßnahmen je nach Fallpauschale abgerechnet werden. Fehlt Personal, wird die maximale Anzahl an Betten reduziert, um wenigstens einen Teil der medizinischen Behandlung anbieten zu können oder Stationen teilweise oder sogar ganz geschlossen. Diese Entwicklung betrifft auch Krankenhäuser **kirchlicher Trägerschaft**.

Diese haben dabei innerhalb der Kliniklandschaft einige Besonderheiten: Als Arbeitgeberin hat die Kirche im Rahmen des sogenannten *Dritten Wegs* eine arbeitsrechtliche Sonderstellung was Abläufe, Organisation aber vor allem arbeitsrechtliche Vorgaben anbelangt. Das können kleinere Details wie etwa das morgendliche gemeinsame Vorlesen der Tageslosung auf Station oder besondere Vorgaben in der Speisenversorgung sein. Bedeutsamer jedoch ist, wenn kirchlichen Träger etwa die offizielle Zugehörigkeit zur katholischen oder evangelischen Kirche zur Einstellungsvoraussetzung machen oder auch bestimmte Verhaltensregeln bzw. deren Bruch im Rahmen der *Loyalitätspflicht* an ein Fortbestehen des Arbeitsverhältnisses knüpfen und damit den gesetzlichen Kündigungsschutz aufheben können. So können Scheidung und Wiederverheiratung oder anderweitige Abkehr von religiös-kirchlichen Vorgaben im Privatleben sowie Kirchenaustritt oder Wechsel der Konfession ein legitimer Abmahnungs-, Versetzungs- oder gar Kündigungsgrund vonseiten einer katholischen Klinik sein. Auch wenn im Zuge der immer weiter abnehmenden Religiosität in Deutschland Konfession bei kirchlichen Trägern aus der Not geboren zunehmend weniger streng eingefordert wird, kann bei leitenden Mitarbeitenden jedoch sehr wohl noch eine Überprüfung auf Übereinstimmung kirchlich-religiöser Werte und Privatleben eingefordert werden und manche Leitungspositionen ohne Konfessionszugehörigkeit und entsprechenden Leumund verschlossen bleiben.[278] Diese Praktik wird seit Jahrzehnten kritisiert und vor Gericht zum Teil erfolgreich angefochten.[279] Dennoch: Kliniken in kirchlicher Trägerschaft können bundesweit bestehendes Arbeitsrecht aushebeln, sich auf Sonderregelungen gegenüber Gewerkschaften berufen und deren Mitbestimmungsrecht sowie das Ausüben von Streiks komplett verbieten oder stark einschränken. Trotz dieser rechtlichen Sonderstellungen erhalten Kliniken in kirchlicher Trägerschaft staatliche Fördermittel gerade auch zur medizinischen Versorgung. Doch auch diese kann und wird durch religiöse Vorgaben in Versorgung und ärztlicher Therapiefreiheit explizit eingeschränkt, etwa bei der Behandlung Schwerstkranker, stark eingeschränkten Maßnahmen der Reproduktionsmedizin, dem Verbot zur Ausgabe der Pille danach oder wenn Schwangerschaftsabbrüche in Kliniken überhaupt nicht oder nur unter Bedingungen durchgeführt werden, die der kirchlichen Trägerschaft und nicht offizieller Rechtslage entsprechen. So verweigern einige katholische Kliniken Schwangerschaftsabbrüche per sé oder führen diese nur aus, falls das Leben der Mutter in direkter Gefahr ist.

Dies bricht die Vorgaben offizieller Rechtslage, nach welcher Schwangerschaftsabbrüche nicht legal, aber bis zum Ende der 12. Schwangerschaftswoche für alle Beteiligten straffrei bleiben, wenn zuvor ein kostenfreies, verpflichtendes Beratungsgespräch, die *Schwangerschaftskonfliktberatung*, stattgefunden (§218a Abs. 1 StGB) und/oder der Abbruch im Zuge eines strafrechtlichen Geschehens wie sexueller Gewalt oder schwerster Behinderung des Kindes und gesundheitlicher sowie seelischer Belange der Mutter geschieht (§218a Abs. 2 und 3 StGB). Die Kriminalisierung von Abbrüchen im StGB stammt aus dem Jahr 1871. Seitdem haben sich sowohl gesellschaftlicher Wandel und Konsens längst geändert und eine Entkriminalisierung des Schwangerschaftsabbruchs mit Streichung des §218 StGB wird immer wieder diskutiert. Zuletzt schien eine Reform-Vorhaben auch in greifbarer Nähe, als große Zustimmung unter Bundestagsabgeordneten für ein Ende des §218 StGB gefunden wurde. Doch sowohl der Koalitionsbruch der Ampel-Regierung Ende 2024 und maßgeblich die Enthaltung der FDP unter dem

---

278 Beden, M. (2013): Katholische Krankenhäuser: Die Loyalitätspflichten der Ärzte. In: Deutsches Ärzteblatt. Online: https://www.aerzteblatt.de/archiv/katholische-krankenhaeuser-die-loyalitaetspflichten-der-aerzte-6bc017b9-18c5-4e79-aac0-3edd31aba296

279 katholisch.de (2020): Zehnjähriger Rechtsstreit um erste Kündigung wegen Wiederheirat 2019 beendet. Chefarzt erneut von kirchlichem Krankenhaus entlassen. Online: https://www.katholisch.de/artikel/25526-zeitung-chefarzt-erneut-von-kirchlichem-krankenhaus-entlassen

damaligen Bundesjustizminister Buschmann führte dazu, dass auch dieser Reformversuch scheiterte.[280] Zuletzt sprach sich auch der 129. Ärztetag in Leipzig für eine Streichung und Verbesserung der Rechts- und Versorgungslage aus – explizit auch in Kliniken kirchlicher Trägerschaft.[281] Jährlich werden etwa 100.000 Abbrüche vorgenommen, unabhängige Beratung und Informationen erhalten Frauen nach wie vor jedoch nur schwer und das Thema bleibt weiterhin hochgradig stigmatisierend. Auch der Schutz vor Bedrohung und Drangsalierung von Patientinnen sowie ärztlichem Personal von gynäkologischen Praxen in denen Abbrüche vorgenommen werden, ist trotz des Verbots von *Gehsteigbelästigung* von 2024 und festgelegten Schutzzonen um die Praxen herum noch nicht ausreichend. Abbrüche sind bisher nicht durch die gesetzliche Krankenversicherung abgedeckt, sodass Frauen die Kosten für einen Abbruch selbst übernehmen müssen und die Herausforderung ungewollter Familienplanung daher auch eine Frage der jeweiligen sozioökonomischen Umstände der Frau ist.

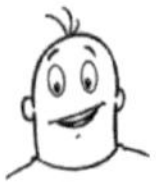

Linktipp

Pro Familia – Beratung bei Schwangerschaftsabbruch
Seit Jahrzehnten engagiert sich der Fachverband für Sexualberatung, Sexualpädagogik und Familienplanung Pro Familia in Deutschland für eine umfassende Aufklärung – auch beim Thema Schwangerschaftsabbruch. Auf der Website findet man korrekte und neutrale Informationen über Möglichkeiten des Abbruchs sowie Beratungsstellen vor Ort, welche die gesetzlich vorgeschriebene ergebnisoffene Schwangerschaftskonfliktberatung anbieten.
https://www.profamilia.de/

280 Tagesschau (2024): Wird §218 noch vor der Wahl abgeschafft? Online: https://www.tagesschau.de/inland/innenpolitik/schwangerschaftsabbruch-paragraf-218-100.html

281 Deutsches Ärzteblatt (2025): Ärztetag für Entkriminalisierung von Schwangerschaftsabbrüchen. Online: https://www.aerzteblatt.de/news/arztetag-fur-entkriminalisierung-von-schwangerschaftsabbruchen-746d75da-2153-4bd5-abfc-654756b07552

Wird in deutschen Kliniken mehr als nötig operiert? ◆

Trotz der Prämisse „ambulant vor stationär" und einem bereits umfangreichen *Katalog für ambulantes Operieren (AOP-Leistungskatalog)*,[282] der unter Zusammenarbeit von *Deutscher Krankenhausgesellschaft (DKG)*, *Kassenärztlicher Bundesvereinigung (KBV)* und *GKV-Spitzenverband* erarbeitet wurde und eine Vielzahl an medizinischen Behandlungen und Operationen festlegt, die nur in Ausnahmefällen mit Hospitalisierung (also mit nachfolgendem Aufenthalt über Nacht) durchzuführen sind, erfolgen noch immer mehr als zwei Drittel aller ambulant durchzuführender Operationen stationär.[283] Dabei sind in Deutschland sowohl die Anzahl stationär durchgeführter Behandlungen als auch OPs im europaweiten Durchschnitt nicht nur wesentlich höher, laut eines aktuellen Gutachtens des *Sachverständigenrats Gesundheit und Pflege* wären diese häufig im Rahmen der Behandlung gar nicht nötig gewesen.[284] Schon seit Einführung der DRG/Fallpauschalen 2003 wird regelmäßig kritisch auf die zunehmende Zahl an Operationen hingewiesen, deren Indikation zuletzt selbst durch die *Deutsche Gesellschaft für Chirurgie (DGCH)* in Frage gestellt wurde. Als größter Einflussfaktor der hohen OP-Zahlen werden insbesondere der ökonomische Druck durch Fallpauschalen und Nachweispflicht über bestimmte Mindest-OP-Zahlen für den Erhalt als Spezialklinik bzw. für einen bestimmten Fachbereich diskutiert. Auch zunehmende Vorsorgeuntersuchungen im Rahmen selbst gezahlter, *Individueller Gesundheitsleistungen (IGeL)* tragen mitunter zu einer Zunahme an Behandlungen und OPs bei, etwa wenn falsch positive Ergebnisse der Untersuchungen zu weiteren Behandlungen und Eingriffen führen. Weil IGEL mit dem Argument der Vorsorge und aus Angst vor bestimmten Erkrankungen teilweise aktiv durch Praxen beworben und mit insgesamt 2,4 Milliarden Euro Umsatz, davon alleine in Gynäkologie oder Augenheilkunde mit jeweils 500 Millionen Euro in 2024[285] äußerst lukrativ sind, häufig aber

---

282 Reimbursement Institute (o. J.): AOP-Katalog. Online: https://reimbursement.institute/glossar/aop-katalog/

283 Presseportal (2023): Analyse Ambulantisierung: Lage für Krankenhäuser zunehmend kritisch. Online: https://www.presseportal.de/pm/160816/5606460

284 Sachverständigenrat Gesundheit und Pflege (2024): Gutachten. Online: https://www.svr-gesundheit.de/publikationen/gutachten-2024/

285 Medizinischer Dienst Bund (2024): IGeL-Report 2024: 2,4 Milliarden Euro setzen Arztpraxen pro Jahr mit fragwürdigen IGeL um. Online: https://md-bund.de/presse/pressemitteilungen/neueste-pressemitteilungen/igel-report-2024-24-milliarden-euro-setzen-arztpraxen-pro-jahr-mit-fragwuerdigen-igel-um.html

nicht wesentlich zur Versorgungssicherheit beitragen oder sogar schädlich sind, prüft, rügt und veröffentlich der IGeL-Monitor des Medizinischen Dienst Bund regelmäßig angebotene Vorsorgeuntersuchungen auf deren evidenzbasierte Sinnhaftigkeit für Patient:innen. IGeL existieren seit 1998 und sollten die rückläufigen GKV-Einnahmen durch attraktive Privatleistungen für haus- und fachärztliche Praxen gegenfinanzieren. Grundsätzlich gilt für alle Leistungen der GKV, dass diese nur übernommen werden, wenn sie dafür zuvor durch den *G-BA* freigegeben wurden. Behandlungen, auf die das nicht zutraf, konnten durch Praxen nicht mit den Kassen abgerechnet werden. Mit Einführung der IGeL wurde dies aber möglich und sie seitdem mit dem Argument beworben, nun auf Behandlungswünsche von GKV-Versicherten besser eingehen zu können. Mehr Frauen als Männer, Patient:innen höheren Alters und finanzkräftigere Klientel nutzen IGeL dabei besonders häufig. Nicht alle IGeL werden dabei auch als sinnhaft, ja einige teilweise sogar als schädlich bewertet. Als häufigste durchgeführte aber als „negativ" bis „teilweise negativ" eingeschätzte IGeL Leistungen gelten dabei die elektive und symptomfreie Ultraschalluntersuchung der Eierstöcke,[286] die PSA-Wert Bestimmung der Prostata zur Krebsfrüherkennung sowie die Augeninnendruckmessung zur Früherkennung eines Glaukoms. Negativ bedeutet in diesem Fall, die Kosten überwiegen den Nutzen der Maßnahme, etwa weil sie Ängste der Patient:innen schüren oder kein evidenzbasierter Nachweis vorliegt, dass die Vorsorge-Maßnahme tatsächlich Vorteile bietet.

Wird operiert, obwohl es für manche der zugrundeliegenden Krankheitsbilder auch eine ambulant-konservative Behandlungsmöglichkeit gäbe oder die Entscheidung auf Grundlage einer elektiven Vorsorgeuntersuchung wie den IGeL erfolgt, wird von sogenannter Überversorgung gesprochen. Unter diesem Schlagwort werden all jene Behandlungen, Maßnahmen und Operationen sowie nachfolgende medizinisch, rehabilitatorische oder pflegerische Folgen verstanden, die initial nicht notwendig oder über den tatsächlichen Nutzen hinausgehend sind, deren Nebenwirkungen überwiegen oder unnötige Kosten bzw. Ressourcennutzung generieren. Auch hierfür wird hauptsächlich ökonomischer Druck, teilweise aber auch rechtliche Absicherung in Kliniken verantwortlich gemacht, unter denen zur Absicherung vor Klagen eines *Befunderhebungsfehlers* durch Patient:innen oder

286 Siehe exemplarisch: IGeL Monitor (o. J.): Ultraschall der Eierstöcke zur Krebsfrüherkennung. Online: https://www.igel-monitor.de/igel-a-z/igel/show/ultraschall-der-eierstoecke-zur-krebsfrueherkennung.html

deren Angehörigen im Zweifel mehr Diagnostik und Maßnahmen veranlasst werden.[287] Im Mittelpunkt des Spannungsfeldes zwischen Absicherung ärztlich-pflegerischer Maßnahmen sowie dem rechtlichen Anspruch von Patient:innen auf Einsicht und Nachweisbarkeit der an ihnen vorgenommenen Behandlungen stehen die **Patientenrechte**. Mit zunehmender Verpflichtung der Nachweiserbringung durch die Behandelnden steigt die Verpflichtung zur lückenlosen Dokumentation. Mit dieser wiederum soll die Sicherheit für Patient:innen steigen, da sie bessere Kontrolle über die an ihnen durchgeführten Behandlungen und Maßnahmen erhalten, sowie mögliche Ansprüche aus Behandlungsfehlern leichter geltend machen können. Die Patientenrechte gelten dabei als zentraler Hebel gegen Überversorgung und bessere Transparenz bei der Entscheidung für oder gegen eine medizinische Behandlung. → *Welche Rechte hat man als Patient:in?*

Eines dieser Rechte ist der seit 2015 im Rahmen des *GKV-Versorgungsstärkungsgesetz* verbriefte Anspruch auf ärztliche Zweitmeinung. Dieses Recht wurde 2019 durch das *strukturierte Zweitmeinungsverfahren* nach Vorgabe der *Zweitmeinungsrichtlinie des Gemeinsame Bundesausschuss (G-BA)* erweitert, durch welches nun die Kosten für eine Zweitmeinung bei bestimmten, planbaren *(elektiven)* und durch den G-BA festgelegten Krankheitsbildern/Operationen durch die GKV übernommen werden. Das trifft Stand 2025 auf Mandel-, Gebärmutter- oder Gallenblasenentfernung, Eingriffen an Wirbelsäule und Aortenaneurysmen, Implantation von Herzschrittmacher oder Defibrillator, Hüft- und Kniegelenkersatz oder Ablation am Herzen zu. Durch wen eine Zweitmeinung erfolgen kann ist dabei klar geregelt. Ärzt:innen, die sich für eine solche bereiterklären, benötigen eine Genehmigung nach durch den G-BA vorgegebene Richtlinien, wie etwa fachärztliche Ausbildung oder der Nachweis expliziter Praxiserfahrung für den betreffenden Eingriff. Um Neutralität zu gewährleisten, dürfen Zweitmeinende nicht selbst die OP durchführen und müssen etwaige finanzielle Vorteile oder Beziehungen vorab offenlegen. Dadurch sind auch angestellte Ärzt:innen der OP durchführenden Klinik als Zweitmeinende ausgeschlossen.[288] Ärztliches Personal ist verpflichtet, bei Indikationsstellung einer für die Zweitmeinung berechtigten Operation über das Recht zur Einholung einer

---

287 Siehe exemplarisch: Kanzlei Kotz (o. J.): Abgrenzung Befunderhebungsfehler und Diagnoseirrtum. Online: https://www.medizinrechtsiegen.de/artikel/abgrenzung-befunderhebungsfehler-und-diagnoseirrtum/

288 KBV (o. J.): Zweitmeinung. Anspruch und Abrechnung. Online: https://www.kbv.de/praxis/patientenversorgung/zweitmeinung

solchen aufzuklären und diese auch zu ermöglichen. Daher muss jedes Aufklärungsgespräch mindestens 10 Tage vor einer geplanten Operation stattfinden und in den Unterlagen vermerkt werden. Ebenfalls müssen alle Befunde an jene mit der Zweitmeinung beauftragte ärztliche Kollegin oder Kollegen zur Beurteilung weitergereicht werden.

Medizingeschichtlich ist dieses Patientenrecht ein zentraler, historischer Baustein gelebter Patientenautonomie, denn obwohl innerhalb der Ärzteschaft sehr wohl Wert auf *kollegialen Fachaustausch* gelegt wird, galt dies nicht automatisch für Bitten vonseiten der Patientenschaft. *Götter in Weiß* umschrieb das lange Zeit geltende Selbstbild und Selbstverständnis des Ablaufs eines Behandlungsverhältnisses zwischen Patient:in und Ärzt:in,[289] sodass das Erbitten einer Zweitmeinung durch andere Kolleg:innen schnell als Affront und Misstrauen in die Arbeit verstanden und eine weitere Zusammenarbeit daher gefährdet sein konnte. Gerade die älteren Generationen der Patient:innen wurde durch ein solch explizit *paternalistisches Selbstverständnis* ärztlichen Personals sozialisiert, sodass ein Hinterfragen ärztlicher Entscheidungen gerade diesen besonders schwerfallen kann[290] und ärztliche Entscheidungen oder Einschätzungen einfach hingenommen werden.

Einfach nur hinnehmen und nicht hinterfragen, was mit einem im medizinischen Kontext geschieht, entspricht jedoch nicht mehr dem aktuellen Standard medizinischer und damit auch ärztlicher Behandlung. Im Rahmen des sogenannten **informed consent**, also der rechtlich verpflichtend durchzuführenden Aufklärung, Miteinbeziehung und Zustimmung in eine medizinische Behandlung durch Patient:innen bezieht sich das *informed* nicht nur auf die *wahrheitsmäßige ärztliche Aufklärung*, sondern sieht auch die Bereitschaft der betroffenen Patient:innen vor, sich aktiv in ihre Behandlung zu involvieren und eigenständig über das Krankheitsbild und etwaige Behandlungsmöglichkeiten zu informieren. Ziel dieses aktuell als *Goldstandart* für die Beziehung zwischen Ärzt:innen und Patient:innen geltenden *partnerschaftlichen* bzw. *kooperativen Modells* ist dabei eine Behandlung auf Augenhöhe – trotz des Ungleichgewichts durch den klaren

289 Niedermeyer, M. (2012): Arzt-Patienten-Beziehung – Pater oder Partner? In: Zentralblatt für Chirurgie 2012, 137(02), S. 107–108. DOI: 10.1055/s-0032-1311710

290 Ihre Vorsorge (o. J.): Mit einer „zweiten Meinung“ auf Nummer sicher. Online: https://www.ihre-vorsorge.de/gesundheit/allgemein-gesundheit/mit-einer-zweiten-meinung-auf-nummer-sicher#bedeutet-das-einholen-einer-zweiten-meinung-dass-ich-meinem-arzt-nicht-vertraue

Wissensvorsprung ärztlicherseits. Patientenrechte zu haben bedeutet also nicht nur bessere Ansprüche und Absicherungen zu haben, sie verpflichten auch zum Eigenengagement der Patient:innen in Bezug auf ihre gesundheitlichen Belange. → *Wie zeigt sich Gesundheitskompetenz im Alltag?*

Linktipp

IGeL-Monitor: Vorsorgeuntersuchungen vorab kritisch prüfen
Auf seiner Website stellt der Medizinische Dienst Bund (MD) eine regelmäßig aktualisierte, evidenzbasierte und laienverständliche Einschätzung, Empfehlung und auch Warnung für alle in Deutschland angebotenen IGeL-Maßnahmen zur Verfügung.
https://www.igel-monitor.de

Datenbank der 116117: ärztliche Zweitmeinung
Wer für Zweitmeinung zugelassene Ärzt:innen finden möchte, kann dafür die Datenbank des Kassenärztlichen Dienstes nutzen.
https://www.116117.de/de/zweitmeinung.php

Welche Rechte hat man als Patient:in?

Wie gut steht es um Ihre Kenntnis der eigenen Rechte als Patient:in? Hier ein kleines Quiz:

1. Hat man ein Recht auf Einsicht in die für einen bisher gestellten Diagnosen?
2. Kann man bei Zweifeln eine medizinische Behandlung im Nachhinein überprüfen lassen?
3. Darf eine Gynäkologin die Schwangerschaft ihrer minderjährigen Patientin ohne deren Einwilligung an die Eltern weitergeben?
4. Darf ein seltenes, aber schweres Risiko einer Operation im Aufklärungsgespräch verschwiegen werden, wenn es in einer Informationsbroschüre steht?
5. Darf statt eines Schmerzmedikaments heimlich ein Placebo verabreicht werden?
6. Dürfen Behandlungen, deren Kosten nicht durch die GKV übernommen werden ohne vorherige Aufklärung in Rechnung gestellt werden?

Auflösung | zu 1: Ja! §630g BGB, zu 2: Ja! §630h BGB, zu 3: Nein! §203 StGB. Die Verpflichtung zur ärztlichen Schweigepflicht gilt auch bei einwilligungsfähigen Minderjährigen[291], zu 4: Nein! §630e BGB. Die Aufklärung muss persönlich, umfassend und darf nicht rein schriftlich erfolgen, zu 5: Nein! §630e BGB. Aufklärung, Nach- und Rückfragen müssen wahrheitsgemäß erfolgen, zu 6: Nein! §630c Absatz 3 BGB. Unter Umständen kann sonst die Zahlungsverpflichtung entfallen.

Solche und andere Fragen klären die verschiedenen Patientenrechte, die 2013 unter dem *Gesetz zur Verbesserung der Rechte von Patientinnen und Patienten* zusammengefasst sowie inhaltlich und strukturell konkretisiert wurden und seitdem das BGB um einen eigenen Abschnitt mit den Paragrafen 630 a–h ergänzen. Häufig wird auch vom *Patientenrechtegesetz (PatRG)* gesprochen, tatsächlich bestanden viele Rechte jedoch schon bevor sie in Form eines gemeinsamen *Artikelgesetzes* gebündelt und zur besseren Transparenz, Rechtssicherheit und Rechtedurchsetzung veröffentlich wurden. Einige wurden im Laufe der Zeit jedoch auch neu eingeführt bzw. adaptiert, etwa die bessere Unterstützung bei Behandlungsfehlern. Der Begriff Patientenrechtegesetz ist daher nicht korrekt, hat sich aber umgangssprachlich eingebürgert.

Über den medizingeschichtlich spannenden Verlauf der Entwicklung der Medizin im Spannungsfeld Gesellschaft, Professionsbildung, historischer Ereignisse und der juristischen Einordung derselben in ethisch-moralische Normen und Wertevorstellungen entwickelten sich die Patientenrechte auf Grundlage universeller und medizinethischer Grundlagen wie den Menschenrechten und der **Prinzipienethik nach Beauchamp und Childress** sowie auf Basis des Bürgerlichen Gesetzbuches über Jahrzehnte darauf basierender Rechtsprechung.[292] Konkret sind folgende Patientenrechte verbindlich:

291 Deutsche Gesellschaft für Gynäkologie und Geburtshilfe (2019): Stellungnahme zu Rechtsfragen bei der Behandlung Minderjähriger. Punkt C: Die ärztliche Schweigepflicht. Online: https://www.dggg.de/fileadmin/data/Stellungnahmen/DGGG/2019/Rechtsfragen_bei_der_Behandlung_Minderjaehriger.pdf

292 Katzenmeier, C. (2012): Patientenautonomie und Patientenrechte. In: Bundesgesundheitsblatt 2012/55.1093–1099. Online: https://medizinrecht.uni-koeln.de/fileadmin/sites/medizinrecht/Forschung/BGesBl-1093-1099.pdf

Der Behandlungsvertrag (§630a BGB)

Hierin werden Rechte aber auch Pflichten sowohl von an der medizinischen Behandlung beteiligten Leistungserbringenden wie Klinik, Fachärzt:in, Hausarzt:in, Physiotherapie usw. als auch der Patient:innen für ein Gelingen der Behandlung definiert. Ja, auch letztere haben eine sogenannte **Mitwirkungspflicht**. So müssen Patient:innen alle für die Behandlung notwendigen und eventuell negativ einflussnehmenden Umstände offenlegen und sich im Rahmen der sogenannten Compliance während der Behandlung so verhalten, dass eine erfolgreiche Behandlung möglich wird. Verschweigt ein Patient beispielsweise aus Scham die Einnahme eines potenzsteigernden Mittels trotz konkreter Nachfrage seiner Ärztin, können die eventuell nachfolgend schädlichen Nebenwirkungen einer Behandlung mit Nitro-Spray dieser nicht angelastet werden. Verhalten sich Patient:innen non-compliant, verweigern also trotz Aufklärung beispielsweise die Einnahme verschriebener Medikamente, befolgen keine Anweisungen zu Pflege oder Nachsorge einer Wunde oder erscheinen nicht zu vereinbarten Terminen, kann ihnen nach §254 BGB Mitschuld für einen Schaden im rechtlichen Nachgang eines eventuellen Haftungsprozesses angelastet werden.

Ärztliche Aufklärungspflicht und Entscheidungsfindung (§630c und 630e BGB)

Keine Behandlung ohne Aufklärung und Wahlfreiheit. Dazu gehört ein verständliches, persönliches und wahrheitsgemäßes Aufklärungsgespräch über Diagnosen, beabsichtigte Untersuchungen, Therapien und Nebenwirkungen. Auch über nicht von der GKV abgedeckte Kosten muss vorab informiert werden z. B. bei kostenpflichtigen Zahnfüllungen. Patient:innen müssen die Chance zur Abwägung für oder gegen eine Behandlung bekommen.

Patientenautonomie und Einwilligungspflicht vor medizinischen Maßnahmen (§630d BGB)

Keine Maßnahme ohne explizite Einwilligung. Nur Patient:in darf entscheiden, ob eine Maßnahme an ihm/ihr durchgeführt wird. Das trifft nicht bei Notfällen mit Bewusstlosigkeit zu, dann wird vom mutmaßlichen, lebensbejahenden Willen ausgegangen, wenn keine klar gegenteiligen Unterlagen wie eine Patientenverfügung oder Vorsorgevollmacht vorliegen. Eine Einwilligung kann auch implizit also ohne verbale Aussage erfolgen, etwa wenn für eine Blutentnahme bereitwillig der Unterarm entgegengestreckt wird.

Dokumentationspflicht aller Maßnahmen und Patientenakte (§630f-h BGB)

Es gilt: Was nicht dokumentiert wurde, wurde nicht durchgeführt (*Beweislastregelung bei Behandlungs- und Aufklärungsfehlern*). Daher müssen alle durchgeführten Maßnahmen für eine etwaige Kontrolle in einem Haftungsverfahren o.ä. lückenlos und nachprüfbar in den Befunden der Patientenakte hinterlegt sein und zehn Jahre aufbewahrt werden. Patient:in haben ein Recht auf Einsicht in ihre Patientenakte. Laut EuGH-Urteil von 2013 muss die erste Kopie kostenfrei sein.

Einige weitere Patientenrechte

Verpflichtung der Krankenkassen zur Unterstützung ihrer Versicherten bei Schadenersatzansprüchen oder bei Gutachtendenverfahren über den Medizinischen Dienst (§66 SGB V)

Wenn sie nach der Behandlung von Leistungserbringenden nachträgliche Probleme oder den Verdacht auf medizinisch/pflegerische Fehler oder Fehlentscheidungen haben, sind die GKV verpflichtet, ihren Versicherten zur Klärung beizustehen.

Die Teilnahme an hausarztzentrierter Versorgung („Hausarztmodell“) ist freiwillig (§73b Absatz 3 SGB V)

Es besteht freie Arztwahl. Wird dem Modell aber zugestimmt, gelten die entsprechend vereinbarten Vertragspflichten, also meist die Teilnahme für mindestens ein Jahr sowie die Verpflichtung alle weiteren ärztlichen Termine zuerst über die gewählte hausärztliche Praxis abzuklären, anstatt eigenständig fachärztliche Praxen aufzusuchen.

Das Verletzen der ärztlichen Schweigepflicht ist strafbar (§203 StGB)

Das gilt ebenfalls für nicht-ärztliches an der medizinisch-pflegerischen Behandlung beteiligtes Personal, z. B. Pflegefachkräfte, Rettungsdienst, Patiententransport, Praxispersonal, etc.

Linktipp

Stiftung Patientenschutz : Rechtshilfe bei Konflikten mit den Krankenkassen
Eigene Rechte zu kennen und diese auch problemlos einzufordern ist nicht dasselbe. Die Stiftung Patientenschutz setzt sich daher für ihre Mitglieder bei Problemen mit Leistungserbringenden und Krankenkassen ein:
https://www.stiftung-patientenschutz.de

Patientenbeauftragter: Informationen zu den Patientenrechten
Auf der Website des *Beauftragten der Bundesregierung für die Belange der Patientinnen und Patienten* finden sich weitere Informationen und Zusammenfassungen zu den jeweiligen Patientenrechten:
https://patientenbeauftragter.de/die-patientenrechte

Was passiert nach einer Krankenhausbehandlung?

Praxis | *Ein regnerischer Dienstagnachmittag war es, als der Rettungsdienst eine beim Einkaufen mit ihrem Rollator gestürzte ältere Dame in die Notaufnahme brachte. Nach dem Röntgen war schnell klar: komplizierter Oberschenkelhalsbruch. Die OP erfolgte noch am selben Abend. Zwei Wochen später verlief der Heilungsprozess gut, die anschließende Rehabilitation zur Wiedererlangung der Mobilität konnte demnächst begonnen werden. Doch wer organisiert Behandlung und weitere Unterstützung der 83-jährigen Patientin, bei der man während des Aufenthalts zusätzlich beginnende Demenz diagnostiziert hatte?*
Frühsommerlich war es, als der Rettungsdienst einen etwa 60 Jahre alten Mann mit unspezifischen Kreislaufproblemen, anämisch, kränklich und

schwach aussehend in die Notaufnahme brachte, nachdem er in einem lokalen Supermarkt kollabiert war. Laut Eigenanamnese habe er keine Erkrankungen, alles sei gut, er fühle sich nur seit einem halben Jahr zunehmend schwächer, esse wegen seiner Bauchschmerzen nur wenig und habe seit gut zwei Wochen öfter mal solche Zusammenbrüche. Als Pankreaskrebs und eine hochgradige Metastasierung in Leber und Nieren festgestellt wird, erfolgt die Verlegung auf onkologische Station. Innerhalb kürzester Zeit ist klar: Die Prognose ist infaust und die verbleibende Lebenszeit überschaubar. Doch für häusliche Unterstützung fehlt dem ledigen und alleinlebenden Mann das soziale Umfeld: Ohne Familie und sein einziger Freund aus alten Trinkertagen bereits verstorben, stellte sich daher die Frage, wie er die letzte Phase seines Lebens nach der Diagnose bewältigen kann.

Exemplarisch für viele Geschichten von Patient:innen, die nach ihrer Krankenhausbehandlung mit neuen Herausforderungen und etwaigen Anschlussbehandlungen oder Pflegebedarf umgehen lernen müssen stehen diese beiden Beispiele für die Frage: Endet die gesundheitliche Versorgung nach der Behandlung im Krankenhaus?

Nein. Das sogenannte **Entlassmanagement** trägt im Krankenhaus im Rahmen der gesundheitlichen Versorgung nach §39 Abs. 1a SGB V dafür Sorge, dass Patient:innen nach ihrer Behandlung nicht sprichwörtlich vor die Tür gesetzt, sondern adäquate Nachsorge bzw. Weiterversorgung im Rahmen der **Anschlussheilbehandlung** erhalten, wenn sie oder ihre Angehörigen dies nicht ohne Weiteres selbst bewerkstelligen können. In den meisten Krankenhäusern organisiert dies der **Sozialdienst** der Klinik. Gutes Entlassmanagement sorgt somit rechtzeitig für die Organisation von geeigneter Anschlussrehabilitation etwa nach Schlaganfall oder komplexeren Frakturen, kann pflegerische Unterstützung von Übergangs-, Kurzzeit- oder häuslich ambulante Krankenpflege sowie spezifische Weiterbehandlung in außerklinischer Intensiv-, Palliativ- oder Hospizpflege organisieren sowie Heil-,Hilfsmittel und für den Übergang bis zur Eigenversorgung benötigte Medikamente in kleinster Verpackungseinheit beantragen oder bereitstellen. Auch sozialmedizinische Nachsorgemaßnahmen für die Unterstützung schwerst- oder chronisch kranker Kinder und deren Familien sind Teil der Nachsorge und noch einige weitere mehr.

Ob und wie weit Bedarf für solche Maßnahmen besteht, erheben die Kliniken meist über ärztliches und pflegerisches Personal rechtzeitig vor Entlassung, Unterstützung kann aber auch auf Eigeninitiative durch Patient:in oder deren Angehörigen über den Sozialdienst erbeten werden. Besteht Bedarf, nimmt der Sozialdienst dann Kontakt zur GKV auf, welche weitere Schritte in die Wege leitet. Welche Maßnahmen und über welche Leistungserbringenden diese erfolgen sollen, entscheiden dann Patient:in bzw. deren Zu- und Angehörige. So kann etwa ein Pflegeheimplatz statt am Wohnort der Patientin in der Stadt ihrer Tochter beantragt werden, um diese näher bei sich zu haben. Gleiches gilt für die Wahl ambulanter Pflegedienste und sonstiger Hilfen. Auch Heimfahrten durch den Krankentransportwagen (KTW) sind klassischerweise Teil des Entlassmanagements, etwa wenn Patient:in nach einer Sprunggelenksfraktur in den vierten Stock des Wohnhauses getragen werden muss, weil kein Aufzug existiert. Wer aufgrund seiner Erkrankung arbeitsunfähig ist und darüber eine Bescheinigung benötigt, bekommt auch diese ausgestellt.[293] Der Sozialdienst steht neben organisatorischen Fragen auch für psychisch und seelische Belange zur Verfügung, kann etwa Hilfestellung bei Krankheitsbewältigung und Krisen sein sowie bei Problemen im sozialen Umfeld bzw. Hilfe zur Selbsthilfe bieten.

Nach einem Klinikaufenthalt erhalten Patient:innen dann einen sogenannten **Entlassbrief**. In diesem werden meist Aufnahmegrund sowie der Zustand von Patient:in bei Aufnahme und die bestehenden oder neuen Diagnosen und Befunde dokumentiert. Ebenfalls der Verlauf der Behandlung, Ergebnisse etwaiger Röntgen, Ultraschall und sonstiger Untersuchungen und Maßnahmen, so zutreffend Blutbild und weitere Informationen. Relevant können hier auch Änderungen der Medikation sein. Das ist beispielsweise wichtig, wenn Patient:in wieder zurück ins Pflegeheim gebracht werden, dann sollte sowohl das tablettenstellende Pflegedienstpersonal als auch Hausärzt:in über die Ergebnisse informiert werden, um nicht unwissentlich erneut ein Medikament zu geben, das abgesetzt oder dessen Dosis verändert wurde. Zumeist endet der Entlassbrief mit Vorschlägen zur Weiterversorgung, die sich entweder an ärztliches Personal wie behandelnde Haus- oder Fachärzt:in wenden oder beinhalten Hinweise für Patient:in selbst. Auch wenn die Briefe in medizinischer Fachsprache verfasst und

293 AOK (o. J.): Entlassung aus Krankenhaus oder Reha: So geht es weiter. Online: https://www.aok.de/pk/leistungen/medizinische-behandlung/entlassmanagement/

daher für die meisten Laien nicht verständlich sind, lohnt es sich, diese genau zu lesen und mit den eigenen behandelnden Ärzt:innen zu besprechen. Manchmal werden die Briefe auch direkt an haus- oder fachäztliche Praxis geschickt, dann sollte auf eine zweite Ausführung bestanden oder beim Nachbesprechungstermin in der Praxis um eine Kopie gebeten werden.

Entlassbriefe können wie alle anderen Befunde und sonstigen medizinischen Unterlagen auf der elektronischen Patientenakte (ePA) hinterlegt werden. Bis das System ausgereift und gerade auch für ältere Patient:innen leicht nutzbar ist, lohnt eine Kopie in Papierform, die jederzeit bei den anderen Unterlagen aufbewahrt wird. Entlassbrief verlegt oder verloren gegangen? Kliniken und Praxen sind verpflichtet, diese 10 Jahre aufzubewahren. Es gehört zu den Patientenrechten, Einsicht und Kopie aller Unterlagen und Befunde der eigenen Patientenakte zu erhalten. Die erste Kopie muss kostenfrei sein, für alle weiteren kann eine geringe Gebühr erhoben werden.

Linktipp

„Was hab ich?“ – Ärztliche Briefe besser verstehen
auf der Website bieten Medizinstudierende höherer Semester sowie Mediziner:innen ehrenamtlich und anonym laienverständliche und kostenlose Übersetzungen ärztlicher Befunde und Briefe an. Der Service ist beliebt, sodass man sich zuvor auf einer Warteliste anmelden muss. Die Wartezeit beträgt dann je nach aktueller Auslastung und Umfang der Befunde wenige Tage bis Wochen.
https://washabich.de/

Krebsinformationsdienst – Hilfe zum Verstehen bei Krebs
Das Deutsche Krebsforschungszentrum (dkfz) bietet mit seinem *Krebsinformationsdienst* Betroffenen und deren Angehörigen auf ihrer Website neben vielen Informationen auch Hilfe zum Verständnis der eigenen Befunde und ärztlichen Briefe.
https://www.krebsinformationsdienst.de/untersuchungen-bei-krebs/diagnose-und-befunde-bedeutung

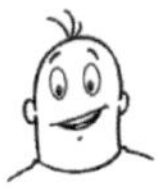

Wissen | Krankenhausaufenthalt

Serien über Krankenhäuser in denen täglich Leben gerettet, seltene, medizinische Rätsel behandelt und ganz nebenbei noch komplexe persönliche Probleme der Patient:innen gelöst werden sind populär. Kaum eine Szene ist vermutlich berühmter als der vom Rettungsdienst durch Notaufnahmeflure geschobene und von aufgelösten Angehörigen begleitete Patient, während sich Notärztin und Klinikarzt während des Laufens eine hektische Übergabe geben und dann durch eine „Emergency Room" betitelte doppelflügelige Tür laufen. Dort warten Angehörige geduldig, bis sie eine persönliche Übergabe von den behandelnden Ärzt:innen erhalten. Wenn sie dann ihre Angehörigen – natürlich im Einzelzimmer liegend – besuchen dürfen, öffnen diese just die Augen, eine empathische Krankenschwester kümmert sich ohne Zeitdruck um alle Belange und alles wird gut.
Nichts könnte weiter entfernt von der Realität einer Notaufnahme und den Abläufen in einer Klink sein. Aber Fiktion schafft Bilder im Kopf und mit diesen Bildern kommen Erwartungen. Untersuchungen und Fallstudien im Rahmen der sogenannten **Kultivierungshypothese** zurückgehend auf George Gerbner befassen sich bereits seit den 1970er-Jahren mit der Frage, wie stark Fernsehen und insbesondere Serien als einer von vielen Sozialisationsfaktoren dazu beitragen, konkrete Welt- und Rollenbilder sowie Erwartungshaltungen an spezialisierte Situationen wie etwa im Krankenhaus zu prägen. Ältere deutsche Serien wie *Der Bergdoktor, Schwarzwaldklinik, Schwester Stefanie,* neuere wie *In aller Freundschaft* oder die Klinikabläufe vergleichsweise realitätsnaher darstellenden, amerikanischen Klassiker *Grey's Anatomy, Emergency Room* und *Scrubs* haben als beliebte Serien jahrzehntelang die Vorstellungen der Zuschauenden über nahbare und jederzeit empathisch helfende Pflegekräfte und ärztlichem Personal mit von väterlich, aufopfernd bis diktatorisch-soziopathischen Zügen, Rollen- und Hierarchiemuster zwischen ärztlichen und pflegerischem Personal und jederzeit verfügbarer individualisierter Behandlung geprägt. Auch erwächst mit der Darstellung von Neurodivergenz wie in *The Good Doctor* oder streitbaren Sonderlingen wie *Dr.House* die Idee, selbst komplexeste, seltenste Krankheitsbilder könnten durch findige Einzelpersonen gelöst werden, statt die Realität komplexer interdisziplinärer Zusammenarbeit (und Hindernisse) darzustellen.

Aus dramaturgischen Gründen zeigen die meisten Serien selbst bei klassischen Routineuntersuchungen fast immer Komplikationen, die in Realität nur wenig bis selten auftreten. Das schürt Ängste bei Patient:innen, die nun um ihre eigene OP besorgt sind und dies in Aufklärungsgespräche zum Ausdruck bringen.[294]
Die Medizinsoziologie[295] befasst sich nicht nur mit dem medialen Einfluss medizinischer Fiktion auf Erwartungshaltungen bei Laien, sondern auch mit den Machtstrukturen zwischen den unterschiedlichen medizinischen Berufsgruppen, deren gemeinsamer Gruppendynamik und potenziellen Konflikten sowie institutionalisierten Abläufen, die man von außen salopp als *Klinikalltag* umschreiben könnte. Auch die im Vergleich zum Alltagsleben so unterschiedlichen Geräusche, Gerüche und Besonderheiten, die Patient:innen im Krankenhaus wahrnehmen sind von Interesse.
Hier befasst sich insbesondere die Pflegeforschung damit, was der Aufenthalt im Krankenhaus in Menschen auslöst und welchen Einfluss das Erleben von Krankheit und stationärem Aufenthalt auf die psychische Gesundheit und das Wohlbefinden hat. Ergebnisse zeigen: Beides verstärkt negative Emotionen wie Angst und bestehende Depression und wirkt sich allgemein negativ auf die Anpassungs- und Bewältigungsstrategien von Patient:innen aus, wenn nicht explizit dagegen vorgegangen wird.[296] Dazu gehören Gefühle des überwältigt seins, existenzielle Nöte aufgrund des Empfindens von körperlichen Symptomen wie Schmerz, Funktionseinschränkung und Kontrollverlust, sowie Fremdheitsgefühle durch das nach unbekannten und teilweise unverständlichen Abläufen agierende, stationäre Umfeld in dem eine unbekannte Geräuschkulisse medizinischer Geräte, der Geruch von Desinfektionsmittel oder auch Isolation und Einsamkeit eine Rolle spielen. Auch die Anwesenheit und das Miterleben des Schicksals schwersterkrankter Mitpatient:innen im Mehrbett-Zimmer, denen Ka-

294 Latrovali, V. (2020): Zum Rollenbild der Serienärzte. In: Rheinisches Ärzteblatt, Heft 9, S. 16f. Online: https://www.aekno.de/aerzte/rheinisches-aerzteblatt/ausgabe/artikel/2020/september-2020/zum-rollenbild-der-serienaerzte

295 Nicht zu verwechseln mit der *Medizinischen Soziologie*, die Teil des Medizinstudiums ist.

296 Alzahrani, N. (2021): The effect of hospitalization on patients' emotional and psychological well-being among adult patients: An integrative review. In: Applied Nursing Research, Volume 61. Online: https://doi.org/10.1016/j.apnr.2021.151488

theter gelegt, die sich Zugänge im Delir selbst ziehen, künstlich ernährt oder via Dialyse am Leben erhalten oder hinter Trennwänden versterben – stellt gerade auf Intensivstationen eine psychische Belastung dar.[297]

Lesetipp

Hax-Schoppenhorst, T. Kusserow, A. 2014. Das Angst-Buch für Pflege- und Gesundheitsberufe. Hogrefe. ISBN: 9783456854144
Ängste des Ausgeliefert-sein, Kontrollverlust und der Konfrontation mit Krankheit, Behinderung, Sterben und Tod treffen sowohl Patient:innen als auch medizinisches Personal, das täglich damit zu tun hat. Daher befasst sich der umfangreiche Sammelband auch mit Fragen der eigenen Selbstwirksamkeit und Betroffenheit, vom Umgang mit Gewalt durch Patient:innen, den Auswirkungen von Teamkonflikten auf Station und den Folgen von Macht und Hierarchie und wendet sich damit zwar explizit an Pflegepersonal und weitere Berufsgruppen in der Klinik, ist aber für alle lesenswert, die verstehen wollen, was die Institution Klinik mit den in ihre arbeitenden und behandelten Menschen macht und auslöst.

Ist die klinische Versorgung auch in Notlagen gesichert?

Praxis | *Aus dem Nichts: Dunkelheit. Ein großflächiger und langanhaltender Stromausfall, ein Blackout hat Deutschland im Griff. Internet und Telefon, Fernsehen, Heizung, Licht und jegliche nicht akku-betriebene Technik ist ausgefallen. Nach etwa 30–60 Minuten: Das Mobilfunknetz bricht zusammen. Über wenige Stunden halten sich manche größere Lebensmittelläden mithilfe von Notstromaggregaten, bei einigen streikt das Kassensystem aber sofort und ein Verkauf ist nicht mehr möglich.*

297 Neubert, T. R. (2014): Angst auf Intensivstation. In: Hax-Schoppenhorst, T.; Kusserow, A. (2014): Das Angst-Buch für Pflege- und Gesundheitsberufe, S. 175–183.

Auch wenn die Bundesbank zur kritischen Infrastruktur gehört und daher durch die Bundesnetzagentur mit Notstrom versorgt wird, können nur wenige Banken eine stark begrenzte Bargeldversorgung über ihre Automaten sicherstellen bevor auch diese Reserven wenigen Stunden durch das gleichzeitige Abheben vieler Menschen leergefegt sind, denn Giro- und Visakarten sind nutzlos geworden. Ware, die nicht mehr gekühlt werden kann, verrottet in den Läden. Selbst wer noch Nahrung zuhause hatte: Ohne Strom funktionieren Kühlschrank, Herd und Ofen nicht mehr, nach etwa 24–72 Stunden können die Wasserwerke auch die Frisch- und Abwasserversorgung nicht mehr gewährleisten. Wer nicht über einen eigenen ausreichenden Trinkwasservorrat, Kurbelradio, Camping-Kocher mit Gas-Kartuschen, Kerzen für die Nacht und einem Nahrungsvorrat in Form von Konserven, Nudeln oder ähnlichem verfügt ist auf sich allein gestellt. Dunkelheit, keine Kommunikationsmöglichkeiten und Panik: Nur wenige Tage, bis auch die öffentliche Ordnung in sich zusammenbricht und die Gefahr für marodierende Gruppen und Plünderungen steigt.

Öffentliche Schutzräume und Bunker? Die meisten davon verfallen, nicht nutzbar und in privater Hand.[298] Da bereits 2007 klar war, dass diese nach dem Kalten Krieg für die ihnen angedachte Aufgabe nicht mehr geeignet waren, wurden viele rückgebaut, abgewickelt oder verfielen.[299] Die wenigen verbliebenen, finden sich hauptsächlich im Westen Deutschlands. Die Schutzräume der ehemaligen DDR wurden nach der Wiedervereinigung nie in das *Schutzbaukonzept* übernommen und unterlagen daher keiner *Zivilschutzbindung*, die ihre Wartung und Instandhaltung gesichert hätte, sodass gerade im Osten Deutschlands keine öffentlich nutzbare, schützende Infrastruktur zur Verfügung steht.[300] Die Vernachlässigung des effizienten Bevölkerungsschutzes erklärt sich hauptsächlich aus den vielen Jahrzehnten

---

298 Bundesimmobilien (o. J.): Rechtliche Abwicklung öffentlicher Schutzräume. Online: https://www.bundesimmobilien.de/rechtliche-abwicklung-oeffentlicher-schutzraeume-8865c555b3e84c40?

299 ZDF (2024): Zivilschutz in Deutschland: Wie es um deutsche Bunker bestellt ist. Online: https://www.zdfheute.de/politik/deutschland/zivilschutz-bunker-schutzraeume-deutschland-100.html

300 MDR (2023): Luftschutzbunker. Darum gibt es in Ostdeutschland keine öffentlichen Schutzräume mehr. Online: https://www.mdr.de/nachrichten/deutschland/politik/keine-bunker-ostdeutschland-schutzraum-alternativen-100.html

des Friedens. Ein würdiges Symbolbild für diesen Wandel: Der imposante und mit prächtigem Grün überwachsene Flakbunker im Stadtteil St. Pauli in Hamburg.

Wie sieht es mit der Gesundheitsversorgung durch Klinken im Krisenfall aus? Bevölkerungsschutz ist in Friedenszeiten Ländersache *(Katastrophenschutz)* und fällt nur im Spannungs- und Verteidigungsfall unter Federführung des Bundes *(Zivilschutz)*. Betreiber kritischer Infrastruktur sind daher selbst für ihre Konzepte und deren Umsetzung verantwortlich. Klinken sind allerdings ein Sonderfall: weil deren Notfallversorgung so essenziell ist, gelten für Stromausfälle bundeseinheitliche, kontrollierte Vorgaben. Mindestens 24 Stunden müssen Klinken mit einer eigenen Notstromversorgung über Aggregate auf fossiler Brennstoffbasis überbrücken können und entsprechenden Treibstoff vorhalten. Im Fokus der Versorgung liegen dabei hauptsächlich die Aufrechterhaltung von Intensivstationen (für Beatmung, Perfusoren, etc.) und entsprechend medizintechnischem Gerät, um notwendige OPs weiterführen zu können. Alles, was nicht unter die Kategorie Notfallversorgung fällt, kann dann nicht mehr oder nur unter stark eingeschränkten Umständen behandelt werden. Im Krisenfall muss von einer schnellen Überlastung der Notaufnahmen ausgegangen werden, denn Klinken gelten nicht als krisenfest. Vom jahrzehntelang bestehenden Investitionsstau sind auch Technik, IT-Sicherheit, Ablauf- und Prozesspläne im Notfall sowie Instandhaltung der Sicherungsmaßnahmen betroffen, deren Finanzierung und Aufbau hauptsächlich in der Verantwortlichkeit der Krankenhäuser liegen.[301]

Sich im Notfall übergangsweise selbst und ohne staatliche Hilfe versorgen zu können sollte daher auch gesundheitliche Basics umfassen. Hier spielen Gesundheitskompetenz, Erste Hilfe Kenntnisse und grundsätzliche Hygiene-Maßnahmen eine zentrale und nicht zu unterschätzende Rolle, um kleinere und mittlere Verletzungen zu verhindern bzw. versorgen zu können. Wie man sich vorbereiten kann? Das *Bundesamt für Bevölkerungsschutz und Katastrophenhilfe (BKK)* rät auf seiner Website nicht nur zu einer Bevorratung von Lebensmitteln und Wasser, sondern auch von Verbandsmaterial, Pflastern und Desinfektionsmitteln. Erste Hilfe zu beherrschen,

301 Gießler, D. (2025): Fachkräftemangel, Lieferengpässe, Schutzräume. Ist das deutsche Gesundheitssystem für Krisen gewappnet? Online: https://www.apotheken-umschau.de/gesundheitspolitik/wie-das-deutsche-gesundheitswesen-fuer-den-kriegsfall-aufgestellt-ist-1274907.html

bedeutet kleinere Schnitte oder auch größere Platz-Riss-Wunden zu versorgen, mit stabiler Seitenlage bewusstlose Personen oder via Heimlich-Manöver Kinder und Erwachsene vor dem Ersticken zu bewahren. Denn unter Krisenbedingungen wird auch der Rettungsdienst als Speerspitze der präklinischen Versorgung nur noch stark eingeschränkt verfügbar sein. Basishygiene wie das Abkochen von Wasser, penible Wundhygiene, Händewaschen und Händedesinfektion und ein Grundverständnis von Gefährdungen durch verunreinigtes Wasser spielen ebenfalls eine zentrale Rolle. Leider wird eine Befähigung der eigenen Bevölkerung in Erster Hilfe in Deutschland grob vernachlässigt. Nach dem für den Führerschein obligatorischen Erste-Hilfe-Kurs gibt es keine staatliche Verpflichtung das Wissen frisch und aktuell zu halten. Viele Menschen fühlen sich daher mit erster Hilfe überfordert, vor allem wenn der letzte Kurs wie bei über einem Viertel der Deutschen über 20 Jahre zurückliegt.[302]

Linktipp

Bundesamt Bevölkerungsschutz – Vorsorge für den Notfall
Auf seiner Website informiert das BKK darüber, wie man sich auf den Notfall vorbereiten und zumindest eine gewisse Zeit ohne staatliche Hilfe übersteht. Neben Check-Listen und Infos über Bevorratung und einen Notfallrucksack finden sich dort auch praktische Hinweise für Hygiene und Erste Hilfe Basics und Techniken.
https://www.bbk.bund.de

Wissen | Erste-Hilfe-Kurs belegen – vorbereitet sein

Handgriffe und Basiswissen verschwinden schnell wieder aus dem Kopf, wenn sie nicht regelmäßig und bestenfalls alle paar Jahre beübt werden. Neben klassischer Erste Hilfe gibt es auch Kurse, die Wissen für die Versorgung von Babys und Kindern, etwa bei Verbrühungen oder Verschlucken von Kleinteilen beüben. Viele Krankenkassen übernehmen oder bezuschussen im Rahmen der Prävention

302 Bundesweite bevölkerungsrepräsentative, telefonische Umfrage des Forsa Instituts im Auftrag der Techniker Krankenkasse (2023). Online: https://www.tk.de/presse/themen/medizinische-versorgung/erste-hilfe-ins-bewusstsein-2163932?tkcm=ab

Erste-Hilfe-Kurse. Wer auf Arbeit aktiv werden möchte, kann sich als Betriebsersthelfer:in ausbilden lassen, häufig durch die Unfallkassen gefördert. Hilfsorganisationen wie DRK, ASB, Malteser, Johanniter bieten auf ihren Websites in allen deutschen Städten regelmäßige Kurse an. Videos und reine Onlinekurse können für spezifische Themen gebucht werden, ersetzen aber nicht das praktische Üben!

Schwester, Pfleger, Fachkraft? Wer arbeitet eigentlich in der Gesundheits- und Krankenpflege?

Wer nicht im Gesundheitsbereich arbeitet, hat davon vermutlich gar nichts mitbekommen, doch die Berufsbezeichnung des Pflegepersonals wurde in den vergangenen Jahrzehnten bereits dreimal umbenannt. Neben der Bezeichnung wandelte sich meist auch die inhaltlich-werteorientierte Ausrichtung der Ausbildung und zugesprochene Kompetenzen. So will auch die aktuelle Reformierung den Fokus auf Interdisziplinarität und einem EU-weit anerkanntem Abschluss legen, die Attraktivität des Pflegeberufs damit erhöhen und dem Pflegenotstand gegensteuern. Dafür wurde im Rahmen des 2020 erlassenen *Pflegeberufegesetzes (PflBG)* in einer seitdem generalistischen Ausbildung die drei einzelnen Ausbildungen zur Alten-, Kinder- sowie Gesundheits- und Krankenpflege zusammengelegt und das Schulgeld für die Ausbildungen abgeschafft. Trotz der Reformierung der Ausbildung behalten die bisherigen Berufsbezeichnungen ihre Gültigkeit:

Wer zwischen 1966 und 2003 die Ausbildung begann, schloss diese mit dem berühmten und über hunderte Jahre bekannten Berufsbezeichnung Krankenschwester bzw. Krankenpfleger ab. Diese Bezeichnung ist rechtlich geschützt und an den Abschluss der entsprechenden staatlichen Ausbildung gekoppelt. Da sie nicht mehr angeboten wird, darf sich jüngeres Personal nicht mehr so nennen. Dennoch hält sich die Bezeichnung bis heute besonders unter Patient:innen hartnäckig, weil sie vertraut und auch über aktuelle Serien und Filme häufig noch repliziert wird: Wer auf Station Hilfe benötigt, ruft nach einer erfahrenen Schwester oder bedankt sich beim jungen Pfleger. Auf manchen Stationen weißen kleine Schildchen den Vornamen aus und entgegen der weitaus distanzierteren Kommunikation mit ärztlichem Personal ist es nicht selten, Pflegepersonal mit Vornamen und „Schwester" oder „Pfleger" anzusprechen. Es gehört zu den internen

Diskussionen über das professionelle Selbstbild der Pflege, inwieweit die über Jahrhunderte gewachsene Hierarchie sich auch sprachlich noch niederschlägt, wenn nicht nur Patient:innen, sondern auch ärztliches Personal die Pflege mit Vornamen, diese wiederum ärztliches Personal und auch ihre Patient:innen aber mit deren Nachnamen ansprechen.[303] Ganz grundsätzlich wandelt sich selbst im eher konservativ-hierarchisch geprägten Kliniksektor inzwischen aber analog zum gesellschaftlichen Wandel mit den jüngeren Generationen der sprachliche Usus weg vom distanzierten „Sie" hin zum Arbeits-Du, das interprofessionelles Teamwork, Speak-Up Kultur (also das frühzeitige Melden von Fehlern) und gemeinsames Arbeiten auf Augenhöhe fördern und fordern soll.[304] Professionelles Duzen wird vielfach bereits im präklinischen Bereich der Notfallrettung gelebt, wodurch auch sprachlich Teamwork auf Augenhöhe statt Hierarchie angesichts des Zeitdrucks eines Notfallgeschehens betont wird.

Mit Inkrafttreten des *Krankenpflegegesetz (KrPflG)* 2004 änderte sich die offizielle Berufsbezeichnung von Schwester und Pfleger. Wer 2004–2019 die Ausbildung abschloss darf sich seitdem Gesundheits- und Krankenpfleger:in nennen. Die doch etwas sperrige Bezeichnung soll die Entwicklung weg von der reinen Versorgung Kranker und verletzter Personen hin zu einer zusätzlichen Fokussierung und Aufgabenerweiterung in Prävention und Gesunderhaltung betonen. Auch sollte so die bis heute als „Frauenberuf" geltende Pflege mehr Männer ansprechen.[305] Wer zuvor bereits die ältere Berufsbezeichnung „Pfleger" oder „Schwester" besaß, darf sich rein rechtlich auch Gesundheits- und Krankenpflegerin oder -pfleger nennen. Andersrum ist dies rechtlich nicht möglich. Aus Gründen der Vertrautheit wird für die Patient:innen aber häufig mit der alten Berufsbezeichnung gearbeitet, auch wenn das Namensschildchen die korrekte Bezeichnung ausweist.

2020 wurde das Krankenpflegegesetz durch *das Pflegeberufegesetz (PflBG)* ersetzt. Seitdem lautet die offizielle Berufsbezeichnung Pflegefachfrau bzw. Pflegefachmann oder neutraler **Pflegefachperson**. Mit der Berufsbezeichnung wurden erstmalig auch Vorbehaltsaufgaben der Pflegeplanung und des

303 Charité (2023): Krankenschwester: Sagt man das überhaupt noch? Online: https://karriere.charite.de/karrieremagazin/krankenschwester-sagt-man-das-ueberhaupt-noch

304 BibliomedPflege (2023): Anredekultur im Krankenhaus. Das Du als Brückenbauer. In: Die Schwester Der Pfleger. Ausgabe 9/2023. S. 18. Online: https://www.bibliomed-pflege.de/sp/artikel/48660-das-du-als-brueckenbauer

305 Charité (2023): Krankenschwester: Sagt man das überhaupt noch? Online: https://karriere.charite.de/karrieremagazin/krankenschwester-sagt-man-das-ueberhaupt-noch

Pflegeprozesses gesetzlich festgelegt, welche nur durch Absolvent:innen der Generalistik durchgeführt werden dürfen. Weil sich ein Großteil der Inhalte überschneide, wurden die drei Ausbildungen zur Alten-, Kinder- sowie Gesundheits- und Krankenpflege zusammengelegt, um Synergieeffekte einer gemeinsamen Ausbildung zu nutzen. Daher auch der Name: *generalisierte bzw. generalistische Pflegeausbildung.* Für das dritte Ausbildungsjahr kann eine Vertiefung in Alten- oder Gesundheits- und Kinderkrankenpflege gewählt und damit weiterhin die bereits etablierte Berufsbezeichnung Gesundheits- und Kinderkrankenpfleger:in oder Altenpfleger:in erworben werden. Beide Abschlüsse und Berufsbezeichnungen sind in Deutschland anerkannt, nicht allerdings im Ausland. Wer keine Spezialisierung wählt, kann als Pflegefachfrau:mann in einem Bereich der eigenen Wahl anfangen und die fachliche Ausrichtung erst nach dem Abschluss treffen. Dieser Abschluss ist dann EU-weit gültig. Ebenfalls neu: Statt in Ausbildung zu gehen, kann seit 2020 auch ein dreijähriges Pflegestudium ergriffen werden, wie es in anderen Ländern bereits seit langem Standard ist. Mit der Akademisierung und erweiterten Karrieremöglichkeiten sollen mehr junge Menschen für das Berufsfeld begeistert werden. Seit 2024 erhalten Studierende über das *Pflegestudiumstärkungsgesetz* daher auch ähnlich der schulischen Ausbildung zusätzlich eine Vergütung des Studiums. Allerdings läuft die bereits lange angestrebte Akademisierung der Pflege nur behäbig an: Stand Wintersemester 2024 waren nur etwa 1.200 Personen eingeschrieben, davon 700 Erststudierende. Mit einem Löwenanteil von 147.100 Personen bleibt die klassische duale Berufsausbildung damit auch 2024 Spitzenreiter beim Weg in die Pflege, während das Studium seit 2020 bisher nur mäßigen Anklang findet.[306]

2026 sollen die bisherigen Erfahrungen mit der Generalisierten Pflegeausbildung diskutiert und eine Fortführung beschlossen werden. Dazu existiert seit Beginn des neuen Ausbildungskonzepts eine bundesweite Begleitforschung.[307] Die bereits vorliegenden Daten der ersten Ausbildungskohorte (also jenen, die als erster Ausbildungsjahrgang starteten) zeigen: Von den

---

306 Destatis (2025): 9 % mehr neue Auszubildende zur Pflegefachperson im Jahr 2024. Pressemitteilung Nr. 099 vom 18. März 2025. Online: https://www.destatis.de/DE/Presse/Pressemitteilungen/2025/03/PD25_099_212.html

307 Olden, D.; Großmann. D.; Dorin, L.; Meng, M.; Peters, M.; Reuschenbach, B. (2023): Die generalistische Pflegeausbildung in Deutschland aus Sicht Auszubildender: Ergebnisse einer bundesweiten Onlinebefragung. In: Pflege, Vol. 36, No. 5, S. 249–257, Oktober 2023. DOI: 10.1024/1012-5302/a000930

33.600 Absolvent:innen wählte nur ein verschwindender Anteil die Spezialisierung zur Altenpflege oder Gesundheits- und Kinderkrankenpflege, fast 99 % entschieden sich für den generalistischen Abschluss. Rückmeldungen aus der Praxis zeigen aber, dass sowohl die breit angelegte Generalistik, als auch die Spezialisierung auf Gesundheits- und Kinderkrankenpflege aktuell noch erheblich in der berufspraktischen Verwendung schwächelt und eine anschließende fachliche Einarbeitung als relevanter, denn zu Zeiten der einzelnen Ausbildungsgänge beurteilt wird.[308] Und auch ein weiterer Faktor hat sich bis dato nicht geändert: Weiterhin zieht die Pflege mehr Frauen als Männer an und hält deren Anteil weiterhin bei stabilen 70–80 %.[309]

308 Heeser, A. (2024): Generalistische Pflegeausbildung. Die neuen Alleskönner in der Pflege. In: Thieme kma Online. Online: https://www.kma-online.de/aktuelles/pflege/detail/die-neuen-alleskoenner-in-der-pflege-53003

309 Destatis (2024): 33.600 Pflegefachfrauen und -männer im Jahr 2023 erfolgreich ausgebildet. Pressemitteilung Nr. 284 vom 24. Juli 2024. Online: https://www.destatis.de/DE/Presse/Pressemitteilungen/2024/07/PD24_284_212.html

III. Gesundheitskompetenz – ein Aufruf zur medizinischen Selbstedukation

Was ist Gesundheitskompetenz?

Praxis | *Am heutigen Morgen fällt Ihnen ein roter, rundlicher Ausschlag an der Innenseite Ihrer linken Kniekehle auf. Sie hatten sich nirgendwo angestoßen und der Ausschlag ist weder nässend noch juckend. Im Verlauf des Tages bekommen Sie Kopfschmerzen und fühlen sich erschöpft. Sie kamen gestern zwar erst recht spät von einer gemeinsamen Feier mit Freunden zurück, hatten aber eigentlich nicht viel Alkohol getrunken. So richtig können Sie sich die katerähnliche Abgeschlagenheit daher nicht erklären. Was machen Sie?*

1. *Nichts. Sie werden wohl einfach langsam alt und vertragen nächtliches Feiern nicht mehr.*
2. *Sie rufen eine Bezugsperson an, der Sie Ihre Symptome erzählen z. B. Ihre Mutter, beste Freundin oder Ihren Wander-Kumpel.*
3. *Sie geben „Kopfschmerzen" in eine Suchmaschine ein und lesen sich die Ergebnisse durch.*
4. *Sie geben „runder Ausschlag Kniekehle" in eine Suchmaschine eine und lesen sich die Ergebnisse durch.*
5. *Sie befragen ChatGPT, Gemini oder eine andere KI nach Ihren Symptomen.*
6. *Sie nutzen eine KI-basierte Gesundheitsapp wie „Ada".*
7. *Sie suchen eine hausärztliche Praxis auf.*

Wie man hier die richtige Lösung findet, ob man überhaupt ein Problem erkennt und von einer Bagatelle unterscheiden kann, all das fällt unter *Gesundheitskompetenz*, auch *Health Literacy* genannt. Grundlegend gesundheitskompetent zu sein bedeutet, Symptome des eigenen Körpers wahrzunehmen und Veränderungen zu verstehen. Im nächsten Schritt mögliche Gründe und Ursachen mit dem aktuellen Zustand (korrekt) zu verknüpfen bzw. nach Informationen zu suchen, welche die Symptome erklären könnten. Das Suchen nach Informationen erfordert wiederum die Fertigkeit, aus den angebotenen Antworten wie bei einer Internetrecherche korrekte und nicht passende Erklärungsansätze zu identifizieren, also inhaltlich abwägen zu können, ob das, was gefunden wird auch für die eigene Situation zutreffend sein kann und ob es sich um eine vertrauenswürdige Informationsquelle handelt. Letztlich krönt das (korrekte) Anwenden bzw. Umsetzen der gefundenen (hoffentlich korrekten) Informationen und bestenfalls ein Wiedererkennen und Erinnern für die Zukunft die aufeinander aufbauende Kaskade aller nötigen Schritte einer verlässlichen Gesundheitskompetenz: finden, verstehen, urteilen, anwenden.[310]

Diese vier Kernkompetenzen der Gesundheitskompetenz beziehen sich dabei vorrangig auf Aspekte von Krankheitserkennung und -behandlung bzw. Gesunderhaltung und Prävention. Gleichzeitig bedeutet gesundheitskompetent zu sein aber auch, zu verstehen, wie der Beipackzettel von Medikamenten zu lesen ist, die Kernaussagen bei einem Gespräch mit Ärzt:innen nachvollziehen zu können und sich in den Strukturen des Gesundheitssystems zurechtzufinden (navigationale Gesundheitskompetenz). Also nicht nur einen Notfall zu erkennen und von einer Bagatelle unterscheiden zu können, sondern auch zu wissen, welche Einrichtungen für das eigene Problem aufgesucht oder angefragt werden müssen, um es zu lösen. Kurzum: Gesundheitskompetent sein heißt auch, das Gesundheitssystem zu **verstehen** und angebotene Möglichkeiten korrekt zu **nutzen**. Leider ist das deutsche Gesundheitssystem komplex und bestehende Strukturen und Möglichkeiten für Laien recht unübersichtlich. Die Idee zu diesem Buch entstand daher gerade auch unter dem Aspekt, Hintergrund- und damit Orientierungswissen zu vermitteln.

Mehrere Studien untersuchen seit etwa 15 Jahren die Gesundheitskompetenz der Deutschen. Sie alle kommen zu zwei gemeinsamen Kernaussagen: Ein Großteil der deutschen Bevölkerung hat grundsätzliche Probleme gesundheitskompetent zu handeln und diese Inkompetenz ist in der Bevölkerung ungleich stark verteilt.[311] Auch schneidet Deutschland im europäischen

310 Sørensen, K., van den Broucke, S., Fullam, J., Doyle, G., Pelikan, J., Slonska, Z. et al. (2012): Health literacy and public health: a systematic review and integration of definitions and models. BMC Public Health, 12, 80. https://doi.org/10.1186/1471-2458-12-80

311 Kolpatzik, K.; Bollweg, T.; Fretian, A.; Okan, O. (2025): Gesundheitskompetenz in Deutschland 2024. Ergebnisbericht. TUM. School of Medicine and Health. Department

Vergleich auffällig schlechter ab, als andere EU-Länder.[312] Bezogen auf die Navigation im Gesundheitssystem und das Verstehen und Einordnen digitaler Informationen zeigt die für die internetnutzende Bevölkerung repräsentative Studie der Technischen Universität München von 2024, dass über 75 % und damit 3 von 4 aller Deutschen problematische bis inadäquate Defizite im Finden, Verstehen, Beurteilen und Anwenden von gesundheitsbezogenen Informationen haben, wobei fast 83 % das Beurteilen von Informationen am schwersten fiel.[313] Die auf der Basiserhebung von 2014 beruhende Verlaufsstudie HLS-GER kommt in aktuellster Variante HLS-GER 3 von 2025 mit ihrem Fragebogendesign auf deutlich konservativere Werte zur allgemeinen Gesundheitskompetenz, die bei 55,7 % der Deutschen nur gering ausgeprägt ist. Doch auch diese Studie belegt, dass beachtliche 82 % der Deutschen über eine nur niedrige navigationale sowie katastrophenbezogene Gesundheitskompetenz (KatGK) verfügen, die als neues Messinstrument erstmalig die Untersuchungsbreite der Studie erweitert und die Befähigung zu kompetentem Handeln bei kritischen Ereignissen wie Naturkatastrophen, Krieg oder Pandemien untersuchen soll (Disaster Health Literacy). Grundlegende Defizite beim Finden, Verstehen, Urteilen und Anwenden entsprechender Gesundheitsinformationen betrifft also keine Minderheit, sondern mehr als die Hälfte aller Deutschen![314] In allen Studien fielen soziodemografische Faktoren auf, die je nach Methodik und statistischen Berechnungen unterschiedlich stark mit niedriger Gesundheitskompetenz korrelieren, wobei insbesondere Geschlecht, Alter, Bildung, chronische Erkrankungen und Migrationsgeschichte, aber auch Zugang und Verständnis von digitalen Informationen und der Umgang mit Social

---

of Health and Sport Sciences. WHO Collaborating Center for Health Literacy, S. 1ff. DOI:10.14459/2025md1779038

312 Austrian National Public Health Institute (2021): The HLS19 Consortium of the WHO Action Network M-POHL. International Report on the Methodology, Results, and Recommendations of the European Health Literacy Population Survey 2019–2021 (HLS19) of M-POHL.

313 Kolpatzik, K., Bollweg, T., Fretian, A., Okan, O. (2025). Gesundheitskompetenz in Deutschland 2024. Ergebnisbericht. Überarbeitete Fassung, 14.04.2025. Technische Universität München. School of Medicine and Health. Department of Health and Sport Sciences. WHO Collaborating Center for Health Literacy. München. S. 12 ff. DOI: https://doi.org/10.14459/2025md1779038.

314 Schaeffer, D., Griese, L., Singh, H., Ewers, M., Hurrelmann, K. (2025). Gesundheitskompetenz in Zeiten gesellschaftlicher Unsicherheiten. Ergebnisse des HLS-GER 3. Zusammenfassung. Bielefeld: Interdisziplinäres Zentrum für Gesundheitskompetenzforschung (IZGK), Universität Bielefeld.

Media eine Rolle spielen.[315] Da viele dieser Faktoren sich auch international abbilden lassen, gilt Gesundheitskompetenz daher weltweit als eines der zentralen WHO-Entwicklungsziele um die allgemeine Gesundheitsvorsorge und Krankheitsprävention eines Landes nachhaltig zu stärken, indem Forschung, Förderung und Ausbau von Gesundheitskompetenzen aktiv gefördert werden.[316]

Die Defizite der deutschen Bevölkerung sind alarmierend, weil sie die Frage aufwerfen, wie performant eine Industrienation und dessen Gesundheitssystem tatsächlich sein kann, deren Bevölkerung nicht in der Lage ist, sich kompetent und informiert darin zu bewegen. 2017 wurde daher die *Deutsche Allianz für Gesundheitskompetenz* unter Schirmherrschaft des *Bundesministeriums für Gesundheit (BGM)* gegründet. Dieser schlossen sich sowohl die Gesundheitsministerkonferenz der Länder als auch Spitzenorganisationen und Selbstverwaltungen des Deutschen Gesundheitssystems wie *Kassenärztliche Bundesvereinigung, Bundesärztekammer, GKV-Spitzenverband* und viele weitere an, um eine bessere Gesundheitsbildung in der Bevölkerung, verlässlichere Gesundheitsinformationen sowie ein leichter verständliche und verbesserte Kommunikation zwischen ärztlichem Personal und Patient:innen umzusetzen.[317] Denn niedrige Gesundheitskompetenz ist auch ein Kostenfaktor für das bereits seit Jahren finanziell stets teurer werdende System der gesetzlichen Krankenversicherung und schlägt laut WHO mit etwa 3–5 % der Gesundheitsgesamtausgaben zu Buche. Diese sind dabei Folgekosten aus der mit niedriger Gesundheitskompetenz einhergehenden geringeren Compliance beim Befolgen von Behandlungsempfehlungen und Medikamenteneinnahmen sowie damit häufigeren und längere Krankheitszeiten, einer erhöhten Nutzung des Rettungsdienstes und häufigeren klinischen Aufenthalten.[318]

---

315 Ebd., S.18.

316 TUM School of Medicine and Health (o. J.): WHO Collaborating Centre for Health Literacy. Online: https://www.hs.mh.tum.de/en/healthliteracy/who-collaborating-centre-for-health-literacy/

317 Bundesministerium für Gesundheit (2025): Allianz für Gesundheitskompetenz. Online: https://www.bundesgesundheitsministerium.de/gesundheitskompetenz/allianz-fuer-gesundheitskompetenz.html

318 TUM (2025): 75 Prozent der Erwachsenen verstehen Gesundheitsinformationen nicht. Gesundheitskompetenz in Deutschland weiter gesunken. Online: https://www.tum.de/aktuelles/alle-meldungen/pressemitteilungen/details/gesundheitskompetenz-in-deutschland-weiter-gesunken

Auflösung | Bleibt zum Abschluss die Frage, was ist denn nun mit Ihrem ominösen Ausschlag. Wie haben Sie reagiert?

1. Nichts zu tun ist fehlerhaftes Ignorieren. Die Symptome verstärken sich, die folgenden Tage geht es Ihnen immer schlechter.
2. Sie rufen eine Bezugsperson an, der Sie Ihre Symptome erzählen. Grundsätzlich keine schlechte Idee, sich gegenüber seinen Mitmenschen mitzuteilen. Ihr Wander-Kumpel bringt plötzlich das Thema Zeckenstich auf. So einen Ausschlag wie Sie hatte er nämlich selbst schonmal. Vielleicht hängt Ihr Ausschlag mit dem Wanderurlaub vor zwei Wochen zusammen?
3. Sie geben Ihre Symptome in eine Suchmaschine ein. Der Klassiker, so funktionierte es über die letzten Jahrzehnte nun mal. Die Ergebnisse sind meist aber zu breit und unspezifisch, selbst wenn die Ergebnisse für „Kopfschmerzen" inzwischen nicht mehr sofort auf den berüchtigten Hirntumor verweisen (der meistens nicht die Ursache ist). Die Suchergebnisse bringen Sie nicht weiter.
4. Auch die Suche nach „runder Ausschlag Kniekehle" bringt Sie nicht so richtig weiter. Gegen Gürtelrose spricht, dass der Ausschlag nicht schmerzt. Könnte es ein Ekzem sein?
5. Sie befragen ChatGPT oder Gemini nach Ihren Symptomen. Zwar hängt es aktuell noch von der Fragestellung ab, ob die KI (zurecht) darauf hinweist keine medizinischen Diagnosen stellen zu können und stattdessen auf einen Besuch in der Praxis verweist. Nach Ursachen befragt erstellt die KI aber meist eine Auflistung möglicher Gründe für beschriebene Symptome. Neben Schuppenflechte und sonstigem lauten zwei davon „Insektenstich" und „Lyme-Borreliose durch Zeckenstich". Hm...tatsächlich waren Sie vor zwei Wochen wandern, aber an einen Zeckenstich können Sie sich nicht erinnern? Sie fragen die KI, ob Ihr Wandergebiet ein Risikobereich für Borreliose ist und erhalten positive Rückmeldung. Zur Sicherheit nutzen Sie noch eine Suchmaschine und erhalten dasselbe Ergebnis: Sie waren in einem Borreliose-Hochrisikogebiet wandern.
6. Sie nutzen eine KI-basierte Gesundheitsapp wie Ada. Gerade Apps, die explizit auf die Unterstützung von medizinischen Laien ausgerichtet sind, helfen beim Eingrenzen der Ursachen der eigenen Symptome. Ada grenzt mögliche Ursachen über verschiedene Fragen ein, richtet damit sogar erst Ihren Fokus auf weitere Symptome als Sie nach Fieber,

Müdigkeit und Insektenstichen gefragt werden. Stimmt. War da nicht was? Vor zwei Wochen waren Sie mit Ihrem Kumpel wandern und er hatte sich einen Zeckenstich eingefangen. Bei sich hatten Sie zwar nichts gesehen, aber Sie können es nicht wirklich ausschließen. Nach wenigen Minuten erstellt ihnen die App nach Analyse Ihrer Angaben eine Liste möglicher Gründe für Ihren Ausschlag, die Kopfschmerzen und Abgeschlagenheit. Ein Punkt darunter: Wanderröte (Erythema migrans) und Lyme-Borreliose. Sie rufen Ihren Wander-Kumpel an, ob er ebenfalls Symptome entwickelt hat und checken währenddessen über Bilder einer Suchmaschine, ob Ihr Ausschlag typischer Wanderröte entspricht: positiv.

7. Sie suchen eine hausärztliche Praxis auf, denn inzwischen haben sie schon grippeähnliche Symptome. Sie haben ehrlich gesagt keinen Plan, was mit Ihnen los sein könnte, vertrauen aber schon seit Jahren Ihrer Hausärztin, bei der Sie sich am nächsten Tag in die Akutsprechstunde setzen. Nicht einmal wenige Sekunden nachdem Sie einen Blick auf Ihren Ausschlag geworfen hat, fragt sie nach kürzlichen Wanderurlauben und eventuellen Zeckenstichen. Da fällt es Ihnen ein: ja, Sie waren vor zwei Wochen mit Ihrem Kumpel wandern und er hatte am Abend beim Jucken einen kleinen schwarzen Knubbel aus seiner Kniekehle entfernt, der sich als fette vollgesogene Zecke entpuppte. Vielleicht wurden also auch Sie gestochen? Ihre Ärztin erkennt die Wanderröte, diagnostiziert anhand Ihrer weiteren Symptome eine Infektion mit Lyme-Borreliose durch den Zeckenstich und verschreibt Ihnen Antibiotika.

Das kleine Gedankenspiel oben zeigt: so richtig offensichtlich ist der Zusammenhang zwischen Lebenswandel, Aktivitäten, unscheinbaren Ereignissen und Symptomen manchmal nicht. Eine klassische Prellmarke oder Beule am Kopf können die meisten Menschen noch mit dem auslösenden Ereignis des Anpralls in Verbindung bringen. Für diffuse oder teilweise weit zurückliegende Ursachen, die erst jetzt Symptome auslösen, müssen mehrere Dinge erinnert und Puzzlestückchen zusammengesetzt werden. Keine einfache Aufgabe, insbesondere bei chronischen Erkrankungen wie nicht spürbarem Bluthochdruck, permanent zu hoher, lebenswandelbedingter Insulinausschüttung die zu Diabetes Typ 2 durch hochkalorische und überall verfügbare Lebensmittel führt und zu hohen Blutfettwerten, die ebenfalls durch ungesunde Ernährungsweise zu einem erhöhten Risiko für die im Volksmund als „Verkalkung“ bekannte periphere Verschlusskrankheit (pAVK) führt. Alle am meisten verbreiteten chronischen Krankheiten haben eines gemeinsame: ihre Symptome treten meist erst Jahrzehnte später auf. Je besser also das Verständnis gesundheitlicher Zusammenhänge mit dem eigenem Lebenswandel ausgeprägt ist, je gesundheitskompetenter man also lebt, umso besser können die eigenen Entscheidungen ausfallen. Ebenfalls klug ist es jedoch, rechtzeitig präventive und professionelle ärztliche Hilfe in Anspruch zu nehmen. Auch dies ist Gesundheitskompetenz.

Wie zeigt sich Gesundheitskompetenz im Alltag?

Praxis | *Einen Tag nach den Renovierungsarbeiten im neuen Haus schmerzen Arme und unterer Rücken. Woher kommen die körperlichen Beschwerden? Nach dem 14-Stunden-Flug aus den USA drückt der linke Unterschenkel einen Tag später besonders stark, ist leicht überwärmt. Ist das gefährlich? Aus der Kita hat sich der sechsjährige eine Magen-Darm-Erkrankung eingefangen, seit zwei Tagen Durchfall, Fieber und mehrfach erbrochen. Heute ist er fieberfrei und hat keinen Durchfall mehr, ist aber sehr schwach und schläfrig. Was ist los? Beim Rosenschneiden aus Versehen in den Finger geschnitten. Ist es eine gute Idee, die Wunde mit dem benutzten Stofftaschentuch aus der Hosentasche abzubinden, weil gerade nichts anderes da ist? Laut Hausärztin sind Blutfettwerte und Blutdruck zu hoch. Man soll Lebenswandel und Ernährung verändern, aber wozu, wenn man auch Medikamente dagegen nehmen kann? Wann war eigentlich die letzte Tetanus-Impfung und ist das wichtig? Die täglichen Medikamente mit dem Morgenkaffe einnehmen: Ist doch praktisch? Wenn was wäre, würde sich die Hausärztin doch melden, sie hat beim jährlichen Routine-Check doch immerhin alles im Blick. Oder?*

Ganz alltägliche Beispiele, die zeigen: Gesundheitskompetenz durchdringt viele Themenbereiche und ganz schnell können Alltagsentscheidungen einen langfristigen Einfluss nehmen. Sich nicht um seinen Impfstatus zu kümmern kann einen jahrzehntelangen Schutz zunichtemachen, etwa wenn die Tetanus-Impfung nicht rechtzeitig nach 10 Jahren aufgefrischt wird. Dann kann schon eine unscheinbare Schnittwunde am Finger bei der Gartenarbeit mit den überall im Erdboden vorkommenden Tetanussporen in Kontakt geraten und die gefürchtete Muskeltetanie auslösen. Keine ordentliche Wundhygiene zu halten, etwa blutende Wunden mit einem verschmutzten Tuch abzuwischen, kann im schlimmsten Fall zu einer systemischen Entzündung, einer Sepsis führen, die sich im Anfangsstadium wie ein schwerer Infekt anfühlt und häufig unterschätzt wird. Sich auf „Schutz und Vorsorge" von Hausärzt:in zu verlassen ist ein Trugschluss. Tatsächlich arbeiten diese in dem aktuellen System seit Langem am Limit des Machbaren. Ihnen kann daher nicht die Verantwortung aufgebürdet werden, die individuelle Gesundheit ihrer Patient:innen zu gestalten und verwalten, da dies zeitlich und finanziell gar nicht möglich ist. Es gilt: Erhalt und Schutz der eigenen Gesundheit obliegt jedem und jeder selbst. Sich dem (unrealistisch) romantisierten Bild einer fürsorglichen ärztlichen Figur hinzugeben und darauf zu hoffen, dass einem schon gesagt wird, wenn was schiefläuft, entspricht nicht der Realität. Ein Großteil der **zivilisatorischen chronischen Erkrankungen** wie Bluthochdruck, *Adipositas*, erhöhte Cholesterinwerte und damit einhergehend die Gefahr einer *pAVK* (periphere arterielle Verschlusskrankheit), also dem Zusetzen der Arterien in Beinen und Armen mit der Gefahr von Herzinfarkt und Schlaganfall sind hauptsächlich dem individuellen Lebenswandel zuzuschreiben (Zivilisationskrankheit) und die Symptome treten meist erst nach vielen Jahrzehnten auf, wenn Schäden schon angerichtet sind und die individuelle Selbstfürsorge versagt hat.

Gerade auch Eltern sollten sich rechtzeitig vor der Geburt um Basics der Ersten Hilfe beim Kind kümmern, denn sie sind die Ersten, die vor Ort sind, wenn lebensrettende Hilfe nötig ist. Etwa um zu wissen, dass ein Kind bei Durchfall und Erbrechen schneller dehydriert als Erwachsene und deswegen auf die Zufuhr von Wasser und Elektrolyten z. B. über eine einfach zuhause herzustellende Salz-Zucker-Mischung oder gekaufte Präparate aus der Apotheke zu achten. Oder mit gezielten Rückenschlägen oder notfalls dem *Heimlich-Manöver* das Kind vorm Ersticken durch eine Erdnuss oder verschlucktes Spielzeug zu retten. Zu wissen, dass zu schnell steigendes Fieber *Fieberkrämpfe* auslösen kann und deswegen Fiebersaft zuhause zu haben. Kein Rettungsdienst kann so schnell da sein, wie Eltern vor Ort aktiv werden können und kein Buchwissen kann speziell auf Säuglinge und Kinder ausgerichtete praktische Kurse ersetzen.

Und was den Kaffee anbelangt: Er kann mit dem Wirkstoff von Medikamenten interagieren. Diesen etwa binden (wie bei Eisentabletten) wodurch er ungenutzt ausgeschieden wird. Oder innere Unruhe und Nervosität paradox verstärken, wie etwa bei trizyklischen Antidepressiva. Die Wirkung von Serotonin-Aufnahmehemmern kann gar komplett gehemmt werden. Mit Schmerzmitteln wie ASS oder Ibuprofen kann die schmerzlindernde Wirkung allerdings beschleunigt und verstärkt werden – weswegen solche Kombi-Präparate auch gezielt mit dem Argument des schnelleren Wirkeintritts verkauft werden. Ein weiterer Klassiker am Küchentisch, der Einfluss auf Medikamente nimmt ist die Grapefruit. Ob als Saft oder frische Frucht: Diese wechselwirkt mit einer Vielzahl an Medikamenten.[319]

Muss man jetzt Pharmazie studiert haben, um seinen Alltag zu bestreiten? Nein, definitiv nicht. Was aber sehr wohl in der Eigenverantwortung von jeder und jedem liegt ist, sich mit der eigenen Erkrankung und den eingenommenen Medikamenten zu beschäftigen. Aktiv nachzufragen, welche Wirkung ein Medikament hat und welche Wechsel- und Nebenwirkungen der eigene Lebensstil und Ernährung haben könnten. Dass dafür im klassisch hausärztlichen Setting, in dem durchschnittlich acht Minuten für das Besprechen eines Problems, der Anamnese und eventuell körperlicher Untersuchung inklusive Besprechung des weiteren Vorgehens und Verschreiben neuer oder anpassen bestehender Medikamente bleiben[320] keine Zeit ist, haben die meisten Menschen bereits durch eigene Erfahrung erlebt. Im Nichtstun zu verharren ist jedoch nicht die richtige Lösung, um eigenverantwortlich mit der eigenen Gesundheit umzugehen. Denn es gibt nur eine einzige Person, die in voller Verantwortung über den eigenen Körper, dessen Wohl und Wehe ist: jede:r Patient:in selbst.

Ein paar Vorschläge, was man niedrigschwellig und leicht tun kann:

- Sich ein für Betroffene geschriebenes Sachbuch zur **eigenen Erkrankung** durchlesen. Davon gibt es inzwischen eine ganze Reihe von aktuell gehaltenen Büchern, die Grundwissen vermitteln und gerade für Laien zu Beginn einer chronischen Erkrankung wie Bluthochdruck, Asthma/COPD, Diabetes oder Stoffwechselstörungen der Schilddrüse geeignet sind. Wie bei allen Themen gilt: Darauf achten, einen respektablen und vertrauenswürdigen Verlag zu wählen. In der Regel sind

319 Melzer, M. (2019): Wechselwirkungen: Medikamente und Lebensmittel. In: Apotheken Umschau. Online: https://www.apotheken-umschau.de/medikamente/basiswissen/wechselwirkungen-medikamente-und-lebensmittel-708649.html

320 Stiftung Gesundheitswissen (o. J.): Stiftung Gesundheitswissen gibt Tipps, wie das Gespräch mit dem Arzt gelingt. Online: https://www.stiftung-gesundheitswissen.de/welttag-der-patientensicherheit

Bücher von eher kleinen, unbekannten Verlagen mit reißerischem Titel wie „Die XY Lüge“, „Wie man XY schnell löst“ oder sonstig klingenden Buchtiteln häufig inhaltlich tendenziös. Da heutzutage auch ohne Lektorat und via Self-Publishing gedruckt oder digital verkauft werden kann, finden sich gerade auch zu Gesundheitsthemen immer wieder Bücher fraglichen und esoterisch bis teilweise schädlichen Inhalts. Als Laie kann man medizinische Inhalte nicht ohne weiteres einordnen. Es lohnt sich daher, für verlässliche Inhalte auf erklärend bis einführende Bücher und Fachreihen renommierter Fachbuchverlage z. B. von *utb, Elsevier, Springer Nature, Georg Thieme* und Fach-Ratgebern wie von *Apotheken Umschau, Verbraucherzentralen, Stiftung Warentest* und ähnlichen zurückzugreifen. Ebenfalls bieten sich Fachbuchreihen oder Grundlagenbücher an, die explizit für Laien geschrieben sind. Wer sich mit einer Onlinerecherche schwer tut, kann sein:e Ärzt:in, Websites von Selbsthilfegruppen oder im Fachbuchhandel nachfragen.

- Sich mit aktuellen Wissenshäppchen stets aktuell halten, indem man kostenlose und regelmäßig erscheinende **Ratgeber** durchliest, z. B. den in der Apotheke erhältlichen und monatlich erscheinenden Diabetes Ratgeber von der Apotheken Umschau. Diese Magazine sind niedrigschwellig und korrekt für medizinische Laien aufbereitet, ohne zu überfordern. Alternativ bieten auch Kanäle auf Social Media regelmäßigen Input, hier aber darauf achten, wem man folgt (siehe weiter unten). Wie beim Sport gilt: Sich regelmäßig ein bisschen mit der Gesundheit zu beschäftigen ist wesentlich besser, als es einmalig (zu) intensiv zu machen und vieles sofort wieder zu vergessen.
- Wer keine Lust auf Lesen hat, kann auch **Podcasts** nutzen. Neben Spotify, Audible, deezer, YouTube und Apple-Podcasts, bieten auch die ARD-Mediathek oder Apotheken Umschau viele gesundheitsbezogene Inhalte zum Hören an. Wer vom Fach ist (oder tiefer eintauchen möchte) kann sich zum Beispiel auch mit den auf Fachpersonal ausgerichteten Podcasts von Springer Medizin, Amboss, *Klinisch Relevant* oder *pflege leichter leben* von pflege.de befassen.
- Wer gerne **Wissenssendungen** streamt, findet vielleicht folgende Sendungen der öffentlich-rechtlichen Sender interessant: *Gesundheit!, aktiv und gesund, Die Ernährungs-Docs, rbb Praxis, Planet Wissen, Visite, service: gesundheit, Doc Fischer* und weitere. Die meisten dieser Serien finden sich jederzeit abrufbar in den gut gestalteten über den Rundfunkbeitrag finanzierten ARD oder ZDF-Mediatheken und behandeln

häufig mehrere Themen, manche nur oberflächlich, manche intensiver. Für einen ersten Überblick oder als regelmäßige Wissenshäppchen für Laien aber allemal geeignet. Auch tiefergehende Reportagen über die verschiedensten Gesundheitsthemen finden sich in den Mediatheken, z. B. *Akutstation Psychiatrie.*

- Eine **Hausapotheke** anlegen. Es gibt einen sehr guten Grund für die gesetzlich verpflichtend mitzuführenden KFZ-Verbandskästen: Sie fristen ein unbeachtetes Dasein, bis tatsächlich ein Verkehrsunfall eintritt und man selbst oder andere dringend Verbandsmaterial benötigen. Um auch zuhause auf kleinere Verletzungen, und Erkältungen vorbereitet zu sein, lohnt sich eine auf individuelle Bedürfnisse angepasste Hausapotheke zu führen. Darunter fallen Pflaster in verschiedenen Größen und/oder zum Zuschneiden, immer ein paar Kühlpacks im Kühlschrank für Prellungen sowie Wund- und Heilsalbe. Natürlich auch die individuell benötigten Dauermedikamente und solche für Erkältungen wie etwa Schnupfenspray, Lutschtabletten bei Halsschmerzen oder Schmerzmittel wie Ibuprofen oder Paracetamol, die auch Fieber senken und gegen Entzündungen wirken. Kinder im Haus? Brandsalbe, Fieber- und Hustensaft, Kindernasenspray, Mückenspray oder Zeckenzangen sowie Schmerzmittel in Kinderdosierungen und Pflaster in verschiedenen Größen mit kindlichem Aufdruck oder ohne, aber zumindest mit dem für Kinderhaut sanfteren Klebstoffen und Materialien sind absolute Basics.
- **Erste-Hilfe-Kurse** besuchen und sich auf neue Lebensabschnitte vorbereiten. Es gibt wesentlich mehr als den Pflichtkurs für die Führerscheinprüfung. Die beste erste Hilfe bei Kindernotfällen ist beispielsweise das kundige Handeln der Eltern vor Ort. Schon während der Schwangerschaft bietet ein Erste-Hilfe-Kurs für Babys und Kleinkinder Sicherheit, um im Notfall lebenswichtige Minuten bis zum Eintreffen des RTW überbrücken zu können. Dasselbe gilt für die Pflegebedürftigkeit eines Familienmitglieds. Was sind *Mikrolagerungen* bei Bettlägerigkeit, wie kann häusliche Pflege praktisch leichter werden, wie umgehen mit Inkontinenz oder Schluckstörungen? Diese Kurse bieten das Wissen dazu. Selbst für den Umgang mit sterbenden Angehörigen gibt es *Letzte-Hilfe-Kurse* die einfühlsam praktisch umsetzbare Tipps vermitteln.

Linktipp

Apotheken Umschau – Wechselwirkungen von Lebensmitteln checken
Wer mehr als zwei Medikamente über einen Zeitraum von 28 Tagen einnehmen muss, hat Anspruch auf eine für GKV-Versicherte kostenfreie Wechselwirkungsberatung in der Apotheke. Für einen ersten, schnellen Überblick bietet die Apotheken Umschau einen kurzen, laienverständlichen Überblick über klassische Wechselwirkungen zwischen Nahrungsmitteln und Medikamenten.
https://s.narr.digital/bgwqu

Was kann politisch getan werden, um Gesundheitskompetenz gesamtgesellschaftlich zu verbessern?

Die zunehmende Verschlechterung und insbesondere Defizite in der Beurteilung von Informationen sind ein Alarmzeichen. Gerade die digitale Informationsflut auch und gerade über Social-Media-Apps ist eine große zeitgenössische Herausforderung in allen Bereichen. Kinder und Jugendliche mit entsprechender Medienkompetenz auszustatten ist ein notwendiger Schritt, um gegen die Informationsflut besonders auch in Gesundheitsthemen anzukommen. Was kann also gesellschaftspolitisch getan werden? Auf Grundlage der aktuellen Gesundheitskompetenzstudie schlossen sich über 30 Organisationen und Institutionen des Gesundheits-, Bildungs- und Sozialsystems zusammen und formulierten mit zehn konkreten Forderungen, woran es der deutschen Gesundheitskompetenz in der Bevölkerung mangelt, und diese verbessert werden müsse:[321]

1. „**Gesundheitsbildung** muss früh in der Kindheit in Kindergarten und Schule erlebbar sein. Didaktisch attraktiv ist sie über Fächer hinweg und im Rahmen der gesundheitskompetenten Schule zu vermitteln.

321 Aufzählung im Originalwortlaut und Hervorhebungen aus Apotheken Umschau (2025): 10 Jahre Gesundheitskompetenz. Große Lücken mit dramatischen Folgen. 10 Forderungen an die Politik, S. 10f. Online: https://cdn.apotheken-umschau.de/v7/_auirp_/downloads/04/1/0/6/8/6/3/2/5/10_JahreGK_Web_PDF.pdf?func=proxy

2. Zur Steigerung der **Medienkompetenz** bei Kindern und Jugendlichen müssen Angebote für Schule, Familie und Vereine entwickelt, implementiert und evaluiert werden.
3. Die an Kinder gerichtete **Werbung für ungesunde Lebensmittel** sowie das Influencermarketing müssen eingeschränkt werden. Aufklärungskampagnen müssen über die kommerziellen Einflussfaktoren für die Kinder- und Jugendgesundheit informieren.
4. **Gesundheitsprofessionen** müssen in modernen Kommunikationstechniken geschult werden, sodass die Kommunikations- und Ergebnisqualität verbessert wird.
5. Die **digitale Gesundheitskompetenz** ist zu stärken. Nur dies gewährleistet, dass alle Bürger:innen von den positiven Effekten der elektronischen Patientenakte (ePA), digitalen Gesundheitsangeboten und -anwendungen sowie medizinischen Angeboten und Anwendungen profitieren können.
6. **Navigationale Gesundheitskompetenz** ist die Voraussetzung dafür, dass die Menschen sich besser im Gesundheitswesen orientieren sowie das Versorgungssystem und ihre Patientenrechte besser nutzen können. Mithilfe von laienverständlicher und barrierearmer Kommunikation sowie einer Lotsenfunktion muss sie gestärkt werden.
7. Die **organisationale Gesundheitskompetenz** in Einrichtungen des Gesundheitswesens und der Pflege ist auszubauen, damit sich Patient:innen leichter im Gesundheitssystem zurechtfinden und Kommunikation auf Augenhöhe stattfindet. Dasselbe gilt für Bildungseinrichtungen.
8. Die **Gesundheitskompetenz im Beruf und am Arbeitsplatz** ist zu fördern, damit Angebote des betrieblichen Gesundheitsmanagements und der betrieblichen Gesundheitsförderung wirksam greifen können.
9. Mit einer öffentlichkeitswirksamen Kampagne muss die **psychische Gesundheitskompetenz** gestärkt und psychische Störungen enttabuisiert werden.
10. **„Health Literacy in all Policies“**: Gesundheitskompetenz in allen Politikbereichen bedarf ressortübergreifender, ganzheitlicher und nachhaltiger Konzepte, um die Schlüsselqualifikation Gesundheitskompetenz in den Bereichen Prävention und Gesundheitsförderung sowie im Krankheitsmanagement zu implementieren.“

Diese Forderungen zeigen nicht nur wie umfangreich das Thema Gesundheitskompetenz ist, sondern auch wie viele mögliche Stellschrauben existieren. Daher sind für solch ein komplexes Schnittstellenthema keine einfachen Lösungen durch einzelne Projekte zu erwarten, sondern gesundheitliche Kompetenz muss als das anerkannt und angepackt werden, was sie ist: eine gesamtgesellschaftliche Aufgabe.

Was ist Digital Literacy und was hat sie mit Gesundheitskompetenz zu tun?

Obwohl ein Termin bei Ärzt:innen nach wie vor die Hauptinformationsquelle in Gesundheitsfragen darstellt[322] nimmt das Internet eine zunehmend dominante Rolle bei der Beschaffung von Gesundheitsinformationen ein.[323] Das umfasst das aktive Suchen nach Symptomen in Suchmaschinen oder mithilfe von KI, sowie den passiven Erwerb durch zufällig ausgespielte Reels, Videos oder Beiträge beim Scrollen durch Social Media, beim Surfen im Web, zugesandt durch Dritte in Chatgruppen oder in privaten Newsfeeds. Umso zentraler ist es auch hier für Transparenz, qualitativ hochwertige und verlässlich Informationen zu sorgen, sowie Menschen darin zu befähigen falsche und irreführende Informationen als solche zu erkennen und vermeiden[324] und somit eine resiliente digitale Kompetenz bzw. Digital Literacy auszubilden. Vor allem Kinder und Jugendliche haben große Defizite Informationen zu Gesundheitsthemen im Dschungel von X, Instagram oder TikTok richtig zu beurteilen. Auch die Studienlage zur **Medienkompetenz** weist für Deutschland ernüchternde Ergebnisse aus: Laut der internationalen Vergleichsstudie *ICILS 2023*, deren Nachfolgestudie für 2028 anberaumt ist, sind über 40 % der deutschen Achtklässler:innen nicht in

322 Hurrelmann, K.; Klinger, J.; Schaeffer, D. (2020): Gesundheitskompetenz der Bevölkerung in Deutschland: Vergleich der Erhebungen 2014 und 2020. Online: https://www.uni-bielefeld.de/fakultaeten/gesundheitswissenschaften/ag/ag6/downloads/HLS-GER-1-Ergebnisbericht.pdf

323 Kolpatzik, K.; Bollweg, T.; Fretian, A.; Okan, O. (2025): Gesundheitskompetenz in Deutschland 2024. Ergebnisbericht. TUM. School of Medicine and Health. Department of Health and Sport Sciences. WHO Collaborating Center for Health Literacy. DOI: 10.14459/2025md1772956

324 Soetekouw, L.; Angelopoulos, S. (2022): Digital Resilience Through Training Protocols: Learning To Identify Fake News On Social Media. In: Information systems frontiers: a Journal of Research and Innovation, S. 1–17. DOI: 10.1007/s10796-021-10240-7

der Lage, digitale Inhalte inhaltlich adäquat aufzunehmen, reflektieren und zu verwerten. Im Vergleich zu früheren Studien von 2013 und 2018 zeigten sich analog zur Gesundheitskompetenz auch hier zunehmend schlechtere Ergebnisse. Während die Befähigung am Gymnasium zwar international noch sehr gut ausfiel, schnitten vor allem nichtgymnasiale Schulformen auffällig schlecht ab, wobei besonders Migrationshintergrund und niedriger sozioökonomischer Status eine zentrale Rolle spielen.[325]

Auch bei Erwachsenen ist die digitale Kompetenz defizitär: Laut *D-21 Digital Index* von 2024/2025 beherrschen gerade einmal 49 % digitale Basiskompetenzen wie das korrekte Nutzen von Technik und digitalen Anwendungen und nur 51 % sind in der Lage die Qualität und Verlässlichkeit digitaler Inhalte und deren Quellen zu beurteilen.[326] Auch hier sind Menschen niedrigen sozioökonomischen Status wesentlich inkompetenter als solche, die einen höheren sozioökonomischen Status haben. Damit ist Deutschland von dem EU-weiten Ziel, bis 2030 eine digitale Kompetenz von durchschnittlich 80 % aufzuweisen, noch weit entfernt.[327]

Doch gerade das Beurteilen der Qualität gefundener Informationen stellt eine der Kernkompetenzen für den Umgang mit Social Media dar. Bereits seit Jahren grassieren Falschinformationen gerade auch in Gesundheitsbelangen beispielsweise auf Telegram-Kanälen deren Urheberschaft meist unklar ist, denen aber mehrere zehntausend Abonnent:innen folgen. Es gibt jedoch auch vertrauenswürdige und fachkundige *Medfluencer* bzw. *Healthfluencer*, die korrekte medizinische und gesundheitsrelevante Informationen auf Instagram, YouTube und TikTok verbreiten. In der „Gesundheits-, Sport und Fitness-Bubble", wie man die digitalen Themenwelten und die sich darin austauschenden Menschen umgangssprachlich auch nennt, finden sich jedoch auch selbsternannte Gesundheitsexpert:innen ohne tatsächliche Expertise. Ob niedrigsemestrige Medizinstudierende oder gar ohne jegliche Ausbildung, gerne wird sich mit dem nicht geschützten Kürzel „doc" im

325 Deutsches Schulportal (2024): ICILS 2023 Digitale Kompetenzen – 40 Prozent der Jugendlichen sind abgehängt. Online: https://deutsches-schulportal.de/bildungsforschung/icils-2023-eickelmann-digitale-kompetenzen-40-prozent-der-jugendlichen-sind-abgehaengt. Originalstudie auch downloadbar unter: https://doi.org/10.31244/9783830999492

326 Initiative D21 (2024/2025): D21-Digital-Index 2024/2025. Online: https://initiatived21.de/uploads/03_Studien-Publikationen/D21-Digital-Index/2024-25/D21DigitalIndex_2024-2025.pdf

327 Ebd., S. 23f.

Namen und umgehängtem Stethoskop inszeniert, um Professionalität und Wissen zu demonstrieren. Häufig vertreiben diese Accounts *Supplements* (dt.: Nahrungsergänzungsmittel), verbreiten angebliche medizinische Zusammenhänge und rechtswidrige Heilversprechen.[328] Fast die Hälfte aller Beiträge, die von solchen Influencern zum Thema *Gesundheit, Well-Being und Fitness* gepostet wurden beinhalteten dabei laut einer 2024 veröffentlichten Studie des *Management Center Innsbruck (MCI)* und der *Universität Wien* Werbung, die bei fast 53 % der Jugendlichen und jungen Erwachsenen zum Kauf von Lebensmitteln/Getränken (45,4 %), Schönheitsprodukten (42,6 %), Sportartikeln (32 %), Nahrungsergänzungsmitteln (31 %) und sogar Medikamenten (13 %), therapeutischen Dienstleistungen (12 %) und medizinischen Selbsttests (11,4 %) führte.[329]

Auch der aus den Nullerjahren schon bekannte hochgradig problematische *Size-Zero-Trend*, der abgemagerte Körper als Schönheitsideal proklamiert, erlebt auf Social Media unter *#skinnytok* ein Revival und zielt damit hauptsächlich auf Kinder und Jugendliche ab, die in einer fragilen Phase zwischen Selbstfindung, äußerem sozialen Zuspruch und Zugehörigkeitsgefühl besonders beeinflussbar und gefährdet sind. Obwohl problematische Körperbildtrends schon immer ein Dasein im Internetzeitalter fristeten, erhalten diese heutzutage über die weite Verbreitung von Smartphones schon bei Kindern und deren Nutzung von Social-Media-Plattformen großen Einfluss.[330] Ist die Medienkompetenz der Eltern mangelhaft, sind Kinder in der digitalen Welt dann angesichts der Inhalte häufig auf sich allein gestellt oder übernehmen das unreflektierte Konsumverhalten von ihren Eltern. Selbst wenn Social-Media-Plattformen rechtlich zur Verantwortung gezogen und zu Schutzmaßnahmen gegen schädliche Inhalte verpflichtet werden, ersetzt es nicht die gesellschaftliche Verantwortung frühzeitig durch Aufklärung und Bildung für eine resiliente Jugend zu sorgen. Dies

328 foodwatch e.V. (2025): Zu #gesund um wahr zu sein? Wie Hersteller von Nahrungsergänzungsmitteln mit falschen Versprechen Kasse machen. Report 2025. Online: https://www.foodwatch.org/de/mediathek/report-nahrungsergaenzungsmittel

329 Engel, E. et al.: Engagement With Influencers as Sources of Health Information and Product Promotions: A Cross-Sectional Survey of Austrian Youth Aged 15–25 Years. In: Journal of Adolescent Health, Volume 78, Issue 1, 157–165. Online: https://doi.org/10.1016/j.jadohealth.2025.09.001

330 Mosburger, T. (2025): #Skinnytok: Der schwere Kampf gegen Essstörungen im Net. In: BR 24. Online: https://www.br.de/nachrichten/netzwelt/skinnytok-auf-tiktok-der-schwere-kampf-gegen-essstoerungen-im-netz,UnFQfLt

kann und darf nicht Aufgabe von werbe- und umsatzorientierten Social-Media-Plattformen sein.

Leider reagiert das deutsch-föderale und damit in Länderhoheit liegende Schulsystem nur träge auf die Forderung „Gesundheit“ als interdisziplinäres Schulfach oder dessen Inhalte zumindest wesentlich breiter im Unterricht zu implementieren und damit frühzeitig über Themen wie Ernährung, Sport, erste Hilfe und auch psychische Gesundheit aufzuklären. Einerseits liegt dies an den bereits länger als überfrachtetet geltenden Lehrplänen, es fehlen aber auch im Bildungssektor massiv Lehrkräfte und letztlich an einem deutlichen politischen Willen der Kultusministerkonferenz, die bisher die Verantwortung über gesundheitliche Bildung an die Schulen auslagert.[331] Auch wenn einige Bundesländer mit Leuchtturmprojekten wie etwa einem verpflichtendem Reanimationstraining für 7. Klassen in Hessen vorangehen,[332] ist Gesundheitskompetenz ein gesamtgesellschaftliches Querschnittsthema. Denn der Zusammenhang zwischen gesellschaftlicher Ungleich und dem Einfluss sozioökonomischen Faktoren auf Gesundheit einer Bevölkerung ist hinlänglich gut beforscht: Je niedriger der sozioökonomische Status, umso höher die Gefahr chronischer Erkrankungen wie Diabetes und Adipositas – und das bereits bei Kindern.[333]

Auch in der Schule frühzeitig und umfangreich in digitale Kompetenz zu investieren ist daher dringend nötig, denn der technische Fortschritt wartet nicht und inzwischen drängt KI, also *künstliche Intelligenz* in Form von Chatbots, Assistenzprogrammen und Apps nicht mehr nur auf den Markt, sie ist bereits da. Über 20 % der deutschen Unternehmen[334] und 66 % aller Deutschen nutzen KI beruflich und privat, teilweise mehrmals die Woche und teilweise, ohne es zu bemerken. Doch auch in Bezug auf **KI-Literacy** schätzen gerade einmal 45 % sich selbst als kompetent in Umgang und

331 Apotheken Umschau (2024): Brauchen wir ein Schulfach „Gesundheit“? Ja, bitte! (Kommentar). Online: https://www.apotheken-umschau.de/gesund-bleiben/weltgesundheitstag-warum-wir-das-fach-gesundheit-an-schulen-brauchen-977169.html

332 hessen.de (2024): Leben retten lernen. Hessen führt Wiederbelebungsunterricht in den Schulen ein. Online: https://hessen.de/presse/hessen-fuehrt-wiederbelebungsunterricht-in-den-schulen-ein

333 DAK (2022): Kinder und Jugendreport. Online: https://www.dak.de/dak/unternehmen/reporte-forschung/kinder-und-jugendreport-2022_27552#rtf-anchor-auf-einen-blick-gesundheitsfolgen

334 Destatis (2024): Jedes fünfte Unternehmen nutzt künstliche Intelligenz. Pressemittelung Nr. 444 vom 24.11.20024. Online: https://www.destatis.de/DE/Presse/Pressemitteilungen/2024/11/PD24_444_52911.html

Beurteilung KI-generierter Inhalte ein und 43 % nutzen KI-Tools ohne diese zu hinterfragen. Obwohl Internet inzwischen kein Neuland mehr sein sollte, hinkt Deutschland auch in Umgang und Schulung mit der neuen Technologie im internationalen Vergleich hinterher und landet in Bezug auf seine Kompetenz damit laut KPMG-Studie auf Platz 46 von 47 untersuchten Ländern.[335] Dabei sind die Chancen und Möglichkeiten durch KI eine bessere Gesundheitskompetenz aufzubauen oder zumindest zu unterstützen gewaltig, etwa wenn digitale Gesundheitsanwendungen und KI-Chat Bots auch für Laien den Erwerb sicheren und geprüften Gesundheitswissen ermöglichen. So könnte zuhause beispielsweise mithilfe einer KI-basierten Hautscanner-App fragliche Hautflecken analysiert und *Hautkrebsprophylaxe* damit niedrigschwellig, kostengünstig und außerhalb von bereits jetzt schon überlaufenen dermatologischen Praxen erfolgen. Mit *Ausbau teleärztlicher Versorgung* wäre dann auch über Distanz zeitnahes Rückfragen und Abklären fraglicher Befunde möglich. Noch stecken Telemedizin und KI-Anwendungen im deutschen Gesundheitsbereich zwar in den Kinderschuhen, doch gibt es Leuchtturmprojekte wie die App *ADA*, die von einem Berliner Start-Up bereits 2011 entwickelt wurde, 2025 trotz einiger Datenschutzbedenken in der Vergangenheit bereits 13,5 Millionen Nutzende weltweit verzeichnet und damit als eine der größten Gesundheitsanwendungen für das Smartphone gilt.[336] Die kostenfreie App führt Nutzende dabei mithilfe verschiedener Fragen über bestehende Symptome KI-gestützt zu möglichen Ursachen ihrer aktuellen gesundheitlichen Beschwerden und bietet chronisch Kranken die Möglichkeit, den Verlauf ihrer Erkrankung zu protokollieren. Weil die App dabei korrekte Verdachtsdiagnosen und sinnvolle Handlungsempfehlungen gibt, ist sie eine der wenigen Apps, die von Stiftung Warentest Stand 2025 empfohlen wird.[337]

---

335 KPMG (2025): Zwischen Alltag und Sorge: Zwei Drittel der Deutschen nutzen KI – doch nur wenige vertrauen der Technologie. Online: https://kpmg.com/de/de/home/media/press-releases/2025/05/zwischen-alltag-und-sorge-zwei-drittel-der-deutschen-nutzen-ki-doch-nur-wenige-vertrauen-der-technologie.html

336 Hüfner, D. (2025): Analyse von Krankheitssymptomen – KI-Hoffnung überrascht mit Millionengewinn. In: Capital. Online: https://www.capital.de/wirtschaft-politik/app-fuer-krankheitssymptome--ada-health-ueberrascht-mit-millionengewinn-35375360.html

337 Stiftung Warentest (2025): Symptom-Checker im Test. Hey App, was hab ich? Testbericht vom 25.02.2025. Online: https://www.test.de/symptom-checker-im-test-6197878-0/

Linktipp | SWR-Doku

Gesund durch Influencer? – Medizin-Hype mit Risiken & Nebenwirkungen. 21.01.2025.
https://s.narr.digital/8wo54

Zwischen Überschätzung und Eigeninitiative: Wem wird in Gesundheitsfragen vertraut?

Wenn es um die Bewertung von Gesundheitsinformationen geht, werden Ratschläge von persönlichen oder digitalen Kontakten wie Influencern, Freunden und Familie laut des *Edelman Trust Barometer* als vertrauenswürdiger bewertet als offizielle Quellen im Gesundheitsbereich.[338] Das Barometer untersucht regelmäßig das Vertrauen von Menschen in Institutionen, Regierung, NGOs und Medien in 16 Ländern, um Entwicklungen des sogenannten *Institutionenvertrauens* aufzuzeichnen, darunter auch ins Gesundheitswesen. Obwohl Ärzt:innen durch ihr Studium grundsätzlich als vertrauenswürdig gelten, ist für 66 % der befragten Deutschen bereits persönliche Erfahrungen mit einem gesundheitlichen Problem ausreichend, um Ratschläge von anderen in Gesundheitsbelangen zu vertrauen. Insbesondere jüngere Menschen verlassen sich dabei auf digitale Inhalte von Social-Media-Kanälen und Influencern sowie etablierten Nachrichtenquellen (56 %) aber auch Podcasts und Newsletter über Gesundheitsthemen (49 %).

Es bestätigt die Kernaussage des *Dunning-Kruger-Effekts*, bei dem die eigenen Fähigkeiten aufgrund zu geringen Wissens überschätzt werden: 43 % der befragten 18–34-jährigen Deutschen geben an, Personen die eigenständig recherchiert hätten seien in Gesundheitsfragen gleich gut informiert wie studierte Mediziner:innen. Dies könnte erklären, weshalb ein Drittel dieser Altersklasse statt ärztlicher Ratschläge lieber digitalen Influencern auf Social Media und 41 % von ihnen lieber Familie und Freunden vertraut (bei den Älteren sind es immerhin 24 %, die Familie und Freunden den Vorzug geben). Und dieselbe Einschätzung gilt auch für sie selbst: Fast 30 % der jungen Menschen geben an, mit Eigenrecherche

338 Alle folgenden Angaben stammen aus Edelmann Trust Barometer (2025): Special Report. Trust and Health in Germany. Online: https://www.edelman.com/trust/2025/trust-barometer/special-report-health

das gleiche Gesundheitswissen wie ihr:e Hausärzt:in erlangen zu können und über 60 % sind überzeugt, online richtige und vertrauenswürdige von falschen Informationen unterscheiden zu können.[339]

Das zeigt: Gerade jüngere Menschen neigen zu einer Verzerrung ihrer Selbstwahrnehmung in Bezug auf ihre digitalen Kompetenzen. Eine große Rolle spielt sicherlich der immer leichtere Zugriff auch auf spezifisches medizinisches Fachwissen im Internet, das eine profunde Ausbildung und Studium aber nicht ersetzen können. Gleichwohl ist es positiv, dass bei gesundheitlichen Themen aktiv Wissen erworben wird, was ja explizit auch der Befähigung zur Gesundheitskompetenz entspricht. Umso zentraler ist es, Menschen resilient gegenüber Falschinformationen werden zu lassen, indem gesundheitliche Aufklärung, Wissen und der Zugang zu gesicherten, inhaltlich korrekten Informationen zur Verfügung gestellt wird und in eine ausreichend schnelle und den aktuellen technischen Standards und Lebensrealitäten angepasste ambulante Versorgung eingebettet wird.

Als Laie den eigenen Kenntnisstand richtig einzuschätzen ist das eine. Dass die eigenen Gedanken, Ideen und Meinungen zur Gesundheit in ärztlicher Behandlung auch Gehör finden sollten, ist seit Einsetzung des *Gesetzes zur Verbesserung der Rechte von Patientinnen und Patienten (Patientenrechtegesetz)* von 2013 ein zentraler Baustein der gemeinsamen Beziehung zwischen Ärzt:in und Patient:in. Besonders chronisch Erkrankte gelten als Expert:innen ihrer Krankheit, deren Wissen daher aktiv in den gemeinsamen Behandlungsprozess einbezogen werden sollte. Patient:innen auf Augenhöhe zu begegnen und damit nachweislich *Compliance* und Behandlungsverläufe positiv zu beeinflussen ist die Grundüberzeugung des *Shared-Decision-Making-(SDM)*-Modells (bzw. *Partizipative Entscheidungsfindung (PEF)*).[340] Das bedeutet nicht nur, ärztliche Aufklärung durch besseres Kommunikationstraining und laienverständlichem Wortschatz nachvollziehbarer zu machen, um den sogenannten **informed consent**, also die gesetzlich verpflichtende informierte Einwilligung zu einer Behandlung überhaupt zu ermöglichen. Hier also Vorteile, Risiken und Alternativen anzubieten ist nicht nur eine Frage medizinischer Machbarkeit, sondern sollte ebenfalls die Lebensrealität von Patient:innen widerspiegeln. Kurzum: Eine medizinische Behandlung wird an mangelnder Compliance scheitern,

---

339 Ebd., S. 19.

340 Stiftung Gesundheitswissen (o. J.): Auf Augenhöhe mit dem Arzt. Online: https://www.stiftung-gesundheitswissen.de/gesundes-leben/patient-arzt/patient-und-partner

wenn Patient:innen nicht überzeugt sind und/oder nicht wissen, wie sie beispielsweise die Einnahme bestimmter Medikamente oder bestimmte Nachsorgemaßnahmen umsetzen sollen und/oder den Sinn darin gar nicht erkennen, weil bestimmte Aspekte ihrer Lebensrealität und eventueller Einschränkungen nie Thema ärztlicher Beratung- oder Aufklärung waren. Hier setzen Programme wie *Share to Care* an, das eine systematische Implementierung des *Shared Decision Making* in der Routineversorgung anstrebt und an der *Universitätsklinik Schleswig-Holstein* und der *Bremer Hausarztzentrierten Versorgung (HzV)* in den täglichen Ablauf integriert wurde. Neben Kommunikationsschulungen von ärztlichem und medizinischem Personal bietet das Programm einen explizit auf Patient:innen zugeschnittenen, persönlichen Onlinezugriff mit auf ihr Gesundheitsproblem ausgerichteten Informationen zur Vorbereitung und Hilfe bei Entscheidungsfindung an.[341]

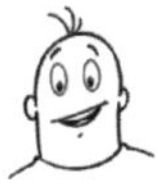

Linktipp

Deutsches Netzwerk Gesundheitskompetenz (dngk) – Verlässliches Gesundheitswissen
Auf ihrer Infoseite bietet das dngk Tipps für die Onlinesuche nach Gesundheitsinformationen sowie eine Übersicht zu verschiedenen Websites mit geprüftem Gesundheitswissen. Einige davon halten komplexeres Wissen vor und eignen sich eher für Fachrecherchen, andere sind explizit auf medizinische Laien ausgerichtet.
https://s.narr.digital/c5d8y

Verbraucherzentrale: Was ist bei Gesundheitsversprechen erlaubt?
Mit nur einer Tablette am Tag Migräne heilen? Oder mit einer „Darmkur" chronische Krankheiten beenden? Diese und weitere Heilversprechen finden sich vor allem online häufig. Wie man seriöse Werbung von unerlaubten Gesundheitsversprechen unterscheiden kann, darüber klärt die Verbraucherzentrale auf ihrer Themenseite auf:
https://s.narr.digital/mttvr

341 Share to Care (o. J.): Was ist SHARE TO CARE? Online: https://share-to-care.de/programm

Tipps für den Umgang mit Social Media, Internet-Recherche und KI bei Gesundheitsthemen

Schon wenige Stichworte in die Suchleiste eingetippt und Suchmaschinen geben ungefiltert und masseweise Informationen aus. Seitdem sich die Revolution der Informationsbeschaffung durch den Branchenführer schon im Verb *googeln* niedergeschlagen hat, hat sich eines bisher nicht verändert: Die Verantwortlichkeit der User, aus den angebotenen Informationen auch die richtigen auszuwählen. Als Faustregel bei der Bewertung und Einschätzung jeglicher Informationen sollte grundsätzlich gelten: *Evidenz statt Eminenz* – also Vorrang von Wissenschaftlichkeit vor (unkritisch) tradiertem und persönlichem Erfahrungswissen.

Für **Internetrecherchen** gilt: Die Reihenfolge der Auflistung von Ergebnissen hat etwas mit Klickzahlen und komplexen internen Ranking-Algorithmen zu tun, bei denen ganze Marketingfirmen mit *Suchmaschinenoptimierung (SEO)* damit beauftragt werden, bestimmte Inhalte mit größerer Wahrscheinlichkeit auf den ersten paar Ergebnisseiten der jeweiligen Suchmaschine zu platzieren. Die Auflistung der Suchergebnisse ist also nicht per sé ein Indikator für deren Qualität. So können sich neben vertrauenswürdigen Seiten schnell auch Forenbeiträge mitteilungsfreudiger aber nicht zwingend fachlich versierter Privatleute, Blog-Seiten, anzeigenfinanzierte Links und Websites mit esoterischer Ausrichtung finden. Ist die Website nicht bekannt, lohnt sich immer der Blick ins Impressum. Betreibende sind verpflichtet dort offenzulegen, wer hinter der Website steht. So müssen alle Firmen, z. B. Pharma- oder Kosmetikbranche offenbaren, wenn eine Kampagnen- oder Informationsseite von ihnen stammt oder ob hinter dem vermeintlichen Fachportal eine Privatperson steckt. Entweder im Impressum, auf der „Über uns/wer wir sind“ oder ähnlich lautenden Sub-Pages oder ganz am unteren Ende einer Website finden sich ebenfalls meist Hinweise auf Kooperationen oder Partner- oder Trägerschaften, etwa wenn eine Website unter Schirmherrschaft des *Bundesministerium Gesundheit* steht.

Bei Fachartikeln oder Nachrichten immer auch das Datum überprüfen: Handelt es sich um einen zehn Jahre alten Beitrag, oder spiegelt der Artikel aktuelles Wissen wider? Besonders auch in der Medizin wandeln sich Erkenntnisse schnell und der Wissenszuwachs ist mitunter enorm, sodass bis auf Grundlagenwissen gerade bei aktuellen Themen auf maximal etwa fünf Jahre alte Quellen geachtet und ältere Aussagen stets auf aktuellere Inhalte gegengeprüft werden sollten.

Firmen die Produkte zu einem gesundheitlichen Problem vertreiben, lassen meist Werbung für ihre Produkte in Artikel einfließen. Eine Variante dieser „Informationen mit Verkaufsziel“ sind *Advertorials.* Das sind bezahlte Werbeanzeigen, die redaktionell so gestaltet und geschrieben sind, dass sie nicht direkt als Anzeige auffallen aber dann zu einem Thema gezielt passende Produkte vorschlagen. Auf Websites, in einem Magazin oder Zeitschrift, auch auf YouTube oder Social-Media-Kanälen muss Werbung daher kenntlich gemacht werden.

Bei **KI** gilt: Inzwischen geben Suchmaschinen wie Google bei einem Großteil der Anfragen KI-generierte Zusammenfassungen, sogenannte *AI Overviews* aus. Der KI-generierte Text beantwortet dabei die eingegebene Frage auf Grundlage der passendsten Inhalte und hinterlegt diese Antworten jeweils mit den genutzten Quellenangaben. Hier nimmt die KI also bereits eine Vorsichtung passender Quellen vor, die aus eigener Erfahrung erstaunlich gute Ergebnisse mit aktuellen Quellen liefert. Auch hier sollten die angebotenen Quellen aber stets selbst geprüft werden.

Auch wer **KI-Chatbots** wie Gemini von Google, ChatGPT von OpenAI oder das chinesische DeepSeek nutzt, sollte die erstellten Antworten gerade jetzt in der aufstrebenden Anfangsphase gegenprüfen und sich ein bisschen Zeit in die Einarbeitung und den Vergleich der verschiedenen Bots nehmen. Chatbots funktionieren über sogenannte **Prompts**, d. h. klare, eindeutige und möglichst genau beschreibende Fragen und Aufforderungen. Je besser diese, desto nützlicher die Ergebnisse. KI arbeitet dabei kontextbezogen und ganz anders als die bekannte Suchmaschinen-Abfrage, welche über Jahrzehnte nur passende Verlinkungen zu Inhalten im Netz anbot. Selbst bei der Eingabe nur eines Stichwortes wie „Bauchschmerzen“ bietet ein KI-Chatbot daher kontextuell passende Inhalte und weiterführende Informationen wie etwa Ursachen und Ernährungstipps oder auch Hinweise, wann ein ärztlicher Besuch dringend anzuraten ist. Statt „wie ernähre ich mich bei akuter Gastritis“ kann mit dem Prompt „Erstelle mir eine Liste von Dingen, die ich bei akuter Gastritis essen kann“ gearbeitet werden. Auch hier sollten Inhalte nicht blauäugig geglaubt und blindlings befolgt werden. Bei akuten Beschwerden, die man nicht einwandfrei herleiten kann (z. B. klassische Erkältungsbeschwerden einige Tage nach dem Besuch einer Feier mit kranken Familienangehörigen oder Bauchschmerzen mit Durchfall, nachdem man gekochtes Essen im Sommer zu lange draußen stehen ließ) sollten gerade durch Laien ärztlich z. B. über die 116117 abgeklärt werden. KI kann jedoch immer besser dabei helfen, Symptome einzugrenzen, eine Idee zu bekommen, was dahinterstecken könnte oder bei gesicherter Diagnose weitere Informationen und Verhaltenstipps zu finden.

Achtung jedoch bei psychischen Problemen. Auch in diesem Themenfeld ist der Markt groß und die *Playstores* von Google, Samsung oder Apple bieten viele teils fragliche App-Angebote. Auch aktuelle Chatbots wie *ChatGPT* sind für „therapeutische Gespräche" nicht ausgelegt, machen Fehler und teils Falschaussagen. Daher sollte man hierfür speziell dafür erstellte Apps bzw. Gesundheitsanwendungen nutzen, die bereits durch die Krankenkassen freigegeben sind bzw. nach und nach entwickelt werden. Dann können KI-Apps zwar eine Therapie nicht ersetzen, aber besonders auch jungen Menschen beim Umgang mit psychischen Herausforderungen oder Erkrankungen helfen bzw. die Wartezeit bis zum Therapiebeginn überbrücken.[342]

Bei **Social Media** gilt: Blaue Haken oder sonstige „Legitimierungsnachweise" bedeuten nicht, dass ein Account oder Kanal auf X, Instagram, Facebook oder TikTok auch korrekte Inhalte verbreitet. Stets sollte immer selbst genau geprüft werden, ob man der Quelle vertrauen kann. Um ihrem Auftrag korrekt und unabhängig recherchierter Nachrichten und Wissensvermittlung gerecht zu werden, bespielen daher auch die öffentlich-rechtlichen Sender explizit auf das jüngere Zielpublikum ausgerichtete Instagram-Kanäle wie *funk, zdfinfo, reschkefernsehen, maithinkx,* oder auch *quarks.*

Auch die Instagram-Kanäle der im Internet bereits auf ihren Websites vertrauenswürdige Inhalte produzierenden *foodwatch, Stark gegen Depression (Deutsche Depressionshilfe), Apotheken Umschau, krisenschat.de* oder die jeweils gesetzlichen und privaten Krankenversicherungen sowie V*erbraucherzentrale Gesundheit* sind empfehlenswert. Hinter letzterem steckt das Projekt *Faktencheck Gesundheitswerbung*[343] das sich mit der Prüfung falscher oder unzulässiger Gesundheitsaussagen im Netz befasst und gegen solche auch juristische Schritte einleitet. Zur Faktenprüfung von digitalen Inhalten bietet sich auch der Kanal *Mimikama* der gleichnamigen Website an.

Von Privatleuten betriebene Kanäle sind eher vertrauenswürdig, wenn sie ihre Aussagen grundsätzlich dem Credo *Evidenz statt Eminenz* folgend auf nachprüfbare und seriöse Quellen stützen und diese auch nennen.

---

342 Götzl et al. (2022): Artificial intelligence-informed mobile mental health apps for young people: a mixed-methods approach on users' and stakeholders' perspectives. In: Child Adolesc Psychiatry Ment Health, Nov 17;16(1):86. DOI: 10.1186/s13034-022-00522-6.

343 Verbraucherzentrale (2025): Projekt „Faktencheck Gesundheitswerbung": Was wir wollen. Online: https://www.verbraucherzentrale.de/ueber-uns/was-wir-wollen-54312

Im Gesundheitswesen sind solche Quellen zum Beispiel national oder international geltende *Leitlinien* bei der Behandlung von Krankheiten oder offizielle Empfehlungen von Behörden und Institutionen sowie einschlägige Forschungsarbeiten und Studien, die häufig über sogenannte *doi (Digital Object Identifier)* über eine feste Internetadresse abrufbar sind. Seriöse Content-Creator scheuen sich auch nicht in den Kommentarspalten auf etwaige Gegenargumente einzugehen und diese mit nachprüfbaren Argumenten zu unterlegen. Die hier nachfolgende Auswahl ist natürlich selektiv, nicht abschließend und den üblichen Logiken von Social Media unterworfen, nach denen der Name des Kanals geändert, der Kanal aufgelöst oder sich die Qualität der gebotenen Inhalte ändern kann.

Stand Januar 2026 liefern folgende privat geführte Kanäle inhaltlich hilfreiche und vertrauenswürdige Gesundheitsinformationen auf Instagram:[344]

- **Allgemeinmedizin:** stoffwechsel_doc (Maximilian Huttasch), der.hausarzt1 (David Reckers), gynaekollege (Dr. Mertci), doktorweigl (Dr. Tobias Weigl).
- **Kindergesundheit:** paedicus.derkinderarzt (Dr. Michael und Dr. Jana Dördelmann), deinkinderdoc (Dr. Aaron Pfisterer), Handfussmund (Dr. Nibras Naami+ PD Dr. Florian Babor).
- **Psychische Gesundheit und Umgang mit Krisen:** psychotherapie_wissen (Anatol Bräunig), stefaniestahl (Stefanie Stahl), psychologie.wissen (Rafaela Stranz), palliativteam_nordhessen.
- **Aufklären und Falschinformationen aufdecken:** professor_schwurbelstein (Paul Eduard-Rück), derapothekeraufinsta (#DerApotheker), alexikon_official (Alexander Friedrich).

Die digitale Welt ist ein Marktplatz und viele auch sehr gute Accounts bieten häufig Kurse, Beratungen oder Produktplatzierungen (sogenannte *Product Placement*) an. Die Inhalte der genannten Kanäle sind aber unabhängig davon konsumierbar.

Bei **Videoplattformen** wie YouTube gilt: Hier finden sich viele Inhalte von sehr gut bis tendenziös. Bei Videos sollte man sich auch vor dem Hintergrund von KI-erstellten Inhalten nicht von professionell aussehenden Bildern täuschen lassen und immer die Urhebenden des Kanals überprüfen. Steckt eine Firma, eine Privatperson, ärztliches Fachpersonal oder bestenfalls Universitäten oder öffentlich-rechtliche Sender dahinter? Gute Kanäle mit vertrauenswürdigen

344 Account/Kanalnamen auf TikTok oder Facebook können abweichen.

Inhalten haben meist (aber nicht immer!) viele Follower und hohe Klick-Zahlen und deren Urhebende lassen sich in der Suchmaschine meist recherchieren. Ein guter Hinweis sind auch Argumente, die auf Grundlage von wissenschaftlichen Recherchen oder medizinischen Leitlinien basieren und bestenfalls mit verlinkt werden. Doch wie auch bei Social Media ist die Aussage „Studien haben bewiesen" nichts wert, ohne die entsprechend genutzte Quelle auch zu nennen, zeigen oder verlinken. Auch hier lohnt sich bei besonders verblüffenden Aussagen selbst zu überprüfen, ob die Studie tatsächlich hergibt, wofür sie zitiert wurde oder ob nur Schlagwörter und Zitate aus Versehen oder bewusst falsch wiedergegeben wurden.

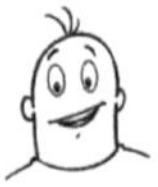

Linktipp

Stiftung Gesundheitswissen – Gesundweiser.de
Explizit für Kinder und Jugendliche aber auch für Eltern und Lehrkräfte bietet die Stiftung Gesundheitswissen drei spielerische und informative Onlinekurse mit Videos, kleinen Aufgaben, Lückentexten und Rätseln an. Nach kurzer kostenloser Registrierung wird der Zugriff auf die jeweiligen Module der drei Kurse zu den Themen *Finden von Gesundheitswissen im Internet*, dem *Umgang mit Stress durch soziale Medien* und *Gesundheits-Apps* freigeschaltet.
https://gesundweiser.de/

Stiftung Gesundheitswissen – Fake News erkennen
Desinformation kann für unlautere Werbe- und Verkaufszwecke, aber auch im Rahmen hybrider Kriegsführung genutzt werden, um Schaden und Verwirrung anzurichten. Die Themenseite der Stiftung Gesundheitswissen zeigt, wie gefälschte Nachrichten und Bilder erkannt werden können:
https://s.narr.digital/b180q

Mimikama – nicht nur im Gesundheitsbereich – Fake News aufdecken
Die laut eigener Aussage größte deutschsprachige Community, engagiert sich gegen Fake News und ist eine sichere Adresse für alle, die gerade in der digitalen Welt rechtzeitig gewarnt bzw. bei Zweifeln an reißerischen Nachrichten eine Anlauf- und Prüfstelle suchen.
https://mimikama.org

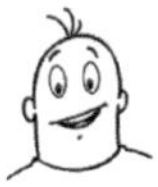

Wissen | Germanische Neue Medizin und Social Media

Seit der ehemalige Arzt Ryke Hamer Anfang der 1980er-Jahre seine sogenannte *Germanische Neue Medizin* (GNM) verbreitete, finden seine falschen und gesundheitsschädlichen Aussagen häufig unter dem Kürzel *5BN* (5 biologische Naturgesetze) verklausuliert wie auch viele anderen Verschwörungstheorien seit einigen Jahren insbesondere auf Social Media über YouTube oder Telegram-Gruppen mit um die 50.000 Mitgliedern[345] viele neue Anhänger:innen. Laut Hamer sei der Ursprung jeglicher Erkrankung, auch von Krebs, ein seelischer Konflikt ausgelöst durch ein „Schockereignis" und daher ein „sinnvolles biologisches Sonderprogramm".[346] Löse man den Konflikt auf, so finde man Heilung. Tatsächlich wirksame Medikamente wie Schmerzmittel oder Chemotherapie lehnte er dazu ab, stattdessen solle beispielsweise das als Heilmittel bei chronischen Krankheitsverläufen vermarktete und von Hamer selbst komponiertes Lied „Mein Studentenmädchen" wiederholt abgespielt werden – allerdings entfalte dieses nur auf Deutsch seine Wirkung.[347] GNM basiert auf einer antisemitischen Grundüberzeugung, biographischen Einflüssen und Träumen Hamers und entbehrt jeglicher medizinischer Forschungsgrundlage. Es gibt keinen wissenschaftlichen Zusammenhang zwischen psychischer Belastung oder Depression und einer erhöhten Krebsinzidenz, wie auch die Deutsche Krebsgesellschaft in einer Stellungnahme klarstellt.[348] Hamer, der selbst an Hodenkrebs erkrankte und sich diesen im Übrigen operativ entfernen ließ, verlor aufgrund seiner unwissenschaftlichen und schädlichen Methoden nicht nur seine Approbation, sondern wurde auch zu mehreren Haftstrafen in Deutschland, Österreich und

345 Tagesschau (2025): Gefährlicher Medizin-Mythos breitet sich aus. Online: https://www.tagesschau.de/investigativ/br-recherche/pseudomedizin-hamer-100.html

346 Müller, H. (2022): Germanische Neue Medizin. Warum Menschen auf selbsternannte Gesundheitsberater hören – und doch besser auf ihren Rat verzichten sollten. In: Medwatch. Online: https://medwatch.de/alternativmedizin/germanische-neue-medizin-gefaehrlich-warum-menschen-auf-selbsternannte-gesundheitsberater-hoeren/

347 Sekten-Info NRW (2016): Die „Germanische Neue Medizin" von Ryke Geerd Hamer. Online: https://sekten-info-nrw.de/information/artikel/verschwoerungstheorien/die-germanische-neue-medizin-von-ryke-geerd-hamer

348 Deutsche Krebsgesellschaft (2024): Neue Germanische Medizin. Online: https://www.krebsgesellschaft.de/media/positionen/alle-wissenschaftlichen-stellungnahmen/neue-germanische-medizin

Frankreich verurteilt, da während seines Wirkens und bis heute mehrere hundert Todesfälle – auch unter Kindern[349] – mit seiner GNM in Verbindung gebracht wurden und werden.[350] Auch die Krebsgesellschaft NRW warnt explizit vor GNM, da sie Krebserkrankten keine Alternative und keine Heilung bietet.[351]

Pseudomedizinische Heilsversprechen und Verschwörungstheorien bieten einfache und häufig falsche Antworten auf eine komplexe Realität an, die in ihrer Ambivalenz teilweise nur schwer auszuhalten oder zu verstehen ist. Zugrunde liegt meist die Aussage, dass „der Staat", „die Pharmaindustrie" oder schlichtweg „das System" etwas vor den Menschen verheimliche oder diesen schaden wolle. Etwa indem zur besseren Kontrolle der Bevölkerung Chemikalien in die Luft versprüht würden, sogenannte *Chemtrails*. Oder die sogenannte „Schulmedizin" (als Gegenstück zur „Alternativmedizin") und „Pharmaindustrie" die Menschen aus Profitgründen lieber krank und Forschung oder Medizin zurück- oder geheim halten würden. Gleichzeitig verstehen sich die Anhänger:innen von Verschwörungstheorien als Eingeweihte in geheimes *Zirkelwissen*, das nur ihnen, einer besonderen Minderheit zugänglich sei, die bereit ist „die Augen zu öffnen" und „die Wahrheit" zu erkennen. Meist werden aus dieser Haltung heraus wissenschaftliche Erkenntnisse und medizinische Empfehlungen wie zum Impfen oder der Behandlung von Krankheiten abgelehnt und alternative, unwissenschaftliche Methoden vorgezogen, etwa Pendeln oder solche, die nur auf dem Placeboeffekt beruhen wie Homöopathie, Bach-Blüten oder mit Edelsteinen „aufgeladenes" Trinkwasser.[352]

Vorsicht ist immer geboten, wenn eine angebliche Heilmethode angibt, die einzige Lösung zu sein, wo „Schulmedizin" angeblich versage, keine wissenschaftlichen Studien vorweisen kann, sondern auf angeblich tradiertem Wissen von „alten Kulturen" basiert, keine Nebenwirkun-

---

349 NDR (2015): Das wirre Weltbild der Germanischen Neuen Medizin. Online: https://www.ndr.de/nachrichten/niedersachsen/hannover_weser-leinegebiet/Das-wirre-Weltbild-der-Germanischen-Neuen-Medizin-,germanischemedizin102.html

350 BR 24 (2023): #Faktenfuchs: „Germanische Neue Medizin" – eine gefährliche Idee. Online: https://www.br.de/nachrichten/deutschland-welt/faktenfuchs-germanische-neue-medizin-eine-gefaehrliche-idee,TwS45Fe

351 Krebsgesellschaft NRW (o. J.): Komplementärmedizin bei Krebs. Online: https://www.krebsgesellschaftnrw.de/komplementarmethoden/stichwortverzeichnis/neue-medizin/

352 Sekten-Info NRW (o. J.): Checkliste alternative Heilangebote. Online: https://sekten-info-nrw.de/praevention/checklisten/checkliste-alternative-heilangebote

gen hat aber gleichzeitig gegen mehrere Krankheiten oder Symptome wirken kann, die nichts miteinander zu tun haben und das Heilsversprechen eng mit einer konkreten Person, Institution oder Einrichtung verbunden ist, die dafür hohe Preise verlangt.[353] Gerade auch auf Social Media sollte man kritisch bleiben. Videos und Reels, die mit der Frage starten „Warum sagt dir kein Arzt, dass...", verdienen meist nur eine Antwort: weil es substanzloser Unfug ist und den Urhebenden u. a. beim Verkauf ihrer Produkte in die Karten spielen soll.

Linktipp

Bayern 2 Podcast – Seelenfänger
In bereits 4. Staffel befasst sich der Podcast mit verschiedenen Kulten und religiösen Bewegungen, darunter auch mit der Germanische Neue Medizin.
https://s.narr.digital/db1z4/

353 Adaptiert nach: arznei-telegramm (2003): Zehn Indizien für Quacksalberei. Online: https://www.arznei-telegramm.de/html/2003_10/0310095_01.html

Glossar

Ambulante Gesundheitsversorgung | Beinhaltet die medizinische Behandlung in Praxen oder Medizinischen Versorgungszentren (MVZ). Für die Abrechnung von Leistungen für gesetzlich Krankenversicherte mit den GKV müssen die Praxen einen Kassensitz durch die Kassenärztliche Vereinigung (KV) erhalten haben. Die Abrechnung erfolgt dann nach Einlesen der Versichertenkarte quartalsweise und für jede Einzelleistung nach Vergütungsvorgaben des einheitlichen Bewertungsmaßstabs für ärztliche Leistungen (EBM) und weiteren Vorgaben, wie z. B. den aktuell in Reformierung befindlichen Behandlungs-Pauschalen.

Apothekenversorgung | Die Versorgung mit Medikamenten ist staatlich reguliert und durch die Apotheken sichergestellt. Dabei wird zwischen rezeptpflichtigen (Rx), apothekenpflichtigen (Over the Counter kurz: „OTC" bzw. Non-Rx) und freiverkäuflichen Medikamenten unterschieden. Rezeptpflichtige Medikamente dürfen nicht beworben werden, ihre Preise werden staatlich sowie über Verhandlungen zwischen GKV und pharmazeutischen Unternehmen über Rabattverträge reguliert und sind in jeder Apotheke gleich. Die Versorgung ist auch nachts und an Feiertagen über einen Notdienst sichergestellt.

Gesetzliche Krankenversicherung (GKV) | Es gilt Versicherungspflicht, sodass der Großteil der Deutschen Teil der gesetzlichen Krankenversicherung ist. Die Beitragshöhe ist an das Einkommen gekoppelt und berechtigt zur Wahrnehmung jeder nötigen medizinisch indizierten Leistung (Sachleistungsprinzip), wobei das unterschiedlich verteilte Krankheitsrisiko durch die Gemeinschaft der Versicherten getragen wird (Solidaritätsprinzip).

Gesetzliche Unfallversicherung | Die Beiträge werden durch Firmen und Betriebe bezahlt und sichern alle Arbeitnehmenden während ihrer Arbeitszeit bzw. auf dem Weg zur und von Arbeit (Wegeunfall) ab. Kommt es zum Unfall, übernehmen die Unfallkassen die anfallenden Behandlungskosten und etwaige Reha-Aufenthalte. Ebenfalls versichert sind Azubis, Ersthelfende bei Unfällen sowie Schul- und Kitakinder.

Gesundheitskompetenz | Hierunter versteht man die Motivation und Befähigung von Menschen, Informationen über ihre Gesundheit zu suchen, finden, beurteilen und anzuwenden. Darunter fällt auch die Fähigkeit, sich im eigenen Gesundheitssystem zurechtzufinden, also die Strukturen zu verstehen, sich in ihnen zu bewegen und für das eigene Problem die passende Hilfe aufzusuchen (navigationale Kompetenz).

Kassenärztliche Vereinigungen (KVen) | Sie sind je Bundesland für die Sicherstellung der ambulanten Versorgung, die Berechnung der Bedarfsplanung und die Ausgabe von Kassensitzen zur Abrechnung mit gesetzlich Versicherten zuständig. Ebenfalls kontrollieren sie die Versorgungsqualität der ambulant tätigen Praxen und stellen deren Vergütung sicher. Auch die Organisation des Kassenärztlichen Bereitschaftsdienstes gehört zu ihren Aufgaben.

Kassenärztlicher Bereitschaftsdienst | Erreichbar unter der bundesweit gültigen 116117 stellt der kassenärztliche Bereitschaftsdienst die ambulante Versorgung von nicht lebensbedrohlich erkrankten Menschen außerhalb der regulären Praxisöffnungszeiten abends, nachts sowie an Wochenende und Feiertagen sicher. Organsiert wird er über die KV des jeweiligen Bundeslandes sowie niedergelassene GKV-Vertragsärztinnen und -ärzte.

Kassensitz | Um die Versorgung eines bestimmten Gebietes sicherzustellen, berechnen die KV nach bestimmten Parametern, zu denen auch verschiedene Mortalitätsfaktoren gehören, die Mindest- und Maximalanzahl von Praxen, welche zur Behandlung von gesetzlich Versicherten und der Abrechnung dieser Leistungen mit den gesetzlichen Krankenkassen zugelassen werden. Nach dieser Bedarfsplanung werden dann Kassensitze freigegeben bzw. die Eröffnung neuer Praxen beschränkt.

Klinische Versorgung | Umfasst alle stationären Behandlungen in Krankenhäusern, Psychiatrie oder Reha-Einrichtungen. Die Finanzierung erfolgt durch das DRG-Fallpauschalensystem mit festgelegten Kostensätzen je Behandlung und Maßnahme. Mit Beginn der Reform 2025 soll im Rahmen des Krankenhausversorgungsverbesserungsgesetz (KHVVG) bis 2030 eine Umstellung der Finanzierung durch einen Mix aus Fallpauschalen für tatsächlich durchgeführte Behandlungen und eine Vorhaltevergütung erfolgen, die für das grundsätzliche Bereithalten von Personal, Medizintechnik usw. ausgezahlt wird.

Patientenverfügung und Vorsorgevollmacht | Sind die zwei wichtigsten Dokumente zur Absicherung des eigenen medizinischen Willens. Die Patientenverfügung legt fest, welche medizinischen und pflegerischen Maßnahmen gewünscht oder abgelehnt werden, also auch ob eine Reanimation oder künstliche Beatmung Ernährung gewollt sind. Die Vorsorgevollmacht die entweder vollumfänglich als Generalvollmacht oder als einzelne Teilvollmachten zum Beispiel auf die medizinische Versorgung erteilt wird, berechtigt eine andere Person, die Wünsche von Patient:in auch dann durchzusetzen, wenn diese nicht mehr dazu in der Lage sind.

Pflegeversicherung | Wie auch die Gesetzliche Krankenversicherung finanziert sich die Pflegeversicherung über am Bruttoeinkommen orientierten Beiträgen, die hälftig von Arbeitgebenden und Arbeitnehmenden übernommen werden. Die

Anzahl der eigenen Kinder und teilweise das Bundesland spielen ebenfalls eine Rolle. Die Beiträge berechtigen zur Inanspruchnahme bestimmter Pflegeleistungen, die sich an der Höhe eines vorliegenden Pflegegrades orientieren, jedoch nicht alle Kosten übernehmen. Zusätzlich ist daher ein individuell unterschiedlicher Eigenanteil zu leisten.

Präklinische Versorgung | Bezeichnet die meist im Rahmen von Notfällen relevante Versorgung vor stationärer Weiterbehandlung in Krankenhäusern. Sie wird zum größten Teil über den Rettungsdienst und die Notaufnahmen aber auch den Kassenärztlichen Bereitschaftsdienst umgesetzt.

Private Krankenversicherung (PKV) | Der Eintritt in die PKV ist Einkommens- und Berufsabhängig und finanziert sich über individuelle zwischen Versicherten und Privaten Kassen verabredete Tarife mit unterschiedlichen Versorgungsleistungen, wobei der Gesundheitszustand bei Abschluss maßgeblich über die Höhe der Beiträge mitentscheidet. Es gilt Kostenerstattungsprinzip. Das heißt, für medizinische Behandlungen muss in Vorleistung gegangen werden, bevor die Kassen nachträglich die Kosten erstatteten, wenn die Leistung Teil des Tarifs war.

Psychiatrische und psychosomatische Versorgung | Umfasst die ambulante oder auch klinische Versorgung psychisch kranker Menschen. Während in psychiatrischer Behandlung körperliche Ursachen der psychischen Symptome wie z. B. Tumore oder Stoffwechselerkrankungen mitbehandelt und medikamentös unterstützt werden, fokussiert die Psychotherapie Gesprächs- und Verhaltenstherapien. Der Zugang zu Behandlungsplätzen ist angespannt und Wartezeiten lang. Eine Rolle spielen hierbei auch die durch die KV über Bedarfsplanung berechneten Kassensitze, die Praxen zur Abrechnung mit gesetzlich Versicherten berechtigen.

Solidarität | Ist der Kerngedanke der Sozialversicherungssysteme Deutschlands. Die Einzahlung von Beiträgen in Kranken- und Pflegeversicherung berechtigt zur Nutzung der damit finanzierten Leistungen (Sachleistungsprinzip) und ist unabhängig von Dauer oder Höhe der bereits eingezahlten Beiträge. Über einen Ausgleich der unterschiedlich gesunden bzw. kranken und finanziell potenten bzw. schwächeren Einzelpersonen soll das individuelle Risiko durch die Gemeinschaft der Versicherten abgefedert und getragen werden (Solidaritätsprinzip), was teilweise zu missbräuchlicher Nutzung führen kann (Moral Hazard).

Quellen der Infografik

[1] Eigene Darstellung nach Schaeffer et al 2021. Navigationale Gesundheitskompetenz der Bevölkerung in Deutschland. Online: https://www.nap-gesundheitskompetenz.de/gesundheitskompetenz/forschungsergebnisse-für-deutschland/navigationale-gesundheitskompetenz/

[2] Eigene Darstellung nach Statista 2025: Anteile der wichtigsten Krankheitsarten an den Arbeitsunfähigkeitstagen bis 2024. Online: https://de.statista.com/statistik/daten/studie/77239/umfrage/krankheit-hauptursachen-fuer-arbeitsunfaehigkeit/

[3] Eigene Darstellung nach Verband der Ersatzkassen (VDEK). Daten: Stand 2024, 2025 noch nicht vorliegend. Online: https://www.vdek.com/presse/daten/d_ausgaben.html, 1.07.2025.

[4] Krankenhäuser: Quelle: Gesundheitsmarkt (2025). Anzahl und Statistik der Kliniken in Deutschland. https://www.gesundheitsmarkt.de/anzahl-und-statistik-kliniken-in-deutschland/ | Apotheke: Quelle: ABDA (2026). Pressemitteilung 13.1.26. https://www.abda.de/aktuelles-und-presse/pressemitteilungen/detail/2025-apothekenzahl-sinkt-auf-16601-betriebsstaetten | Pflegeheime: Quelle: Pflegemarkt (2025). Anzahl und Statistik der Altenheime in Deutschland. 22.10.2025. https://www.pflegemarkt.com/fachartikel/anzahl-und-statistik-der-altenheime-in-deutschland/ | Ambulante Pflegedienste: Quelle: Pflegemarkt (2025). Anzahl und Statistik ambulante Pflegedienste. 27.10.2025. https://www.pflegemarkt.com/fachartikel/marktanalyse-zahlen-daten-fakten-analyse-ambulant-2019/ | Pflegbedürftige: Quelle: Statistisches Bundesamt (2024). Pressemitteilung Nr. 478 vom 18.12.2024. https://www.destatis.de/DE/Presse/Pressemitteilungen/2024/12/PD24_478_224.html

[5] Eigene Formulierung nach Sørensen, K., Van den Broucke, S., Fullam, J., Doyle, G., Pelikan, J., Slonska, Z., Brand, H. & Consortium Health Literacy Project European. (2012). Health literacy and public health: a systematic review and integration of definitions and models. BMC Public Health, 12, S.13. https://doi.org/10.1186/1471-2458-12-80.

Wo sich welches Stichwort befindet

Frag doch einfach!

Klare Antworten aus erster Hand

Die utb-Reihe „Frag doch einfach!“ beantwortet Fragen, die sich nicht nur Studierende stellen. Im Frage-Antwort-Stil geben Expert:innen kundig Auskunft und verraten alles Wissenswerte rund um das Thema. Die wichtigsten Fachbegriffe stellen sie zudem prägnant vor und verraten, welche Websites, YouTube-Videos und Bücher das Wissen vertiefen.
So lässt sich leicht in ein Thema einsteigen und über den Tellerrand schauen.

Bisher sind erschienen:

Claudia Ossola-Haring
Ein Start-up gründen? Frag doch einfach!
2020, 238 Seiten
ISBN 978-3-8252-5436-0

Martin Oppelt
Demokratie? Frag doch einfach!
2021, 202 Seiten
ISBN 978-3-8252-5446-9

Florian Kunze, Kilian Hampel, Sophia Zimmermann
Homeoffice und mobiles Arbeiten? Frag doch einfach!
2021, 190 Seiten
ISBN 978-3-8252-5664-7

Gerald Pilz
Mobilität im 21. Jahrhundert? Frag doch einfach!
2021, 230 Seiten
ISBN 978-3-8252-5662-3

Anke Brinkmann, Gabriele Dreilich, Christian Stadler
Virtuelle Teams führen? Frag doch einfach!
2022, 148 Seiten
ISBN 978-3-8252-5780-4

Andreas Koch
Armut? Frag doch einfach!
2022, 179 Seiten
ISBN 978-3-8252-5554-1

Fabian Kaiser, Arie van Bennekum
Scrum? Frag doch einfach!
2. Auflage, 2022, 134 Seiten
ISBN 978-3-8252-5974-7

Florian Spohr
Lobbyismus? Frag doch einfach!
2023, 199 Seiten
ISBN 978-3-8252-5688-3

Henrik Bispinck
Friedliche Revolution und Wiedervereinigung? Frag doch einfach!
2023, 185 Seiten
ISBN 978-3-8252-5445-2

Roman Simschek, Arie van Bennekum
Agilität? Frag doch einfach!
3. Auflage, 2023, 197 Seiten
ISBN 978-3-8252-6055-2

Nassim Madjidian, Sara Wissmann
Seenotrettung? Frag doch einfach!
2023, 192 Seiten
ISBN 978-3-8252-6014-9

Arndt Sinn
Organisierte Kriminalität? Frag doch einfach!
2023, 204 Seiten
ISBN 978-3-8252-6100-9

Detlev Frick
Big Data? Frag doch einfach!
2023, 123 Seiten
ISBN 978-3-8252-5442-1

Annegret Braun
Glück? Frag doch einfach!
2023, 172 Seiten
ISBN 978-3-8252-6092-7

Jenny Amelingmeyer / Thomas B. Berger / Sven Seidenstricker
Innovationsmanagement? Frag doch einfach!
2024, 208 Seiten
ISBN 978-3-8252-6097-2

Matthias Kaufmann
Ethik und Moral? Frag doch einfach!
2024, 199 Seiten
ISBN 978-3-8252-5444-5

Seongcheol Kim
Populismus? Frag doch einfach!
2024, 139 Seiten
ISBN 978-3-8252-6104-7

Anna-Lisa Müller
Migration? Frag doch einfach!
2024, 169 Seiten
ISBN 978-3-8252-5694-4

Petra Jansen
Achtsamkeit? Frag doch einfach!
2024, 158 Seiten
ISBN 978-3-8252-6173-3

Michael von Hauff
Nachhaltigkeit für Deutschland? Frag doch einfach!
2. Auflage, 2024, 190 Seiten
ISBN 978-3-8252-6353-9

Simon Werther / Laura Werther
New Work als Normalität? Frag doch einfach!
2024, 190 Seiten
ISBN 978-3-8252-5810-8

Barbara Schmidt
Angst? Frag doch einfach!
2. Auflage, 2025, 156 Seiten
ISBN 978-3-8252-6345-4

Thomas Kessel / Alexander Brandt
ChatGPT und Large Language Models? Frag doch einfach!
2024, 179 Seiten
ISBN 978-3-8252-6276-1

Rolf J. Daxhammer / Moritz Schüßler
ETFs - Börsengehandelte Indexfonds? Frag doch einfach!
2025, 174 Seiten
ISBN 978-3-8252-6271-6

Maik Philipp
Desinformation? Frag doch einfach!
2025, 159 Seiten
ISBN 978-3-8252-6543-4

Steffen Kailitz
Extremismus? Frag doch einfach!
2025, 234 Seiten
ISBN 978-3-8252-5905-1

Florian Wagner
Kolonialismus und Antikolonialismus? Frag doch einfach!
2026, 223 Seiten
ISBN 978-3-8252-6105-4

Lisa Bogerts / Wyn Brodersen / Maik Fielitz
Digitale Kulturen? Frag doch einfach!
2025, 111 Seiten
ISBN 978-3-8252-6480-2

Stephan Wassong / Ansgar Molzberger / Daniel Quanz / Philipp Waeffler
Olympische Spiele und Olympische Bewegung? Frag doch einfach!
2026, 274 Seiten
ISBN 978-3-8252-6471-0

Tobias Hof
Terrorismus? Frag doch einfach!
2026, 237 Seiten
ISBN 978-3-8252-6598-4

Simone Christina Jerke
Gesundheitssystem Deutschland? Frag doch einfach!
2026, 328 Seiten
ISBN 978-3-8252-6098-9